灾害康复医学

主　　编　何成奇　李　浩
副 主 编　Jan Reinhardt　赵正恩　罗　伦　尹子文
编　　委　（按姓氏笔画排序）
　　　　　Jan Reinhardt　　尹子文　冯先琼　刘代骏
　　　　　刘思佳　李　浩　李丽娟　杨　霖　吴会东
　　　　　何　竟　何成奇　余佳丹　张仁刚　陈宝玉
　　　　　林　霞　林志峰　罗　伦　宗慧燕　孟　伟
　　　　　赵正恩　胡　海　高　强　黄文姣　鄢婷婷
　　　　　雷中杰　简　洁　蔡　胜
编写秘书　尹子文　刘思佳

電子工業出版社
Publishing House of Electronics Industry
北京·BEIJING

未经许可，不得以任何方式复制或抄袭本书之部分或全部内容。
版权所有，侵权必究。

图书在版编目（CIP）数据

灾害康复医学 / 何成奇，李浩主编．—北京：电子工业出版社，2019.12
 ISBN 978-7-121-35386-4

Ⅰ．①灾… Ⅱ．①何…②李… Ⅲ．①灾害 – 康复医学②灾害 – 心理康复 Ⅳ．① R49 ② B845.67

中国版本图书馆 CIP 数据核字 (2018) 第 252844 号

责任编辑：崔宝莹
印　　刷：北京盛通印刷股份有限公司
装　　订：北京盛通印刷股份有限公司
出版发行：电子工业出版社
　　　　　北京市海淀区万寿路 173 信箱　　邮编：100036
开　　本：787×1092　1/16　　印张：19.75　　字数：345 千字
版　　次：2019 年 12 月第 1 版
印　　次：2019 年 12 月第 1 次印刷
定　　价：196.00 元

凡所购买电子工业出版社图书有缺损问题，请向购买书店调换。若书店售缺，请与本社发行部联系，联系及邮购电话：（010）88254888，88258888。

质量投诉请发邮件至 zlts@phei.com.cn，盗版侵权举报请发邮件到 dbqq@phei.com.cn。

本书咨询联系方式：QQ 250115680。

主编简介

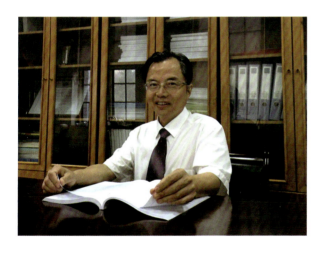

何成奇，主任医师、教授、医学博士、博士生导师。1997年获福建中医学院医学硕士学位；1999年美国Loma Linda大学访问学者；2003年获四川大学外科学（骨科）博士学位。先后担任四川大学华西医院康复医学科/康复医学系书记、主任，康复医学四川省重点实验室主任，四川大学－香港理工大学灾后重建与管理学院副院长。领导的学科为国家临床重点专科，2018年专科排名全国第三。

学术任职：先后担任中国康复医学会运动疗法专业委员会主任委员，中国医师协会康复医师分会骨科康复专业委员会副主任委员，中华医学会物理医学与康复专业委员会候任主任委员，四川省学术技术带头人，四川大学华西医院一级专家，四川省卫健委首席专家，四川省医学会物理康复专业委员会主任委员，四川省医师协会康复医师分会会长，成都康复医学会会长。

学术成就：先后获得华夏医学科技一等奖、教育部科技进步二等奖、中国医师奖、全国优秀科技工作者、宝钢优秀教师奖、天府名医、香港理工大学荣誉教授等奖励及荣誉。主持国家自然科学基金5项，其他项目13项。发表第一作者SCI收录论文63篇、中文统计源期刊论文223篇、申请专利12项。主编出版著作16部、副主编9部、参编16部。担任《中华物理医学与康复杂志》副主编。

人才培养：先后培养硕士39人、博士33人、博士后7人。

临床特长：颈椎病、腰椎病、骨关节炎、骨质疏松、骨折术后及瘫痪康复。

研究方向：骨关节炎／骨质疏松／骨折的物理治疗基础与临床研究。

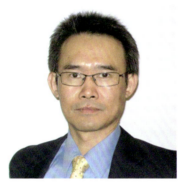

李浩，博士，特聘副研究员，特聘高级实验师，美国注册物理治疗师 Certified Physical therapy（CPT）和美国老年痴呆协会 Certified Dementia Practitioner（CDP）培训师。四川大学引进人才，曾担任四川大学与香港理工大学灾害医学系系主任，特聘四川大学与香港理工大学物理治疗研究生班临床课程导师，参与联合培养物理治疗研究生60名。在2014年云南鲁甸地震期间，受学院委托率领灾后重建与管理学院的康复研究生志愿支援队参与应急医疗救援。2015年以来多次参与WHO FMT应急医疗康复专家研讨会议，2016年参加国家紧急医学救援综合基地建设项目，现任国际物理医学与康复医学灾害分会 ISPRM DRC 分会主任委员和财务官，泛珠三角区域运动医学联盟（PPRM-SMA）理事会常务理事，西部运动医学关节镜联盟会（WASMA）委员会委员，四川省防灾减灾智库专家团队成员，四川省成都市残疾人联合会专家组成员。作为第一参与人，参与2019年国家社科基金"一带一路灾难医学救援实证研究"，主持省部级子项目1个，以第一作者和通讯作者发表了多篇SCI学术文章，主编了灾难康复医学相关专业参考书。

编写委员会

主　　编　何成奇　李　浩
副 主 编　Jan Reinhardt　赵正恩　罗　伦　尹子文
编　　委　（按姓氏笔画排序）

Jan Reinhardt　四川大学－香港理工大学灾后重建与管理学院

尹子文　四川大学华西临床医学院

冯先琼　四川大学华西临床医学院，四川大学－香港理工大学灾后重建与管理学院

刘代骏　四川大学－香港理工大学灾后重建与管理学院

刘思佳　四川大学华西临床医学院

李　浩　四川大学－香港理工大学灾后重建与管理学院

李丽娟　四川大学华西临床医学院

杨　霖　四川大学华西临床医学院

吴会东　四川大学华西临床医学院

何　竟　四川大学华西临床医学院

何成奇　四川大学华西医院，四川大学－香港理工大学灾后重建与管理学院

余佳丹　四川大学华西临床医学院

张仁刚　四川大学华西临床医学院

陈宝玉　四川大学华西临床医学院
林　霞　川北医学院附属医院
林志峰　台湾中山医学大学
罗　伦　成都市第二人民医院
宗慧燕　四川大学华西临床医学院
孟　伟　四川大学华西临床医学院
赵正恩　四川省绵竹市人民医院
胡　海　四川大学华西医院
高　强　四川大学华西临床医学院
黄文姣　四川大学华西医院
鄢婷婷　四川大学－香港理工大学灾后重建与管理学院
雷中杰　四川大学华西临床医学院
简　洁　四川大学华西公共卫生学院
蔡　胜　合力社区

编写秘书　尹子文　刘思佳

前　言

什么是灾害？

灾害是指能够对人类和人类赖以生存的环境造成破坏性影响的事物的总称，主要包括自然灾害与人为灾害，自然灾害是其中最常见的类型。据世界卫生组织报道，近10年来，世界范围内有超过2.6亿人受到地震、海啸、泥石流、洪水和飓风等自然灾害的影响。

任何灾害都会导致不同程度的人员伤亡，产生大批的伤员。

1976年7月28日唐山大地震：24万多人死亡，16万多人重伤。

2008年"5·12"汶川大地震：69 227人死亡，374 643人受伤，这是中华人民共和国成立以来破坏力最大的地震，也是唐山大地震后伤亡最严重的一次地震。

灾害发生后，早期紧急医学救援乃医学界的首要任务，但早期短暂的紧急医学救援结束后，漫长的伤员康复渐渐淡出了人们的视野。

骨折、脊髓损伤、挤压伤、创伤性截肢、周围神经损伤及颅脑外伤是最常见的由灾害导致的损伤。无论哪一种损伤，其结局只有两种：一是死亡；一是经过早期紧急医学救援后伤员存活了下来。

存活的伤员无一例外，会出现不同类型、不同程度的功能障碍，包括生理功能障碍（如运动、感觉、心肺、认知、语言等），心理功能障碍，结构异常，日常生活活动受限及社会参与受限等。这些功能障碍必然会消耗大量的医疗资源和社会资源，必然会影响伤员的工作、学习和生活，必然会影响伤员回归家庭、回归社会，甚至影响家庭与社会的稳定。

所以，对存活的伤员实施康复治疗乃灾后医学界的当务之急。事实上，对于伤员来说，康复治疗与早期紧急医学救援同样重要，不仅决定了伤员的身体功能能否恢复、日常生活能否独立、能否正常回归家庭与社会，而且还是灾后维持社会稳定的重要举措。

因此，早期紧急医学救援结束后，最重要的任务就是按照《国际功能、残疾和健康分类》的要求，针对伤员功能障碍实施综合康复，以促进伤员尽早实现生活独立和回归社会。

世界卫生组织基于世界范围的多年医学、人道主义救援经验总结和科学研究，提出现代医疗救援必须具有多学科、综合性的救援特点。显然，中国康复如何有效地参与早期紧急医学救援，如何建立灾害康复救援体系，如何建立灾后伤员康复体系，是个值得思考与探索的问题。

在中国，有规模地组织灾后伤员康复治疗始于1976年的唐山大地震，灾后早期康复救援则始于2008年的汶川大地震。在2008年的汶川大地震中，除了急诊医学科、重症医学科、神经外科及骨科专家组成早期医疗救援队奔赴灾区外，康复医学专业人员也加入了灾后伤员早期康复的行列。在总结汶川大地震救援经验的基础上，2010年的玉树地震、2012年的芦山地震及2017年九寨沟地震中，康复医学专业人员都发挥了积极的作用。

《灾害康复医学》从备灾、应灾、灾后救援和灾后重建等方面强调了康复医学的早期介入理念，提炼出康复医学针对灾害的早期伤残评估方法、早期康复介入、功能康复训练、辅具使用及心理康复的综合康复特点，对减少并发症、避免或者降低残疾率将发挥积极作用。

本书内容主要包括：灾害伤员紧急医学救援、灾害伤员物理治疗、灾害伤员作业治疗、灾害护理、灾害心理障碍及康复、灾害伤员的社区康复、灾害康复救援实践、灾害康复研究、灾害康复应急管理体系等，重点介绍了骨折康复、颅脑损伤康复、脊髓损伤康复、周围神经损伤康复及截肢康复等灾后常见损伤的临床思维模式，为灾后伤员康复提供了科学的方法学工具。同时，借鉴国际灾害伤员康复的最新理念，介绍了灾害康复实验室的基本概况，以便更好地服务于教学和科研。

特别鸣谢四川大学建设世界一流大学（学科）和特色发展引导专项（灾难医学学科）资金的支持，真心希望本书的出版对推进中国灾害康复医学的发展产生积极的影响。

由于编者水平有限，错漏与不当之处难免，真诚欢迎各位专家、老师和同仁不吝赐教斧正，不胜感激之至！

2019 年 8 月

目 录

第一章	总论	1
第一节	灾害概述	2
第二节	灾害康复	6
第三节	康复在灾害中的作用与任务	12
第二章	紧急医学救援	24
第一节	概述	24
第二节	紧急医学救援的实施	27
第三节	紧急医学救援的发展方向	36
第三章	灾害物理治疗	41
第一节	概述	41
第二节	物理治疗的灾害管理	43
第四章	灾害作业治疗	61
第一节	作业治疗在灾害管理中的作用	61
第二节	灾害中作业治疗技术的应用	69
第五章	灾害护理	74
第一节	灾害超急性期伤员的护理	74
第二节	灾害急性期、亚急性期伤员的护理	78
第三节	灾害慢性期伤员的护理	82
第四节	灾害稳定期伤员的护理	85
第五节	脆弱人群的灾害护理	87

章节	页码
第六章　灾害心理障碍及康复	94
第一节　概念	94
第二节　应对与干预方式	105
第七章　灾害伤员的社区康复	110
第一节　社区康复概述	110
第二节　灾害伤员的社区康复服务	112
第三节　社区康复中特殊情况的应对策略	123
第四节　灾害伤员社区康复成效评估	130
第五节　灾害伤员社区康复的困难与建议	135
第八章　灾区康复救援实践	136
第一节　绵竹地区地震灾后康复救援的经验	136
第二节　合力社区NGO在地震灾后康复中的作用	155
第三节　台湾"6·27"粉尘爆炸灾害康复医疗救援实践	168
第九章　灾害康复研究	174
第一节　灾害康复文献综述	174
第二节　准实验研究	180
第十章　灾害康复应急管理体系	192
第一节　灾害应急管理体系	192
第二节　灾害康复应急管理体系	202
第三节　四川大学华西医院在历次地震中的康复救援体系介绍	209
第十一章　骨折康复的临床思维	213
第一节　脊柱骨折康复的临床思维	213
第二节　肩关节骨折康复的临床思维	220
第三节　踝关节骨折康复的临床思维	227
第十二章　颅脑损伤康复的临床思维	237
第一节　脑卒中康复的临床思维	237
第二节　脑外伤康复的临床思维	244
第十三章　脊髓损伤康复的临床思维	250
第十四章　周围神经损伤康复的临床思维	254
第十五章　截肢康复的临床思维	260

第十六章　灾害康复实验室	265
第一节　背景	265
第二节　建设目标及实现目标的途径	266
第三节　实验室的功能	267
第四节　实验室建设情况	269
参考文献	272
后记	291

第一章 总论

1960年代，Charles Fritz 将灾害（disaster）定义为："集中在一定时间和空间内，实际发生的或将要发生的意外及不可控事件。"灾害使得整个社会或其中相对自足的部分遭受重大灾难，并且对社会成员和基础设施、设备造成破坏，使其丧失全部或部分基本功能。2009年出台的《联合国国际减灾战略》（United Nations International Strategy for Disaster Reduction，UNISDR）将灾害定义为："可能造成人员伤亡或影响健康、财产损失、生计和服务设施丧失、社会和经济混乱或环境破坏的危险的现象、物质、人类活动或局面。"灾害带来的破坏，包括广泛的人力、物力、经济或环境损失，使得受影响的区域无法利用自身资源进行应对。简而言之，灾害是对能够给人类和人类赖以生存的环境造成破坏性影响的事件，且影响范围达到一定程度时局部地区资源无法满足区域内需求的情况，包括一切对自然生态环境、人类社会的物质和精神文明建设，尤其是对人们的生命财产等造成危害的自然事件和社会事件。

尽管今天科技高度发达，但是很多灾害人们还是难以预测或者避免。因此，灾害后的恢复显得尤为重要。人们在灾害过程中承受的伤害是多种多样的，有生理方面的，有心理方面的，还有社会层面的。灾害的发生会累及多个领域，其中对于人的功能损伤是非常重要的一个方面。功能是反映人类健康水平的一个重要方面，也是灾害过程中最常受损的方面，更是灾后重建工作中需要应对的重要方面。由于灾害的范围和严重程度不同，恢复期可能持续几个月至几年。重建不仅包括结构重建，还包括个人生活方式和社会观念的重建。灾害对精神健康的影响通常比对身体健康的影响持续的时间更长。

第一节　灾害概述

灾害引起的创伤是造成人员伤亡或功能障碍的最主要原因，如 2005 年克什米尔大地震造成超过 10 万余人受伤，2008 年汶川大地震造成 37 万余人受伤。创伤类型主要包括肢体骨折、脑外伤、脊髓损伤、创伤性截肢、周围神经损伤、多发性骨骼肌肉损伤以及烧伤等。2010 年海地地震造成 27 万余人死亡，另据联合国统计，地震造成 48 万余人流离失所，370 多万人受灾，其中骨骼肌肉损伤人数约占 80%，下肢骨折最为常见；脊髓损伤人数约占 6%；需要接受截肢手术的人数高达 6000~8000 人次。康复医学技术的介入对灾后伤员功能的恢复和回归社会具有重要意义。

一、分类与过程

（一）分类

1. 从管理上来说，灾害属于突发公共事件的范畴。根据我国《国家突发公共事件总体应急预案》，基于发生原因、机制的不同，将突发公共事件分为四类。

（1）自然灾害：自然灾害包括水灾、旱灾、地震、气象灾害、地质灾害、海洋灾害、森林草原火灾等。

（2）事故灾难：事故灾难包括矿难、交通事故、设备设施事故、环境污染、生态破坏等。

（3）公共卫生事件：公共卫生事件包括传染病、动物疫情、群体疾病、食品安全、职业危害等。

（4）社会安全事件：社会安全事件包括恐怖袭击、经济安全、涉外突发事件等。

2. 另一种分类方法是将灾害分为自然灾害和技术灾害（或称人为灾害）。

（1）自然灾害：通常是指社区的能力无法应对的破坏性巨大的地理学、气象学或生物学事件。

（2）技术灾害：多是人为引起的，包括大规模交通事故、恐怖袭击（如"9·11"事件）、核电站事故、涉及危险材料的事故（例如石油泄漏）和大规模毁灭性火灾。较新形式的技术灾害包括大面积电力故障，计算机病毒的传播，生物、核或化学武器袭击，以及恐怖主义袭击。

（二）过程

根据灾害发生发展的过程，可将灾害分为四个阶段，每个阶段需要不同的应对方法。

第一阶段：防灾阶段（prevention stage），评估灾害发生的可能性及可能带来的影响。

第二阶段：备灾阶段（preparedness stage），根据即将发生的灾害的预警提前做好准备。例如，国家气象局可能发出飓风预警。在某些情况下可能没有预警，因此会导致准备阶段极短或不存在。

第三阶段：救灾阶段（response stage），对受灾者进行人道主义救援。

第四阶段：恢复阶段（recovery stage），通过重建环境体系、社会体系和躯体与心理健康等人文体系来支持灾区。

根据灾害的范围和严重程度不同，恢复阶段可能持续数月至数年。重建不仅包括结构重建，还包括个人生活方式和社会观念的重建。

二、影响

1900—2013 年的全球 13 445 起重大突发事件类型分布见表 1-1-1（由于数据搜集的限制，除社会安全事件外，其余事件数据均从 1900 年开始）。

表 1-1-1 重大突发事件类型分布表

事件类型	事件数	占事件总数比例（%）	平均死亡人数	总均死亡人数	占总死亡人数比例（%）
自然灾害	5156	38.35	3595	18 535 103	80.29
事故灾难	4731	35.19	46	218 962	0.95
公共卫生事件	410	3.05	10 374	4 253 184	18.42
社会安全事件	3148	23.41	24	76 619	0.33

在上述重大突发事件中，自然灾害在事件总数和死亡人数方面所占比例最高。虽然发生次数占事件总数的 38.35%，但其造成的死亡人数比例却达到了 80.29%。究其原因主要是自然灾害的发生难以预测，一旦发生则波及范围非常广且破坏性较大。事故灾难事件发生数量与自然灾害相当，但所造成的死亡人数比例仅为 0.95%。公共卫生事件数量所占比例最小，但其造成的死

亡人数占比为18.42%，仅次于自然灾害。值得注意的是，平均每起公共卫生事件造成的死亡人数都在10 000人以上，这与其事件性质是分不开的，具有较强的传染性且短时期内无法控制。社会安全事件是从1970年开始统计的，虽然其造成的死亡人数相对较少，但1970—2013年的事件数占比达到了23.41%。对各种自然灾害的分析和了解，是灾害康复的重要准备工作。

1. **地震** 与其他灾害相比，地震通常会导致更高的致死率和致残率。地震的伤害主要是建筑物或山体倒塌造成人体砸伤、压伤和掩埋，头颅、胸腹、四肢、脊柱均可受伤。往往同时有大批伤员受伤且多为复合伤，以各种挫裂伤和骨折最为多见，还包括颅脑外伤和肌肉挤压伤等，以及这些损伤后续导致的脊髓损伤、截肢、肾衰竭等。

地震引起的脊髓损伤，常由于椎体压缩性骨折、粉碎性骨折、爆裂性骨折等直接或间接造成脊髓受压或损毁，是重要的致残因素。脊髓损伤常遗留严重的残疾，如运动功能受损或完全瘫痪、肌痉挛、关节挛缩、感觉障碍、疼痛、褥疮、大小便障碍、性功能不全和心理障碍等，严重影响患者的生活自理能力和社会参与能力，造成沉重的家庭和社会负担。脊髓损伤后的康复是一个终身的过程，在受伤后，只要病情稳定、无其他严重并发症，康复即应开始。

外伤性脑损伤是地震主要的致死原因，其幸存者也常常伴有偏瘫、认知功能障碍等脑外伤后综合征。灾后应激反应等一系列因素也可能会增加脑卒中的发病率。地震伤还可能继发其他并发症，如挤压综合征、伤口感染和败血症等。周围神经损伤和一些骨折可能在初期的救援阶段被漏诊，但是在后续的治疗中常常会被康复专业人员发现。

损伤通常并不一定是由地震直接造成，也有可能是在人们逃离灾害现场时发生的，如烧伤可能是由于掉落的电线或二次火灾造成。中国雅安地震之后的研究发现，从高处跳下和跌倒造成的损伤在创伤中占很大比重。有多项研究报道，无论是对于救援者还是对于健康幸存者，都可能存在地震之后的心理创伤，称其为创伤后应激障碍（post-traumatic stress disorder, PTSD）；而对于有功能障碍的幸存者，心理创伤或心理问题则更为严重，并且可能会持续数年或长期存在。

2. **洪灾** 通常洪灾导致死亡的直接原因是溺水，而伤员吸入水中的碎片和在漂浮中碰伤是洪灾的次生效应，也是最具伤害性的。2010年巴基斯坦洪灾，影响超过 2000 万人，造成近 2000 人死亡。家庭毁灭、食物丧失、水源被污染和医疗救援的缺失等增加了人们罹患低温症和其他疾病的风险，而那些已患疾病和残疾的人尤其容易受到伤害。

同所有灾难一样，洪灾之后人们精神状态的恶化也很常见，会出现创伤后应激障碍，且创伤后应激障碍不会随洪灾的消退而立即消失。洪灾会影响所有年龄段的人，其中儿童和老年人创伤后应激障碍更加严重，因为他们的生活更多地依赖于成年人。

3. **飓风** 飓风的破坏力（比如飞行的碎片或者建筑破损）或其次生的洪水、滑坡、海浪等，均可能致伤或致死。由于飓风和风暴是可提早预测的，因此伤残率、发病率与死亡率均相对较低，而其次生危害如海浪或滑坡等反而更容易导致伤亡，损伤类型包括穿透伤、撕裂伤和由于飞扬或坠落的碎片造成的钝挫伤。伤口常被污染，导致感染及其并发症的风险增加。

卡特里娜飓风之后的研究发现，飓风过去一年后新奥尔良成年人群健康状况明显下降，残疾率也从 20.6% 增加到 24.6%，且精神损伤也有明显增加，慢性疾病和残疾患者遭受的影响最为严重。

4. **海啸** 海啸常由地震引起大量海水的位移造成。从近期印度洋海啸和日本海啸获得的数据可以看出，海啸造成的死亡人数超过受伤人数，比例为 9:1。当地震和海啸同时发生在城市中心区域附近，常能够摧毁当地所有防灾设施，损失非常惨重。

经历海啸侵袭的人们可能会出现由于碎片撞击而导致骨折、撕裂伤、挫伤、颅脑损伤和多重复合损伤。随着洪灾的到来，伤员常无法及时清理伤口和被送医救治。污水污染开放型伤口导致感染的风险增加。

2004 年印度洋海啸发生在人口聚集的沿海地区，导致 20 多万人丧生，绝大部分死亡原因是溺亡。吸入污水是导致吸入性肺炎的重要致病因素，加上海啸之后的其他影响因素，呼吸道感染持续了几个星期并占据主导地位。2004 年印度洋海啸之后印度尼西亚的亚齐省，死亡率 23%，比发病率（7%~10%）高得多；年老者的死亡率最高，女性死亡率高于男性，但男性受伤率较高。最常见的损伤类型是撕裂伤（74.8%），其感染率低于 50%，受伤人员中约有 14% 住院治疗。

三、趋势

自然灾害和事故灾难事件是人类面临的主要威胁，而且这两类事件都有逐年增长的趋势。1900年以来，自然灾害发生的主要类型为台风和洪水，事故灾难事件中占比最高的为交通事故和矿难，而在交通事故中增长率最高的为道路交通事故。

自然灾害不论是在事故发生数量方面还是在死亡人数方面，在四种事件类型中都占比最高。进入21世纪后，一系列的重大特大自然灾害给人类的生命和财产造成了巨大损失，使人们强烈地意识到：全球范围内的自然灾害频发并且强度日益增加，对人类的生存安全造成了巨大的威胁。1980年代，全球自然灾害所造成的经济损失年均达200亿美元；到1990年代增长到400亿美元；而进入21世纪，某些年份自然灾害所造成的经济损失已超过了2000亿美元。

鉴于自然灾害造成的经济损失越来越大，受累的人群越来越广，做好防灾、减灾和灾后重建与康复工作，已是关系国计民生的大事。

（高　强　何成奇）

第二节　灾害康复

一、定义

（一）康复

康复（rehabilitation）是指综合协调地应用各种措施，减少病伤残者的身心和社会功能障碍，减轻残疾因素造成的影响，以尽量提高其活动功能，改善其生活自理能力，使其重返家庭和社会。按照《国际功能、残疾和健康分类》（international classification of functioning, disability and health, ICF），康复的对象还应该包括那些存在健康问题和潜在健康问题的人们，他们的功能与能力的恢复和充分发挥也是康复应该关注的问题。在现代医学中，康复主要指身心功能、职业能力和社会生活能力的恢复。

（二）康复医学

康复医学（rehabilitation medicine）是一门以消除和减轻人的功能障碍，弥补和重建人的功能缺失，设法改善和提高人的各方面功能的医学学科，也是功能障碍的预防、诊断、评估、治疗、训练和处理的医学学科。按照ICF提供的观点，"康复医学是应用医学、社会学理论，采用康复医学手段、康复手段、社会医学手段，促进病伤残人士、存在健康问题和潜在健康问题的人士健康的医学学科，是医学、社会学的一个重要分支，是康复的一个组成部分。"这个定义包括了康复医学的理论、手段、对象及其与临床医学和康复的关系。

（三）灾害康复

灾害康复是指在灾害各个阶段进行的康复干预，通过康复医学的理论及各种康复手段的综合运用，减轻受灾病患的生理、心理和社会功能障碍。作为灾后康复医疗、健康重建的主要内容，灾害康复医学是灾害医学中一个重要的组成部分。灾害康复医学在各种灾害发生前、发生中和发生后，从康复医学的基本理论、康复相关的临床技术及医疗管理的角度进行预防，协同应急救援行动中其他专业医学团队帮助恢复重建，以及从事相关领域的临床和理论研究，是一门需要与多个学科（如急诊医学、创伤医学、灾害护理医学、灾害心理学和管理学）交叉合作的新兴学科。

以灾害为主题展开的康复医学教学和研究活动以及早期的、积极的灾害康复介入，可最大限度预防灾害伤病，减少卧床并发症，缩短住院时间，改善功能预后，减轻残疾，减轻国家、社会和家庭的负担。灾害康复医疗的实施，不但可以引起社会对灾害、对残疾和康复的关注，而且可以进一步促进与灾害急诊医学的交叉及实用救援管理技术的开发和应用。

2008年"5·12"汶川大地震造成了大量人员伤残，国家卫生行政部门从地震灾害的救援中总结和提出了"大救灾，大转移，大康复"的战略；2009年国务院提出了"以预防疾病为主，加强医疗治疗和医疗康复相互结合"的国家卫生政策；2010年康复治疗医嘱项目开始进入医疗保险（5项）；2011年卫生部印发了《综合医院康复医学科建设与管理指南》。这一系列政策和举措，使得中国康复医学得到了迅速的发展。由此可见，灾害促进了康复医学的发展，而灾害康复的发展和成熟又会提升人类应对与处理灾害后大量伤残人员的能力。

二、过程

灾害过程包括防灾、备灾、应对及恢复四个阶段，因此灾害康复也可据此分为四个阶段。

1. **防灾阶段康复** 由于灾害康复团队在防灾方面作用有限，故不在此详述。
2. **备灾阶段康复** 灾害康复团队参与制订备灾计划。
3. **救灾阶段康复** 灾害康复团队以紧急医疗队成员的身份工作，提供紧急康复、早期康复、心理支持、辅助医疗工作等。
4. **恢复阶段康复** 灾害康复团队提供持续的中期和后期康复服务。

每个阶段的康复手段均可包含医疗康复、康复教育、物理治疗、作业治疗、言语治疗、康复工程以及心理康复等。

三、特点与应对措施

（一）备灾阶段

在风险和预防战略方面，灾害康复团队需要评估当地人在自己家中、工作场所、社区和本区域会怎样应对灾害，特别是与高风险的人群比如孩子、老年人、有慢性疾病或残疾的人共处时怎样应对灾害；使社会成员掌握紧急应对计划，并在灾情发生时能有序地应对；提高成员和公众对风险的评估意识；了解灾害在疾病、损伤、心理和社会影响方面可能带来的后果。

在灾害康复应对策略方面，灾害易发地区的康复团队尤其应确保组织机构内有灾害管理预案，其中应该对团队中的角色如康复医生、物理治疗师、作业治疗师、康复护士等在灾害康复中的任务进行明确分工，并将紧急康复、早期康复、多创伤康复等纳入创伤管理计划。这种康复资源的规划至关重要，不仅可以优化康复应对措施，也能稳步开展康复服务。比如，分工明确的康复团队可基于患者的康复潜力进行分类，继而在早期阶段与医疗队积极沟通，综合制订手术或救治方案。

灾害易发地区应适度囤积康复设备和物资以备用。轮椅、拐杖、夹板和矫形支具或床垫等设备和辅具在即刻应对中常常供应不足。辅具的缺失可能造成紧急救援中心出院周转阻塞或者患者出院之后受限在床上或限制在家，或者有外部固定器及神经损伤的患者只能露天宿营。除了那些新受伤的伤员需要设备外，许多本来就有健康问题的患者可能在紧急事件发生时丢失了辅具，或者由于待在紧急庇护所或帐篷里而有额外的需求。灾后常常因后勤运输问题而使转运器材到灾区变得十分困难。虽然国际和国内可能有康复器材援助计划，但这些器材往往至少需要几周才能到达。

在灾害康复教育和培训方面，国外学者建议应当包含以下内容：①培训个人和家庭备灾的技能，让所有人都理解他们的作用、责任，以及如何应对灾害环境；②培训医务人员利用系统和规范的方法应对各种灾害；③政策支持、科学计划和多学科团队的介入是服务受灾人员的最佳方法；④需要各领域的整合与合作来应对灾害，包括公共健康机构、学术或健康专业机构、管理服务保障机构、社区健康和服务组织以及志愿者；⑤培训课程应体现标准化和实践化，以保证医务人员能够在灾区或公共健康紧急事件中有效地工作；⑥培训中应考虑灾区中各项服务中断以及弱势人群地区相关环境、社会、文化敏感等因素；⑦培训需要因地制宜，根据当地人群和社区的需求而定；⑧备灾的教育和培训应该灵活方便，有各种各样的学习形式（如教室、网站、练习、演练）；⑨为了激励医务人员参与应对各种灾害培训的项目，可采取给予继续教育学分或者专业证书等措施；⑩需要定期对培训效果进行系统评估并适时调整培训方法。

（二）救灾阶段

在此阶段，通过组织良好的灾害管理计划和预案，灾害康复团队可系统地应对灾害的影响，给患者、看护人员以及其他医务人员提供全面的康复教育，分类管理和（或）转诊幸存者，提供紧急康复和社会－心理支持，进行辅具的评估及装配使用。还应评估环境（比如营地）以及进行环境适应，以确保伤员和残疾人员能获取所需。

2008年汶川大地震后，四川大学华西医院面对大量的伤病员时，及时建立地震伤员信息资料档案库，制订康复医疗的攻坚策略，充分利用已有的优势资源，并召集国内外康复精英，包括康复治疗师、康复医生、康复护士，形成由国内外康复专家组成的"联合攻坚治疗小组"，具体分为脊髓损伤攻坚治疗小组、脑外伤攻坚治疗小组及骨关节疾病攻坚治疗小组，实行学科负责制，多学科交叉，多部门合作。

1. 建立省、市、县、社区四级医疗卫生网络 在收治的地震伤员中，轻症者经过紧急救治后一部分转省内外市、县及社区医疗卫生站，而疑难重症者在华西医院继续接受康复治疗。

2. 成立地震伤员医疗康复中心 在国家卫生健康委员会（原卫生部）及四川省卫生健康委员会（原四川省卫生厅）的支持及领导下，四川大学华西医院成立了地震伤员医疗康复中心。该中心由康复医学科主任直接领导，医疗副主任具体负责、统筹安排医疗、教学及科研，中心人力由医院实行统一调配，组织机构编码同康复医学科医疗单元。该中心的组成情况如下：①医疗组：分为脊髓损伤组、脑外伤组、骨关节损伤组；②治疗组：按照专科疾病和康复技术分组，分为骨科物理治疗组、脊髓损伤物理治疗组、脑外伤物理治疗组、作业治疗技术组、言语认知治疗技术组、心肺康复技术组、假肢矫形技术组、针灸治疗技术组等；③护理组：康复医学科护士长兼管中心护理管理，护理人力由护理部实行统一调配。

3. 开展灾害早期康复　灾害早期康复也称创伤期康复，是指伤员受伤入院在骨科、神经外科等相关科室完成相关手术转入康复医学科前，或者伤员在重症监护病房（intensive care unit，ICU）监护期间所进行的康复，即治疗前移。通常是由康复医学科派出康复医生、康复治疗师随同相关科室医生查房、提出康复建议，共同协商，尽早实施。基于康复评定，采用综合康复方案，包括物理治疗、作业治疗、康复辅具、康复护理及心理康复等综合康复措施。实施早期康复，对于提高地震伤员的临床疗效、缩短住院时间、防治失用综合征、实现残疾的二级预防具有十分重要的意义，可减少各种并发症的发生，如肿胀、疼痛、关节活动受限、肌肉萎缩、骨量流失、肺部感染、静脉血栓、尿路感染及压疮等。医院要派专业康复人员早期进入收治地震伤员的相关科室，如骨科、ICU、神经外科、烧伤科、心胸外科、小儿外科等，指导、实施早期床旁康复。早期床旁康复的目标是尽早、尽可能地减少残疾的发生，促进伤员疾病的康复以及功能的锻炼，为后期进一步康复的全面开展做好准备。

尽管就康复在灾害发生之后降低发病率和死亡率、缩短住院时间以及改善功能等方面发挥的作用已形成共识，但传统的灾害紧急救援计划中常会忽略"康复"这一重要的干预措施，在紧急医疗队中仍然难以见到专业康复人员。在个体、组织以及全球层面上，灾害康复团队应当以人道主义援助核心成员的身份出现，并参与灾害康复紧急救援连续体系的整个过程。如果在减灾、备灾，尤其是在预防和减轻残疾方面有高水平的紧急康复措施，许多可预防的截肢和不完全脊髓损伤等便不会导致永久性伤害。

（三）恢复阶段

在灾害恢复阶段，灾害康复团队评估患者，根据需要安排中后期康复，缓解幸存者及其家属的心理困扰（如创伤后应激障碍），提供支持性、信息性和教育性的咨询，以及危机干预等以帮助幸存者处理在灾害中形成的阴影，帮助幸存者参与有意义的活动，教育和培训当地人员等。具体包括以下几个方面。

1. 中期康复　中期康复也称稳定期康复，是指伤员在骨科、神经外科、心胸外科、烧伤科、小儿外科、ICU 等相关科室完成相关治疗，生命体征平稳、转入综合医院康复医学科住院部后所进行的康复。中期康复通常在综合医院康复医学科住院部或者其他康复机构进行，一般需要 3~6 个月。中期康复治疗对于提高伤员生活独立的程度和生活质量，早日回归社会及构建和谐社会具有十分重要的现实意义和深远的社会意义。

二次手术伤员根据不同的情况需要不同的康复时长。如骨折内固定伤员取出内固定术后需要进行 1 个月左右的康复治疗；骨折不愈合伤员再次手术后可能需要进行 3~6 个月的康复治疗，如果还需要再次行取出内固定术，则时间更长；截肢伤员可能需要再次或者多次更换假肢，通常需要进行 1 周左右的康复治疗。由于中期康复伤员主要集中在综合医院康复医学科或者相关康复机构，康复机构既要保证有足够的治疗时间以使伤员获得最大限度的功能改善或恢复，又要防止无休止住院的个别现象，所以各康复机构需根据具体伤情，严格掌握不同地震伤的入院和出院标准，适当控制各阶段的康复时长。

中期康复采用的是康复组工作制模式。基于康复评定，采用综合康复方案，包括物理治疗、作业治疗、康复辅具、康复护理、药物治疗及心理康复等综合康复措施。同时，要高度重视中医康复方法的临床应用。稳定期康复治疗不仅对改善或恢复地震伤员的运动功能、心肺功能、感觉功能、认知功能、吞咽障碍、平衡功能、心理功能具有显著作用，而且对改善或恢复地震伤员的日常生活自理能力、职业能力、社会交往能力、休闲娱乐及其生活质量有十分重要的意义，对灾后重建具有积极的推动作用。

2. 后期康复　社区医务工作者在了解康复医学的基本知识点之后，结合本社区和本单位的实际情况开展康复工作，对伤员的后期康复有着至关重要的作用。在制订社区康复指导方案时应注意"个体化"，即根据不同伤员功能损伤的程度，制订不同的康复方案；并应该考虑本单位现有的条件，要切实可行。

在康复治疗过程中，常需要多次评定以了解伤员的功能，根据功能损伤的不同程度和本单位的条件选择恰当的治疗方案，以最大限度地促使伤员的功能恢复。在后期康复过程中，康复团队更应该注意伤员家庭环境与地理环境的改变和改造、政府的支持与扶持政策等信息，努力帮助伤员回归家庭和社会。

（高　强　何成奇）

第三节　康复在灾害中的作用与任务

　　康复医疗水平的提高是一个社会文明进步的标志，体现了人民享受医疗保健水平的高低，是医疗能力范围大小的表现，同时也是全民社会健康保障体系的一部分。以美国为代表的西方发达国家人民享受高标准的医疗服务，康复医疗也是其中之一。近年来随着我国人民生活水平的显著提高，"十三五"规划的目标"实现小康社会"已经越来越近，安全稳定的高质量医疗保健和生活环境也逐步成为必然需求。大的灾害必将导致大量的伤残，以灾害为主题展开的康复医学教学和研究活动，对灾害疾病、伤病的预防，以及早期和积极的灾害康复介入，可以减少残疾，改善患者功能，避免并发症和缩短治疗时间，从而减轻国家、社会和家庭的负担。灾害康复医疗的实施，不仅可以使社会关注度急剧提升，还可以促进康复医学本身的学科发展。因此，十分有必要加强灾害康复医学这一个领域的探索和研究。

一、物理治疗在灾害中的作用与任务

　　根据ICF的框架可知，人的健康可以受到多个方面的影响。结构与功能、活动和参与是ICF的一条主线。功能作为一个重要方面将会影响活动和参与能力。在灾后损伤的研究中，我们也可以清晰地看到，灾害带来的损伤可以导致不同方面的功能受损，并密切影响患者的活动和社会参与能力。

　　关于物理治疗师的职责，世界物理治疗联盟（World Confederation for Physical Therapy，WCPT）对其进行了详细、准确的规定。作为物理治疗师，其职责在于提供功能的诊断和治疗服务，促使因各种原因导致的患者生理、心理和社会功能障碍能得到最大的恢复，功能得到最大限度的保持，进而使患者的生活质量得到最大限度的改善或者维持。

　　在灾后的工作中，物理治疗应该承担的任务很多。从时间上看，一般来说，物理治疗的介入需要与临床的紧急救援密切配合，做好急救后的功能康复服务。此外，在整个救治过程中，做好物理治疗的相关宣传、咨询、培训等工作也是非常重要的。

1. **灾后物理治疗临床服务工作** 灾后物理治疗临床服务工作虽然没有急诊、重症、手术等科室那么重要，但是，随着大家对于健康理解的不断深入，灾后的救援已经不仅限于生命这一层面，还在于功能层面。不少人虽然经过抢救重获生命，但是功能严重受损，后期伴随莫大的痛苦。有很多功能问题如果在早期能够得到及时有效的干预，是可以减少甚至避免的。从这个层面上来说，物理治疗如果能够尽早加入灾后救援中，对受灾人群健康重塑的作用是非常大的。在灾后的物理治疗救援中，物理治疗师要与其他专业人员密切配合，与救援的需要和实际情况相契合，为各类伤病患者提供功能的物理治疗服务。而对于物理治疗师的职责，简而言之，在受灾人员的功能康复中，物理治疗师的职责就是进行功能评估、功能诊断、制订物理治疗计划并实施。

2. **灾后物理治疗的管理工作** 虽然灾后物理治疗的临床服务不可或缺，但是在救援过程中，尤其是救援早期如何有效发挥物理治疗的作用是工作的难点。在灾后救援早期，由于时间、空间、物资、协同管理等各个方面、各个环节都存在这样那样的问题，如果不能对救援活动进行有效的组织和管理，就有可能造成混乱而成为救援的障碍。从这个角度来说，能否对灾后物理治疗的工作进行有效的组织和管理就显得尤其重要。而物理治疗师的一个重要职责就是对自己的服务进行有效的组织管理，使物理治疗工作能够有效地融入灾后救援过程，与其他救援团队和救援人员协同，最大限度地发挥物理治疗在功能重建中的作用。

3. **灾后物理治疗教育培训工作** 灾后物理治疗的教育培训工作是有效救援的重要环节。由于灾难的发生具有突然性、规模性等特点，会导致受灾区域的健康服务体系出现瘫痪。同时，受灾民众缺乏康复意识，也将限制物理治疗在灾后救援过程中的展开。因此，物理治疗的服务就不仅限于单纯的治疗服务，还包括对于灾后物理治疗体系的重建、患者的宣传、资源的申请与管理等很多方面。

4. **灾后物理治疗研究工作** 在灾后的康复工作中，物理治疗师还有一项非常重要的工作，那就是对相关数据进行收集、分析和研究。对相关数据的研究将有助于物理治疗师在未来的灾害救援中发挥更为有效的作用。不同的灾害可能带来不同的损伤，功能损伤谱也存在很多不同。应对策略需要在不断的研究中去提升和完善。因此，研究灾后的救援数据，对于物理治疗师来说是不可忽视的职责。

总之，物理治疗师在灾后救援工作中的作用非常重要，是灾后重建工作中不可或缺的一员，其具体的工作涵盖临床服务、培训教育、管理和科研等方面。

二、作业治疗在灾害中的作用与任务

（一）作用

根据世界作业治疗师联盟（World Federation of Occupational Therapists，WFOT）的定义，作业治疗是通过有意义的活动来促进健康并保持良好的生存状态的一门学科，其最根本的目的是使人能够正常地参与日常生活活动。作业治疗师通过活动或是一些特殊的技术来最大限度地改善患者的参与能力。这些特殊的技术包括环境改造技术、支具辅具制作技术、压力衣制作技术等。

自然灾害和意外事故都可能造成多种多样的损害，包括人员的伤亡、群体的应激反应和基础设施建筑物的破坏等。作业治疗在其中各个方面都发挥着不可替代的作用。

（二）任务

作业治疗的主要任务是对灾后早期伤员进行作业治疗评估，根据具体情况实施作业治疗。临床重点关注颅脑外伤、肢体骨折、脊髓损伤、烧伤、创伤后应激障碍等。

1. 颅脑外伤

（1）急性期：①良肢位的摆放，预防肩关节半脱位和疼痛，摆正髋关节的姿势等；②体位适应性训练，缩短卧床时间，预防肺部并发症，增加患肢负重，适应坐位、站位；③家庭教育，鼓励家庭参与治疗并对患者提供良好支持，预防意外损伤。

（2）恢复期：①通过滚筒、磨砂板、上肢机器人等治疗性的作业活动强化正常的运动模式，抑制异常的运动模式；②通过模拟穿衣、进食、转移等功能性的作业治疗活动提高患者日常生活活动的独立性；③认知功能及认知代偿方法训练，使用记事本、定时器、计算机等工具提高患者的记忆、学习、理财等方面的能力；④根据患者恢复情况，选择适当的轮椅、拐杖等辅具，并通过对患者的居家社区环境进行考察，给予合适的改造建议。

2. 骨折或截肢

（1）急性期骨折部位的固定和保护：设计和制作适合的低温热塑支具可以对骨折部位进行固定和保护。低温热塑支具相比于以前的石膏固定有许多优点：轻便、透气、穿取方便，可预先制作成半成品，因此在遇到灾害需要大批量使用时可节约制作时间，第一时间即可对伤员骨折部位进行保护和固定，避免二次损害的发生。

（2）肌力和关节活动度训练：选择合适的治疗性作业治疗活动对骨折或是截肢患者的受累临近关节的肌力和关节活动度进行维持和增强训练。

（3）轮椅、拐杖、助行器等辅具的选配。

（4）功能性的作业治疗活动：选择合适的日常生活活动训练内容，提高患者的步行、转移、进食、个人卫生等日常生活活动能力。

（5）截肢患者残端塑形套的制作：截肢患者佩带合适的塑形套有利于残端塑形，对于后期装配假肢有着十分重要的意义。

3. 脊髓损伤

①家属教育，帮助患者定时翻身，每次时间间隔不超过2h，预防压疮，监督患者执行良好的饮水计划和进行清洁间歇性导尿。②良肢位的摆放，预防跟腱挛缩，预防髋关节内旋受限等。③体位适应训练，预防直立性低血压，减少肺部并发症，促进脊柱骨折的愈合。④躯体功能增强训练，运用治疗性作业活动维持、强化患者保留节段以上的肌力水平，维持和增加受限关节的关节活动度，维持和增强患者的心肺功能。⑤日常生活活动能力训练，通过模拟穿衣、进食、转移等功能性的作业治疗活动提高患者日常生活活动的独立性。⑥轮椅适配及训练，根据患者损伤节段和程度选配合适的轮椅及坐垫。轮椅的扶手、踏板需可拆卸，需要有防翘轮（防倒轮）。选择合适的坐垫，坐垫的防压疮性能优劣性依次为硅胶气囊坐垫＞硅胶（脂肪垫）＞高压泡沫＞普通布垫。轮椅训练包括前驱、转弯、倒退、大轮平衡（驱过一级台阶）等。⑦职业康复，根据患者情况选择合适的工作训练和就业建议，工作训练可使用美国 BTE 模拟仿真职业测试评价训练系统进行训练。⑧回归建议，制订符合个体化情况的回归指导，包括肌力、关节活动度、心肺耐力的自我维持和增强训练的方法，以及并发症预防、环境改造建议等。

4. 创伤后应激障碍

①灾后及时到达灾区为灾区人民提供可能的通信方式，例如电话卡、设置手机充电装置等服务。让受灾人群能及时与家人联系，缓解内心的紧张、焦虑和恐惧心理，减少创伤后应激障碍的发生。②提供必

要的生存支持，组织一些爱心人士提供饮用水、食物、帐篷、毛毯等。及时高效的社会支持也是减少创伤后应激障碍的重要内容。③建立有效的信息共享机制，例如设置一些公示牌公示已找到的人员的信息和联系方式，遇难人员的姓名或安放地点等。

5. 烧伤　①良肢位的摆放，急性期时为患者提供良肢位摆放的知识。烧伤患者较容易出现皮肤挛缩，影响关节活动度，良肢位摆放对于预防关节活动度受限十分重要。②其他的训练，例如关节活动度训练、日常生活活动训练等。③压力衣制作，烧伤患者存在瘢痕增生的问题，预防瘢痕增生对于保持和改善皮肤与关节的功能有着重要作用，压力治疗是现在主流的预防和治疗瘢痕增生的方法。

（三）环境改造

1. 康复机构设置规划　根据朱毅等运用加拿大作业活动测量表（the Canada Occupational Performance Measures，COPM）对2010年青海玉树地震后74例上肢骨折的患者功能恢复的影响因素进行的研究发现：居住环境、居住地点和康复机构的距离与上肢骨折患者的预后是呈负相关的。所以合理均衡地设置康复机构有助于提升灾后康复的整体水平。

2. 社区及居家环境改造　灾后社区及居家环境的破坏是阻碍患者参与的又一重大因素。在社区及居家环境重建的过程中，社区环境改造主要是对社区无障碍设施如斜坡、盲道、扶手、阶梯等符合人体工效学的设计和建造，从而最大限度地增加患者社区活动的参与度。居家环境改造主要是通过对门、门槛、厕所、马桶扶手、灯光、厨房灶台、床以及家具进行合理的设计和摆放，从而达到最大限度地增加患者对居家活动的参与度的目的。以 T_{12}-ASI-A 的脊髓损伤者为例，简单介绍一些社区和居家环境的改造建议：①室外斜坡的宽度不少于1200mm，斜度不大于1:12，并在两侧加装高度为850~900mm的扶手。电梯及各种需进入的门宽不低于800mm。②室内应去除各种门槛，门宽不低于800mm。厕所安装马桶和扶手，厕所应留出直径1500mm的空间用于轮椅转弯。卧室床高和轮椅面平齐，床边留出1000mm左右的空间用于轮椅进出。橱柜下方的空间应该留出，高度800mm左右。

三、假肢矫形技术在灾害中的作用与任务

假肢矫形技术作为康复介入的重要内容，在灾害伤员的康复中具有极其

重要的作用。假肢矫形技术是指结合人体解剖学、人体形态学、人体生物力学以及材料学、工程学等，为患者提供能改善其生理和心理功能的体外装置的技术，旨在帮助患者早日回归家庭、回归社会，并可获得较高的生活质量。根据服务对象的不同，假肢矫形技术可分为假肢技术和矫形器技术，前者服务于截肢者，后者服务于患有骨骼肌肉疾病或神经系统功能障碍的患者。

（一）作用

由于假肢技术与矫形器技术的服务对象不同，在康复介入的过程中，其具体的作用亦有所不同。假肢技术在下肢截肢者中，其主要功能是容纳残肢、承重和辅助身体转移；而在上肢截肢者中，其主要作用是容纳残肢、代偿部分原有上肢功能以及美观。矫形器技术的主要目的在于为患者提供保护、矫正以及辅助作用。

（1）保护型矫形器：对受损关节进行制动，防止不适当活动，促进关节正常对线；将受累关节固定于适当的位置，限制其活动范围，防止关节畸形；为失稳关节或骨折部位提供支撑，提高其稳定性，促进组织愈合；为易受伤或受损结构提供保护作用，如骨头、关节、韧带、血管、神经、皮肤等，促进受损结构愈合，防止关节异常移位。

（2）矫正型矫形器：矫正关节挛缩以及关节脱位。

（3）辅助型矫形器：辅助关节活动、降低肌张力，促进活动。

而在灾害中，假肢矫形技术的作用可根据其介入的时间点的不同而不同，具体如下。

1. 即时作用　灾害发生后的一些紧急情况下，假肢矫形技术亦可以发挥其有效作用。例如，为了挽救生命而进行的紧急截肢手术，由于时间紧急、条件有限，加之部分手术医生对假肢安装要求缺乏了解，尤其是在一些偏远落后的地区，假肢矫形技术服务人员可参与制订截肢手术方案的讨论，为截肢手术方案提供有利的建议，如截肢节段、残肢末端处理方式等，为制订手术方案提供参考依据，为截肢者日后更好地安装假肢、更好地发挥假肢的代偿功能做准备。

2. 短期作用　主要发生于灾后患者的恢复期，假肢矫形技术的作用主要体现在以下几个方面。

（1）参与灾后患者康复方案的制订：作为康复团队的一员，应为患者康复方案的制订提供假肢矫形方面的康复建议。

（2）协助康复治疗方案的顺利实施：对于患有骨骼肌肉疾病或神经系统功能障碍的患者，应根据临床评估结果，为患者提供适当的矫形器设计，保护、支撑、固定受累结构，促进受累组织的愈合、功能的恢复，使患者尽早回归家庭、回归社会。而对于截肢患者，应尽早进行假肢适配前的准备，可根据患者伤口恢复情况，尽早为患者提供临时假肢，适时调整假肢的设计，这有助于提高患者日后使用正式假肢的满意度。

（3）为患者提供假肢矫形技术介入方面的教育与咨询：为患者提供好的信息反馈有利于假肢与矫形器功能的发挥，提高康复效果。

3. 长期作用　　对于存在不可恢复的运动功能障碍的患者，可能需要长期的假肢矫形技术介入，以代偿其丧失的功能，提高其日常生活能力，并获得较高的生活质量。假肢矫形技术的介入一般有如下步骤。

（1）介入前准备。假肢矫形技术介入前应对患者进行充分的评估，包括：①对患者的评估，即患者的健康状况（生理的和心理的）和受累肢体状况的评估，全面了解患者的健康状况。②与患者有关的社会因素的评估，患者的经济、文化以及生活环境对假肢或矫形器的使用有重要的影响，这对于灾后患者来说很重要，因为患者不仅经历了生理和心理上的创伤，其日后的生计、社会和社区环境的稳定性也都存在很多的不确定性。因此，在为患者设计假肢或矫形器时，对与患者有关的社会因素进行一定的了解，如地区文化特点、生活环境等，有助于提高假肢或矫形器适配的成功率。此外，这些评估对于灾后截肢者来说更为重要，因为经济、文化和生活环境会影响假肢的整体设计和选材，如对于潮湿、高温的地区，在假肢的设计和选材上，不仅要考虑其功能性，还要考虑其耐用性。

（2）假肢矫形技术介入的实施，即假肢或矫形器的设计与制作。应结合患者自身状况和与其有关的社会因素，设计出适合患者的假肢或矫形器，并提供仔细的假肢或矫形器终检，以确保为患者提供最佳的假肢或矫形器设计、适配及功能。

（3）假肢矫形技术介入后期，为患者提供假肢或矫形器功能教育及使用训练。根据患者功能恢复情况，对假肢或矫形器进行调整，使之最大限度地发挥假肢或矫形器的代偿功能。此外，还应安排长期随访，了解患者回归家庭、回归社会后的生活状态，适时对假肢或矫形器进行调整，提高患者的满意度和日常生活质量。

(二)任务

1. 建立假肢矫形技术灾害应急机制,确定其自身在灾害救治团队中的位置,发挥灾害救治过程中各个阶段所扮演角色应有的作用。

2. 建立假肢矫形灾后介入长效机制,假肢矫形技术服务的介入不应是一时的,可持续的假肢矫形技术介入对于灾后截肢者或患有骨骼肌肉疾病或神经系统功能障碍患者的康复非常重要。因此,应有持续的、长效的服务机制,确保患者得到应有的假肢矫形技术服务。

3. 建立假肢矫形技术教育机构,培养假肢矫形技术服务人才。一方面,壮大假肢矫形技术人才队伍,加强假肢矫形技术服务,使更多有需要的患者得到应有的服务;另一方面,通过人才教育,将新技术、新产品带入临床、服务于患者,使假肢矫形技术服务质量不断得到提高。人才的培养也是实现假肢矫形技术在灾后救治中得以有效发挥功能、实现可持续性的保障。

4. 建立假肢矫形技术相关研究机构,研究、解决假肢矫形技术在灾害中的相关问题,与相关学科合作,研发并评估新产品、新技术,将其应用于临床,旨在为患者提供更轻、质量更好的、更符合人体形态、更有利于功能发挥的假肢或矫形器,提高假肢矫形技术服务质量。

5. 举办假肢矫形技术灾害相关主题会议,交流经验,使假肢矫形技术得到不断的更新与提高,使之在灾害中发挥更大的作用。

四、心理治疗技术在灾害中的作用与任务

(一)作用

地震是一种极为严重的自然灾害,它不仅仅把人类置于房屋坍塌、家园被毁、家破人亡的悲惨境地,还表现为对幸存者造成永久性的身体创伤和难以弥合的心理创伤。女性、老年人、曾患精神疾病者等是灾后情绪问题的易感群体。对2008年"5·12"汶川大地震灾区110位伤员的心理状况调查显示,灾区伤员90项症状清单(symptom checklist-90, scl-90)各因子分均高于正常人群,尤其是其中的躯体化、抑郁、焦虑和恐怖性因子分与常模相比较,差异十分显著($P<0.01$)。超过一半的人出现睡眠问题或应激障碍,通过汉密尔顿焦虑量表(Hamilton anxiety scale, HAMA)、汉密尔顿抑郁量表(Hamilton depression scale, HAMD)测得约1/5的人出现焦虑、抑郁情况,近1/10的人出现创伤后应激障碍(PTSD)。尤其是对青少年的影响显著,

灾后第1年，灾区儿童PTSD及抑郁症的发生率分别达到43.9%和20.9%；灾后第3年，灾区儿童PTSD发生率降低到15.7%，抑郁发生率仍然在20%以上，遭受严重创伤、丧失亲人或者其他对自己非常重要的人等是PTSD及抑郁症的重要预测因子。丧失亲人的儿童最易患PTSD和抑郁症，其患病可能性分别是未丧失亲人群体的6.6倍和4.1倍。地震对灾区伤员心理的影响是普遍而严重的，为灾区伤员提供恰当的心理干预及重建是十分必要的。接受过心理援助的患者具有良好的心理康复效果，也能降低高血压等躯体疾病的发生率。然而，我国心理卫生服务利用率从灾后的34.6%跌至3年后的9.5%，更重要的是，PTSD和抑郁症患者的心理卫生服务利用率始终在低位徘徊（10%~25%），即大多数PTSD和抑郁症患者没有接受任何形式的心理卫生服务。而美国"9·11"事件后PTSD的调查显示受害者是具有极大心理健康服务需求的，并不存在耻辱感阻碍治疗。最常见的治疗障碍是幸存者们的偏好，尤其是老年人、并发更多情感问题者及社会保险不全的患者等。

灾害心理应对与心理援助是一门集人类学、社会学、政治学、经济学、心理学和医学于一体的综合行为体系，科学、系统地尽早进行心理干预，对于地震后幸存者的心理康复至关重要。应建立国家主导的灾区多层次的儿童和青少年等群体的心理援助体系，培育专业的心理卫生服务队伍，以及建立长期的心理卫生档案随访制度等。从海地地震后社区精神卫生服务的开展情况统计可见，所有的灾后心理援助是可以有一套标准的评估与治疗系统的。但我们应建立适合中国国情的模式系统应具有疗效佳、接受度高、能吸引中国人重视心理治疗、投入成本低等特点。如北川的"青草地心身康复服务中心"提供的心理治疗方法，就对灾后民众的身心问题有很好的治疗和改善作用，比西方的众多心理疗法更易被民众接受和信任，且更能身心结合地调节患者的身心疾病。在个体心理危机干预中，要克服单一心理治疗或者艺术治疗的缺陷，建立一个多学科和多层次合作的服务与研究团队，采取"心理—社会—文化"的综合干预模式，建立灾后儿童和青少年心理评估与干预机制。

（二）任务

面对突如其来的特大灾害，受灾民众大都要经历以下五个过程：震惊、恐惧、悲伤、思考、重生。须采用心理治疗技术促进灾前风险认知及社会资本的预防性建设、对救援人员的心理支持、灾害现场紧急抢救、灾后正常心理和行为恢复与重建、PTSD 的治疗、心理干预技术与其他康复技术相结合、心理护理等，并应结合中国的国情与民族文化，建立一套切实可行的，符合中国国情的心理援助模式。

1. 灾前风险认知及社会资本的预防性建设　主要采用宣教、认知行为疗法。

（1）灾前风险认知：大体来说，孕灾环境有城市和农村的区别，承灾体也有城市居民和农村居民的差异。我们将灾区分为城市灾区与农村灾区。由于城市居民高度密集，故灾害对其生命财产的破坏程度比农村要大得多。但是，因为农村居民散住、各种防护设施和社会保障欠缺，使得农村居民作为承灾体，其防灾、抗灾和救灾的能力比城市居民要弱得多，在应对灾害时有着明显的滞后性、盲目性和脆弱性。在农村灾害救助中，由于受到各种条件的限制使其呈现出自身的弱点，如防治体系缺失、抗灾力量脆弱和自救能力不足等。为了减少灾害的发生，减轻灾害的损失，利于灾害救助的开展，应该普及灾害的防治知识，加强民众对灾害的认知，减少由于期望差异、乐观侥幸心理等导致的认知偏差，引导公众认识到防灾科技的有限性，减少恐慌、麻痹、盲从心理及其行为。总之，在风险沟通的内容方面，因灾害中不同角色的职责、信息渠道等不同，风险沟通的内容也有区别。

（2）社会资本的建立与强化：社会资本包括认知社会资本和结构社会资本，认知社会资本反映了个人能够感知到的社会关系的质量，后者是指在社区网络中的参与。社会资本与灾后的抑郁症关系密切，低社会资本将增加灾后抑郁情绪。而有人际关系创伤者容易表现出人际间的敌对态度，易于发生严重的抑郁症。因此预防性地宣传与增强社会资本的建立，可能会对灾后的心理健康问题起到一定的预防作用。创伤者的兄弟姐妹的数量及在子女中的排序，邻居的行为和幼年时对环境暴力的感知程度，尤其影响男童的心理健康。

2. 对救援人员的心理支持　地震是一个创伤性很大的自然灾害，它破坏力极强，危及生命安全。不管是身受其害的灾区人民，还是参与营救的救援人员，在面对那种异常惨烈的场面时，都有可能出现不同程度的创伤反应，尤其是有过童年创伤经历的人更是如此。在参与救灾前、救灾过程中及离开灾区后应进行一系列的个体化的心理支持建设。个体间的心理问题存在共性也存在差异性，应进行团体及个体多种心理咨询方法相结合的心理支持治疗，保护救灾人员的心理健康。

3. 灾害现场紧急抢救 灾后 1 个月内，人们处于心理急性期，应进行心理危机干预。这时干预的任务主要是保护危机者，预防各种意外，并寻求社会支持，帮助危机者处理迫在眉睫的问题，恢复心理平衡，安全渡过危机。应利用评估确定问题，制订计划，进行干预，通过变通的应对方式提供处理紧急群体心理危机干预的方法。此阶段可以借助简单心理治疗的手段，如心理急救（psychological first aid，PFA）、稳定化技术、支持性心理治疗、认知行为治疗、调息放松和行为意义换框法等方法，而接受式、再创造式、即兴创造式、即兴演奏等音乐治疗方法和手段也可有效地帮助受灾者稳定情绪，减轻地震灾害给幸存者带来的痛苦，及时控制和减缓灾难对人们的心理社会影响，增强短期和长期功能性适应能力，有效地预防 PTSD。另外，箱庭疗法等适合对儿童进行心理咨询与心理治疗，能切实有效地保证受灾儿童的心理援助工作的开展，有助于灾区儿童和青少年修复心灵创伤，摆脱心理阴影，重拾生活信心。

4. 灾后正常心理和行为恢复与重建 该阶段为地震发生以后半年，此阶段的主要任务是促进灾后民众的心理健康重建，维护社会稳定。

（1）运动疗法：运动疗法能对灾区的学生进行心理干预，缓解学生由灾难带来的各种悲观、恐惧和忧郁等心理问题。在常见的运动项目中，篮球对于学生心理干预的效果最为明显，健美操和太极拳对于学生的心理干预效果较为明显，中长跑对学生心理干预效果相对不明显。

（2）艺术疗法：通过艺术手段可抚慰和修复遭受创伤的身心，以肢体残疾的学生为主要对象。

（3）文学治疗、音乐疗法、认知行为疗法（cognitive-behavior therapy，CBT）、家庭治疗、汇报、暴露疗法、眼动脱敏与再加工（eye movement desensitization and reprocessing，EMDR）、叙事治疗、心理教育和支持疗法、心理动力学治疗等均能降低与灾害相关的焦虑、抑郁、PTSD 的闪回等症状及阻止 PTSD 的发生，产生一定的心理修复与重建作用，但目前的证据尚难以支持哪一种治疗的效能更高。

（4）灾后的疏散、居住地变动及工作变动等因素带来的社会和经济问题也会导致焦虑、抑郁等心理问题，在心理康复过程中也应关注。

5. PTSD 的治疗 PTSD 是指由于亲历或目击地震时的悲惨场面所导致的精神障碍。灾害所致 PTSD 具有共同的特点：如再体验（reexperience）、回避（avoidance）反应和高警觉（increased arousal）等。PTSD患者的血小板5-羟色胺（5-hydroxytryptamine，5-HT）水平较低，也会出现睡眠障碍及空间记忆能力受损。PTSD的患病对象范围广、影响因素多，涉及自然灾害创伤类型、有多方面综合症状、生物学发病机制等。常见于灾后的幸存者及受生活事件打击的正常人。直接受害者中33%~39%可发生PTSD，而受伤或死亡者的亲朋好友17%~29%会发生PTSD。身心快速发展阶段的青少年，一旦罹患PTSD，不仅会产生与成人相同的症状，也会呈现出由于其年龄特点带来的特殊性问题。如果青少年罹患PTSD得不到有效的处理，将会对其一生带来深远的影响。在进行PTSD治疗时可重点针对上述PTSD高发人群。伤后早期采用多种心理治疗，通常在伤后1个月呈现显著地阻止或减少PTSD发生的治疗效果。

PTSD的治疗目前常采用心理治疗结合药物治疗的方法。在患者接受药物治疗的基础上，常见基于循证的治疗模式（evidence-based therapies，EBTs），包括各种类型的认知-行为疗法（cognitive behavioural therapy，CBT），其中认知处理治疗（cognitive processing therapy，CPT）非常重要。CPT是一个手册化的治疗方式，为人们提供技能来处理痛苦思想以期重新控制自己的生活，也帮助决策PTSD的行为治疗选择。CPT通常包括12期会谈，每次会谈持续90min，也可以视情况由患者与治疗师共同商议额外增加会谈。CPT可以以个体的形式开展，也可以以小组的形式，或二者结合的方式开展。

6. 心理干预技术与其他康复技术相结合 心理干预技术可与其他康复技术相结合治疗躯体损伤后遗症及并发症，如与耳针相结合治疗幻肢痛。幻肢痛（phantom limb pain，PLP）作为截肢患者的主要并发症逐渐被大家所重视，已成为截肢患者在伤病恢复过程中急需解决的问题。幻肢痛主要是患者感觉自己被截掉的肢体依然存在，而且疼痛时而剧烈时而缓慢。疼痛的位置多发生在断肢的远端。PLP使得患者无法工作，几年甚至长达10年以上的疼痛让他们在精神上和生理上受到巨大的伤害，无法像正常人一样工作、学习和生活。因此，PLP严重影响患者的临床康复效果，最终影响患者回归社会、回归工作岗位等康复目标的达成。

7. 心理护理 心理护理包括一般性心理治疗技术与特殊心理干预技术，护理为内科、外科常规护理。

（杨 霖 张仁刚 吴会东 林 霞）

第二章 紧急医学救援

有史以来，各种灾难伴随着人类文明的进程一次又一次地发生。在大型灾难面前，人类是如此的渺小与无助。然而，随着科学的发展，人类在一次又一次的灾难中吸取教训、总结经验，从而认识灾难的规律，应对灾难所造成的后果。

绝大部分灾难可导致短时间内大量的人员伤亡或疾病暴发，针对突发公共事件的紧急救援，需要社会各方面的通力协作才能完成。在这当中，以医疗为主体的紧急医学救援在国际上起步稍晚，但已经有了较大的发展。急诊医务人员只有了解了紧急医学救援的知识与方法，才能在灾难来临时科学有效地实施医学救援。

第一节 概 述

一、突发公共事件与灾难的概念

各类突发公共事件按照其性质、严重程度、可控性和影响范围等因素，一般分为四级：Ⅰ级（特别重大）、Ⅱ级（重大）、Ⅲ级（较大）和Ⅳ级（一般），分别用红色、橙色、黄色和蓝色标记。具体分级方法根据突发事件的种类不同又有差别。

从突发公共事件的概念和内容可以看出，突发公共事件主要包括各种自然的和人为的灾难。世界卫生组织提出的灾难概念是："任何能引起设施破坏、经济严重受损、人员伤亡、健康状况恶化的事件，如其规模已超出事件发生社区的承受能力而不得不向外部寻求专门援助时，可称其为灾难。"灾难是危害严重、涉及面广而不得不调用灾难区域外的各种资源进行援助的突发公共事件。可见，突发公共事件的范畴较灾难更广。

二、紧急医学救援的概念

紧急医学救援（emergency rescue）是指应对突发公共事件所实施的紧急医学救治、疾病预防和卫生保障等措施。紧急医学救援包含三重含义：

1. **紧急** 强调时效性和紧迫性。紧急医学救援所应对的突发公共事件是"突发"的，无预见性，而且是"公共事件"，社会影响大，须在短时间内快速处理。

2. **医学** 紧急医学救援的范围是与医疗卫生相关的。在突发公共事件的应对过程中，需要社会各方面的通力协作，而紧急医学救援仅仅是医疗卫生相关的那部分的应对过程，主要包括紧急医学救治、疾病预防和卫生保障等措施。

3. **救援** 紧急医学救援的核心是救治与援助，尤其是"援助"，表示在突发公共事件的应对过程中，需要"外界"的援助，这说明发生突发公共事件的区域本身已经不能完成应对而需要外援。

三、紧急医学救援的主要内容

紧急医学救援的主要内容包括以下三个部分：

1. **灾难发生前，紧急医学救援的准备** 包括物资储备（医疗物资与生活物资）、人员培训、预案制订与演练等。做好准备在灾难来临的时候可以在短时间内有计划地将储备的物资资源、人力资源用于救灾，减少灾难带来的各种损失。

2. **灾难发生时，紧急医学救援的实施** 包括紧急医学救治、疾病预防和卫生保障等措施。紧急医学救治包括现场救援、伤患集中区救治、前方医院救治、后方医院救治等环节以及在此环节中伤员的转运。疾病预防不仅包括疾病（尤其是传染病）控制工作，还包括尸体处理、保持环境卫生、虫媒防治、消杀灭、卫生宣教等方面。卫生保障指流行病学专家和卫生监督部门联合对灾区进行卫生学调查分析，完成灾区快速卫生学评估，保障灾民与救援人员的食品安全、饮用水清洁、环境卫生等。

3. **灾难发生后的恢复重建** 包括机构重建、精神卫生康复介入、康复治疗等。疾病预防和卫生保障工作在灾后也将持续开展。

四、紧急医学救援的主要任务

1. 灾难发生前的主要任务　建立健全紧急救援体系；制订应急预案并进行演练，从而做到持续改进；针对灾难做好监测、预测、预报，预防突发公共事件发生；加强对公众的危机教育；做好救援物资储备、物资调配，加强人员培训等。

2. 灾难发生时的主要任务　使灾难中的伤患者及时获得正确的急救、治疗、康复和护理，减少残疾和死亡率；同时注重对现场紧急救援人员实施卫生防护及安全保障；正确判断和及时处置，快速、科学、有效控制事态进展；迅速进行传染病、中毒、衍生伤害等的风险评估；在突发公共卫生事件或核生化事件发生时，依据《国家突发公共卫生事件应急预案》和《突发公共卫生事件应急条例》的有关规定，划定控制范围，开展群防群治，落实疫情控制措施，管理流动人口，实施交通卫生检疫，维护社会稳定。

3. 灾难发生后的主要任务　在突发公共事件得以控制或消除以后，须做好紧急医学救援工作的总结与评价，进一步提高和完善紧急医学救援工作水平。恢复正常生活秩序，重建服务体系与各种设施；尽可能地控制突发公共事件的后果，减少其所带来的损失；做好突发公共事件的评估，严防次生灾难；评估突发事件对社会、心理、精神状况的影响，重视灾民和救援人员的心理咨询与心理康复。

五、紧急医学救援任务的特点

各类突发紧急事件所具有的破坏性和突发性，决定了紧急医学救援任务的特点。

1. 时间紧迫　突发紧急事件发生突然，如地震、矿难、洪涝、海啸、恐怖袭击等，大部分突发紧急事件常无预警性地突然发生，紧急医学救援必须要具备快速反应、及时应对的能力。

2. 任务艰巨　突发紧急事件通常在很短的时间内就会出现大量伤病员，医学救援力量在第一时间通常严重不足，其承担的任务非常繁重。

3. 伤情复杂　突发紧急事件的形式种类繁多，伤病员伤情复杂，轻重混杂，给医学救援工作带来巨大的挑战，既要求救援人员个体具备过硬的专业技能，也需要整体医学救援队伍对灾难现场进行良好的安排、管理和控制。

4. 环境复杂 紧急医学救援的重要任务是在灾区进行现场救援，条件简陋、环境恶劣，同时还存在许多威胁救援人员安全的不确定因素。

5. 多部门协作 紧急医学救援的组织指挥、现场救援、物资保障、伤员转运、通信联络等都需要多部门的密切配合。在紧急医学救援过程中，专业医学救援组织无疑发挥着重要的作用。

（胡 海）

第二节 紧急医学救援的实施

紧急医学救援的实施包括三个时期的内容：灾难发生前的准备，灾难发生时的医学救援，灾难发生后的恢复重建。不同时期的主要任务也不同。

一、灾难发生前的准备

（一）紧急医学救援体系建设

紧急医学救援体系是紧急医学救援的总体纲要，其有效性直接关系到紧急医学救援的开展。灾难发生前需要建立一套应对突发事件的完整体系，从领导协调到具体工作的开展与实施，均需要这套体系作为支撑。

西方发达国家紧急医学救援体系较完善，保障了紧急医学救援的顺利和高效开展。西方发达国家紧急医学救援体系建设始于第二次世界大战后，其发展经历了以下阶段：1963年瑞典国家医学防护咨询委员会成立，它是世界上第一个灾难医学紧急救援组织。1971年美国成立了世界上第一支现代化的专业紧急救援队，随后一些欧洲国家也相继组建，并在德国成立了灾难医疗救援学会，世界急救与灾难医学会（World Association for Emergency and Disaster Medicine，WAEDM）最终在美国成立。1981年，世界健康组织（World Health Assembly，WHA）指出灾难的急救、预防措施与准备十分必要。1990年代后期开始建立各种类型的区域性灾难紧急医学救援模式。1995年，WHA强调减灾是可持续发展的，是每个国家应承担的重要责任，应不断加强自身抗灾能力。在紧急医学救援系统中，西方发达国家已经构建了一套较为成熟的法规制度、网络渠道、运行机制、组织形式及良性互动的救援体系，其借助全社会灾难医疗救援运行机制，大大提升了突发公共事件的应对能力，能够及时地为其所在区域内的伤病员提供第一时间的救助服务。

美国紧急医学救援体系通过以下机构具体开展医疗物资援助、人员援助和技术援助：国家灾难医疗系统（National Disaster Medical System，NDMS）、美国公共健康服务委托公司（United States Public Health Service Commissioned Corps，USPHSCC）、国家战略储备（Strategic National Stockpile，SNS）、联邦医疗站（Federal Medical Stations，FMS）以及医疗预备队（Medical Reserve Corps，MRC），其中NDMS为目前美国联邦政府应对大范围灾难事件最主要的紧急医学救援体系。NDMS成立于1981年，"9·11"事件后，NDMS作为美国应对和处理紧急事件资源的一部分，被整合到国土安全部。NDMS以军民一体化为特点，拥有多渠道合作力量，主要组成部分包括：可部署的应急医疗队、伤病员后送系统和确定性治疗机构。NDMS由美国国土安全部领导，健康与公众服务部（Department of Health and Human Services，DHHS）、国防部、联邦紧急事务管理署（Federal Emergency Management Agency，FEMA）、退伍军人服务部、各级政府以及民间部门通力协调合作，在突发紧急事件发生时补充灾区的医疗资源，救治批量伤病员。

我国的紧急医学救援体系是从2003年"非典"疫情发生后逐渐建立起来的。在党中央、国务院的高度重视和大力支持下，我国紧急医学救援体系建设以"一案三制"（预案、法制、体制、机制）建设为重点，不断提升突发公共卫生事件应急处置能力。目前突发公共卫生事件紧急医学救援工作已经取得了显著成绩，例如急救指挥体系、传染病救治体系、国家和省级化学中毒、核辐射基地等已经有效建立并投入使用，发挥了紧急医学救援的作用。疾病预防控制体系和卫生监督体系建设也取得了显著进展，突发公共卫生事件应急处置能力大大提升。2011年，全国31个省级卫生行政部门、42.3%的市级和18.8%的县级卫生部门设立了卫生应急办公室；中国疾病预防控制中心、部分疾病预防控制中心和二级以上医疗机构也成立了专门的应急处置部门。2006年卫生部已完成国家突发公共卫生事件指挥决策系统建设，全国有24个省、38个地市基本完成了突发公共卫生事件指挥决策系统建设，并启用了部分功能。当前，我国各级卫生部门已经形成了预防与应急并重、常态与非常态相结合的工作模式，建立了由政府领导、统一指挥、属地管理、分级负责、军地协同、措施联动的突发公共卫生事件紧急医学救援体系。

在应对"5·12"汶川大地震、青海玉树地震、山东胶济铁路列车出轨、黑龙江伊春飞机失事事故、山西王家岭煤矿透水事故等重特大突发事件中，各地卫生部门紧急医学救援工作迅速启动、扎实有效地开展，最大限度地减少了突发事件给公众健康和生命安全造成的危害，为维护社会和谐稳定做出了重要贡献。

我国的紧急医学救援体系仍面临着巨大的挑战：

一是随着全球化进程的加快，传统烈性传染病、各种新发传染病、不明原因疾病可能通过现代交通工具造成远距离传播和扩散，容易演化成突发公共卫生事件。

二是我国幅员辽阔，地理气候条件复杂，不排除再次发生造成重大人员伤亡的地震、泥石流等自然灾害。

三是我国安全生产工作基础仍很薄弱，事故隐患大量存在，造成重大人员伤亡的各类生产安全事故很难避免。

四是各种社会矛盾交错，恐怖主义、分裂势力、极端敌对势力制造社会安全事件的可能性仍将长期存在。

当前，我国紧急医学救援能力与国民经济和社会发展现状仍不相适应，与党和政府以及社会公众的预期不相适应，存在许多亟须解决的问题：

一是我国突发事件紧急医学救援基础仍很薄弱，承担紧急医学救援任务的综合医疗机构以及卫生应急救援队伍自身软硬件条件仍很欠缺。

二是紧急医学救援管理体制、相关预案、标准体系不健全，具体操作性不强。

三是多部门协调联动机制不完善，紧急医学救援体系运行管理机制不完备。

四是紧急医学救援学科和人才队伍建设相对滞后。

五是信息化技术手段和互联互通能力欠缺。

因此我国紧急医学救援体系尚在探索中前行。

（二）队伍建设

《国家卫生应急队伍管理办法（试行）》规定，紧急医学救援队伍主要由卫生应急管理人员、医疗卫生专业人员和技术保障人员组成。卫生应急管理人员可以由医务人员兼职，其主要职责是主持大局，协调各方面关系，维持秩序和组织后勤保障。当现场出现大批伤员时，容易发生秩序混乱。有研究认为紧急医学救援过程中轻伤患者的滞留会增加总体的死亡率，因此，紧急医学救援队中的管理人员应当积极联系军警维持救援现场秩序，防止伤员

（尤其是轻伤患者）对医务人员及救援秩序的干扰，并对等候伤员给予安抚和心理干预，尽快疏散转运伤员，将其送往后方进行救治。

目前发达国家的紧急医学救援人员的专业结构不仅包括临床医学，还包括卫生管理学、法律学、经济学、政策学、社会学、统计学、心理学等。而我国各医院紧急救援队伍人员的专业知识以医学知识为主，缺乏跨学科知识，很难适应新形势下突发事件医学救援工作的需求，因此需要以实际工作胜任力为导向，做好相关人员培训和人才培养，以便更好地适应未来紧急医学救援事业的需要。所以，我国医学教育或继续教育均需要加强紧急医学救援队伍各种人才的培养。

后勤技术保障人员则是为紧急医学救援工作提供技术支持以及后勤保障，需要精通设备及物资管理，并配合管理人员和医疗卫生专业人员，进行信息收集和传递等。

（三）物资储备

灾难发生后，受影响区域的物资需求大于供给，因此灾难发生时的物资管理与保障尤为重要。《中华人民共和国突发事件应对法》第三十二条明确规定了卫生应急物资的保障制度："国家建立健全应急物资储备保障制度，完善重要应急物资的监管、生产、储备、调拨和紧急配送体系。设区的市级以上人民政府和突发事件易发、多发地区的县级人民政府应当建立应急救援物资、生活必需品和应急处置装备的储备制度。县级以上地方各级人民政府应当根据本地区的实际情况，与有关企业签订协议，保障应急救援物资、生活必需品和应急处置装备的生产、供给"。

目前我国在应急物资储备能力建设方面，建立了实物储备、技术储备和生产能力储备相结合的应急物资储备与调用机制。25家省级、255家市级和2050家县级卫生行政部门相应建立了应急物资储备和调用制度。但目前全国并无具体和统一的物资储备要求。在"5·12"汶川大地震和芦山地震的现场救援中，救援队常常带足了医疗物资，但由于灾难现场生活物资匮乏，因此紧急医学救援队尚需准备足够的生活物资，包括饮用水、食物、帐篷、洗漱用具、衣物等。

二、灾难发生时的紧急医学救援

灾难发生后，紧急医学救援包括以医学团队为主体多方面协调合作的一体化的紧急医学救治、疾病预防和卫生保障三个方面。

(一) 一体化的紧急医学救治

目前我国在灾难发生时的紧急医学救援分为三级救援。一级救援是现场救援，主要包括现场搜救和紧急救命的医学救治，现场主要由消防官兵搜救，医务人员只是辅助。现场救援后，将患者转至"伤患集中区"。二级救援是伤患集中区救援。伤患集中区常常为较安全的空地，可以是较坚固的建筑物，也可以是移动医院或临时搭建的帐篷，用于临时救治伤患。主要目的是在灾区短时间检伤分类，稳定伤员，决定和计划转诊，最终将伤员转运到安全的医院。三级救援是医疗机构内救援。依据我国"5·12"汶川大地震和芦山地震的救援经验，结合我国目前医疗体系的实际情况，我国又将医疗机构内救援分为前方医院救援和后方医院救援。

1. 院前救援 院前救援包括现场救援和伤患集中区救治。

2. 灾难侦测 灾难侦测是紧急医学救援的首要环节。清晰的灾难侦测可为以后的紧急医学救援工作提供有利的信息，为紧急医学救援决策提供依据，以便更有效、科学地实施紧急医学救援。虽然伤员数量、伤情、灾难性质、灾难范围等部分是灾难侦测的重点，但不同性质的灾难又有其独特之处。

3. 应急管理 灾难发生后，应根据预案迅速建立应急管理指挥所。由于大型灾难常常会导致当地卫生医疗机构瘫痪，因此必须迅速建立卫生应急管理指挥所、迅速组织紧急医疗救援，这样才能尽快实施救援，抢救生命。应急管理指挥的架构：美国、日本和欧洲国家等紧急医学救援比较发达的国家使用的应急管理指挥体系为事故指挥系统，又名灾难指令系统。事故指挥系统的指挥部包括总指挥、公共信息官、联络官和安全官，其下设四个部门：行动部、计划部、后勤部以及财政或行政部。四个部门之下尚有多个单元参与（图2-2-1）。

4. 安全保障与危险评估 在紧急医学救援队到达灾区后，对于已知的安全问题首先应得到安全保障，包括驻扎地的选址、军队警察的安全保障协调、传染病的防护等。

医院需要立即评估医院建筑物的安全情况，以免发生建筑物倒塌或社会安全事件等意外情况而导致人员伤亡。

危险评估主要是评估救援队员工作时可能会出现的风险，常常包括是否存在次生灾害（如火灾、堰塞湖等）的危险，是否存在社会安全事件的风险，是否存在道路垮塌、山石滚落、楼房坍塌等情况，是否存在工厂污染物或毒

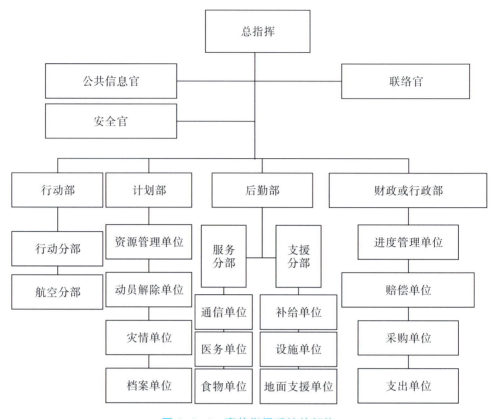

图 2-2-1　事故指挥系统的架构

物泄露的风险等。

5. **检伤分类**　针对大批量的伤病员，医疗人力资源严重不足，因此检伤分类（triage）是一种非常重要的将患者进行轻重缓急分类的技术。此项技术是由法国拿破仑军队的军医首先开始应用的，当时主要的目的是为了迅速拣选出易于处理且短期内就能恢复体力并且重上战场的士兵。发展到现在用于非军方的检伤分类，主要用于在医疗资源紧缺的情况下拣选出有治疗价值的危重伤员，使其得到优先救治的机会。

大型灾难发生后，短时间内伤员的数量多、伤情复杂，而且医疗资源严重不足，这种情况下需要立即进行检伤分类。常用的检伤分类方法主要有START（simple，triage，and，rapid，treatment）检伤分类程序（图2-2-2）、SALT（sort，asses，life-saving interventions，treatment/transport）检伤分类程序等。目前随着床旁超声技术的应用，国内外均有利用超声在现场进行检伤分类的报道。

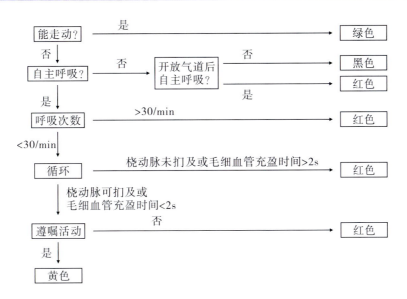

图 2-2-2　START 检伤分类程序

6. 紧急救治　大型灾难后伤病员情况复杂，其紧急救治与日常医疗行为相比更为困难。不同的突发公共事件的紧急救治有各自的特点。

以地震救援为例，地震后常有多发伤、挤压伤、复合伤等多种情况，尚有资源问题、多部门多学科协调问题和社会矛盾等。现场处理技术主要是止血包扎、骨折固定、抗休克、血气胸的处理以及整体搬运等。伤情稳定后立即疏散转运。另外在灾区还有非伤员，一些灾民由于地震后缺少日常药品而致慢性病急性发作（如高血压、各类心脏病、糖尿病、慢性支气管炎等）；由于住宿条件恶劣而致皮肤病、急性上呼吸道感染等；由于饮食条件差而致消化道疾患等。在对既往的灾后伤情统计中我们了解到，在震后 7d 之内就诊者主要为地震所致的批量伤员，7d 之后就诊者主要为内科疾患。因此，医学救援队在治疗伤员的同时也需照顾此类病患。

7. 疏散转运　在"5·12"汶川大地震后，我国在总结地震医学救援经验的基础上对紧急医学救援提出了"集中病患、集中专家、集中资源、集中救治"的"四集中"政策，为我国大型灾难后伤病员疏散转运的实施指明了方向，即危重患者转运至区域性大医院（后方医院）进行集中救治。

8. 医疗机构内救援　在"5·12"汶川大地震以后，医院内救援将医院分为前方医院救援和后方医院救援。前方医院是指距离灾区较近，在灾难后基本保持急诊功能和住院功能且有一定的医院内批量伤患激增应对能力

（hospital surge capacity and capability）的地市级医院，在灾后其主要功能为初步院内检伤分类，诊治轻伤员，稳定危重患者的病情，对一线救援（指受灾现场的救援）支持供给，组织转运后送，信息汇总中转。后方医院是指距离灾区有一定距离，在灾难后其功能基本完整且有较前方医院更大的医院内批量伤患激增应对能力的区域性大型综合医院，其主要功能是再次检伤分类，针对危重患者集中诊治，对一线救援和前方医院支持供给，容纳各地专家以及专家医疗队进行组织会诊，信息汇总上报等。灾难性质、地点与破坏情况不同，对于前方医院和后方医院的划分可能会有所不同，应根据当时具体情况由应急指挥部做出判断与决定。

（二）疾病预防

紧急医学救援时，疾病预防控制的工作任务就是要解决灾区的主要卫生问题，包括传染病预防控制、防止食源性疾病发生、开展健康教育和健康促进工作。将疾病预防控制工作贯穿于灾前、灾中和灾后重建工作的各个环节，是紧急医学救援工作的重要保证。

大型灾难发生后，生态环境和生活条件受到极大破坏、卫生基础设施损坏、供水设施破坏、饮用水源污染，以上均是导致传染病发生的潜在因素。大型灾难发生后的常见传染病包括：肠道传染病，如霍乱、甲肝、感染性腹泻等；虫媒传染病，如乙脑、疟疾等；自然疫源性疾病，如鼠疫、流行性出血热、狂犬病等；呼吸道传染病，如流脑、麻疹、流感等；此外还有破伤风等感染性疾病。

为了应对大型灾难后传染性疾病的流行，灾难后应紧急启动疾病预防控制应急预案，建立疾病预防控制领导工作小组。

各级疾病控制工作小组应迅速开展疾病预防控制工作，主要包括建立疾病监测系统，组织开展灾区流行病学调查，对潜在的传染病疫情及其危险因素进行分析预测。

（1）加强疫情报告，实行灾区疫情专报制度，对重点传染病和急性中毒事故等实行日报和零散报告制度。一旦发生重大疫情，各级卫生行政部门需要立即报告同级人民政府和上级卫生行政部门，并应同时上报卫健委，并及时组织力量开展调查处理，控制疫情。

（2）加强饮水和食品卫生监督监测管理和宣传教育。

（3）加强居住环境的卫生清理，加强灾民聚集地的卫生间及垃圾场的设置和管理。

（4）加强参加救灾防病医疗卫生人员的自身防护。

（5）当出现有毒有害化学性或放射性污染时，应立即组织专业人员判定危害范围，开展监测与防护。

另外还包括：①快速灾难侦测，确定灾害所引发的重点卫生问题，调配相应的专业救援队伍；②开展疾病预防控制工作；③广泛开展社会动员；④开展疾病控制知识的宣传与培训；⑤协调管理社会各界为疾病预防控制捐助的资金与物资等。

（三）卫生保障

大型灾难发生后，为保证"大灾之后无大疫"，在组建医疗救护队伍的同时，必须尽早组建卫生防疫工作队，大力开展环境卫生、食品卫生、流行病学防治等综合性的应急卫生防疫工作。

1. 饮水卫生问题 首先对水源（如河流）周围进行彻底的卫生清理，如对河流沿岸的尸体和污染物进行彻底清除与卫生清扫，而且需要设置卫生监督管理部门。其次，紧急修复部分自来水管线，并采取临时的供水措施，如水车送水、分散取水和水龙带输水等。

2. 尸体处理问题 尸体腐化分解后可产生多种有毒物质（包括硫化氢、氨、甲烷、二氧化碳、硫醇、尸碱等），其中尸碱可引起中毒。在清理大量尸体时，需要戴用活性炭过滤的防毒口罩、戴手套，防止手部外伤，以免沾有细菌毒素引起感染。进行清理尸体操作后及饭前必须认真洗手。从事尸体清理工作的人员，建议接种免疫血清以防创伤处厌氧菌感染（如破伤风）。

对于非传染病的大量尸体的处理不应采用焚烧方法，以防污染大气和防止周围人群的吸入中毒，可采用尸体掩埋的方法。在掩埋前需要进行消毒处理。常用次氯酸钙、氢氧化钙和漂白粉混合喷洒，这样能很快除臭与消毒。而对少数患甲、乙类传染病患者的尸体，可以在彻底消毒后用尸袋密封，运送到开阔地焚烧。但必须注意，工作人员应在焚烧点的上风侧，避免吸入中毒。世界卫生组织建议，为免疫情扩散，可用石蜡浸泡尸体后，就地焚化。

3. 消杀灭工作 大型灾难发生后，灾区的环境卫生急剧恶化，特别是夏季高温时，尸体迅速腐化，大量蚊蝇滋生。灾区的垃圾必须每周至少清除一次。同时，还必须采取多种消杀灭措施。大量蚊蝇滋生极易为中毒与传染病的传播创造条件。可以使用飞机进行大面积的航空喷药，同时在地面用人工背药桶进行局部喷药消灭滋生的蚊蝇。通过不间断地采用这些方式大量喷药，最大限度地控制蚊蝇滋生。

4. 食品安全问题 食品安全是预防食源性疾病的重要保证。要加强卫生知识宣传，如灾区不能食用的食品，包括：被水浸泡的食品（除了密封完好的罐头类食品外都不能食用），已死亡的动物，已腐烂的植物，来源不明的、无明确食品标志的食品，发霉的大米、小麦、玉米、花生等，不能辨认的蘑菇及其他霉变食品，常温下放置4h以上的熟食等，粮食和食品原料要在干燥、通风处保存，避免受到虫、鼠侵害和受潮发霉，条件允许时可晒干保存。

三、灾难发生后的恢复重建

在这个时期，灾难本身基本稳定，大批伤病员的紧急救治工作基本完成。但在灾区还有许多医学问题：如大量伤员的后期康复、灾难过后的疾病预防、灾区人民的心理卫生问题的解决、灾难救援中经验教训的总结、灾难救援相关科研等。应通过各种措施恢复灾区的正常医疗秩序，最终使灾区的医疗工作进入常态。

（胡　海）

第三节　紧急医学救援的发展方向

一、紧急医学救援协调联动机制的完善与发展

紧急医学救援协调联动机制由政府主导、多部门联动参与，通过对紧急救援人员进行系统培训，不断提高各级卫生行政部门应对突发公共事件的综合协调能力，进一步加强其对辖区内预防和应对突发公共事件的规划、组织、协调及指导工作；完善各级医疗卫生机构的建设和救援工作机制，明确救援责任和范畴，进一步提高应对突发公共事件的能力；优化突发公共事件应急救援的部门联动流程，根据应对突发公共事件流程中涉及的预控预防、监测预警、应急处置、评估、恢复等应急工作环节，划分各专业应急机构和事件主管单位的职责，进一步明确具体突发事件处置过程的牵头单位和协助单位，力求通过不同职能部门和单位之间的密切配合与协调，实现有序、快速、高效的联动效应。

二、医学救援信息指挥系统的建设与发展

充分利用现有通信网络资源，规范建设标准，建立完善的国家、省市及县乡三级综合应急医学救援信息指挥平台。充分发挥公安、国土资源、民政、安全监管、铁路、交通、水利、建设、地震和气象等专业应急信息与指挥系统的功能，实现应急信息共享。重点建设国家级紧急医学救援基地应急指挥中心和基础支撑系统。"十二五"期间已初步建成国家应急平台体系，基本完成了综合应急医学救援信息指挥平台体系建设，大幅提升了突发公共事件应急救援的现场指挥通信能力。

未来发展的医学救援信息指挥系统应具备以下功能：

1. **信息共享功能** 建立统一数据交换平台的应急救援信息网络，实现各级应急救援指挥机构之间的信息资源共享。

2. **信息资源管理功能** 建立资源管理数据库，对指挥机构的人员、设施、装备、物资及专家等资源进行有效管理，以便指挥机构能够随时掌握、调阅、检查这些资源的地点、数量、特征、性能、状态等信息，以及有关人员、队伍的培训、演练情况。

3. **信息传输和处理功能** 应能够自动接收信息，按照有关规定、程序自动进行视频、音频输出，自动向有关方面传输信息。

4. **实时交流功能** 应能够进行图像和声音实时传输，以便各级指挥机构之间、指挥机构与救援现场之间及时、真实、直观地进行信息交流。

5. **决策支持功能** 应能够针对救援地点、类型和特点及时收集整理，并提供相关的预案、队伍、装备、物资、专家、技术等信息，输出备选方案，为指挥决策提供快捷、有效的支持。

6. **会议和办公功能** 应能够满足各级指挥机构进行联合指挥、召开会议的需要，满足指挥服务和支持人员临时办公需要，满足指挥机构日常办公需要。

7. **安全保密功能** 由于应急救援工作的特殊性，上述功能必须满足安全、保密的要求，保证数据运行不间断、不丢失、自动备份、病毒不侵入、信号不失真、信息不泄漏，以及防止信息被干扰、阻塞或非法截取。

三、紧急医学救援力量的加强

充分整合现有院前、院内急救力量，加大资金投入，切实按照卫健委《急救中心、急救站基本标准》落实人员、车辆、设施配置；完善急救队伍，加

强急救人员培训考核力度，提高突发事件应对和救援现场先期快速处置能力；建设完善"点面结合、指挥统一、功能完善、反应快捷、处置高效"的急救医疗工作体系和急救医疗网络，实行省、市、县联动，统一调度，最大限度发挥急救网络的作用，切实承担起辖区内的日常院前急救、突发事件医学救援等任务，并实现全国乡镇急救网络全覆盖。

四、突发公共卫生事件应急处置力量的建设与发展

充分发挥当前全国疾控机构已建成的4292家生物安全实验室的作用，加强1557个国家级监测点对25种重点传染病和病媒生物的主动监测工作，为重点传染病防控、风险分析评估和突发传染病疫情的早期预警、科学决策提供可靠依据。通过整合有关医院的现有资源，将各级现有的传染病医疗救治定点医院分类建设成国家级、省级、地市级传染病救治基地。通过加强卫生应急物资储备和装备建设，完善全国所有网络直报单位的软硬件建设等措施，全面提高突发公共卫生事件应急处置能力。

五、核辐射、化学中毒事件应急处置力量的建设与发展

通过加强设施建设，完善运行机制，全面提高应急救治能力和水平，建立符合国情、反应迅速、具备应对各类重大突发中毒与核辐射事故能力的救治体系。国家级化学中毒救治基地负责研究、推广化学中毒救治的先进技术，承担重大事故现场处置及对省级基地的指导；省级化学中毒救治基地负责应对辖区内及周边地区化学中毒事故，救治中毒患者；市（地）级化学中毒救治基地负责处理辖区内一般化学中毒事故，救治中毒患者。国家级核辐射事故救治基地负责救治重度放射损伤患者，并对省级核辐射事故救治基地进行技术指导；省级核辐射事故救治基地应具备救治本省及周边地区中度（含中度）以下放射损伤患者及开展现场救治的能力。

六、紧急医学救援基地的建设与发展

对于紧急医学救援的院内救援，我国拟建立以大型综合医院为基础的紧急医学救援基地网络，其成员在硬件、软件方面都具有强劲的救灾能力，包括：具有区域指导医疗和远程会诊的影响力以及物资配送保障能力；在整个救援体系中发挥核心示范效应；引领、带动各级救援基地在减灾、备灾、救灾和灾后重建中发挥重大作用；开展和灾害救援相关的医疗演习、教学培训以及

产研结合的技术开发；参与国家各种政策、法规、计划、预案的制定；具有应对各种灾难的医疗救援能力，如：针对物理因素致伤（烧伤、低温、高温）、核损伤、化学品损害、交通伤、地震挤压伤、淹溺、灾难性事故、高原反应的伤情分检、诊疗以及危重病的加强监护治疗，在救灾时能调配院内外科、急诊、ICU资源，组织多学科小组处理危重伤员，及时反馈伤情特点，提供咨询建议并可开展远程会诊；能增援二线医院ICU与外科队伍；能完成区域外医疗外援接待及伤员疏散；能实现现场救援及一二线医院物资集散与按需分发专科器材的医药物资快速配送功能；基地具有抗灾减灾和灾害中自我保障能力；灾情发生后，能够迅速派出40人以上队伍参加紧急医学救援工作；接到指令后能迅速展开200张应急病床，并迅速开设20张重症监护病床，具有同时开展20台手术的能力，拥有方舱医院，拥有规范化、标准化建设的直升机停机坪，以及完善的野外后勤保障能力；备灾时，建立紧急医学救援能力培训基地，开展国际交流和现场及远程形式的教学，负责辖区内各级医疗机构紧急医疗救治的业务指导和培训工作；同时开展灾害研究、完成救灾装备的技术转化；承担区域内紧急医学救援人员培训、应急演练；承担国家级紧急医学救援科学研究和国内外学术交流等工作。

七、建立和完善长效的经费投入保障机制

为确保本规划的全面完成及紧急医学救援体系的长期高效运转，应在制度建设、财政投入、社会保险补偿、基础设施保障、物资保障、运维保障、人才保障等方面建立长效的经费投入保障机制。依照国家的有关法律法规，制定配套法规和实施细则，明确各级责任，在充分整合现有资源的基础上，按照分级负担的原则，分步、分级、分层次加大财政投入的力度，将紧急医学救援经费纳入年度财政预算，设立应急储备资金，增设突发公共事件应急专项资金。紧急医学救援体系的基础设施建设和设备更新资金列入政府财政预算，落实人员经费和业务经费，建立严格的资金管理制度和财务核算办法，健全和完善紧急医学救援经费保障机制。建立各种激励补偿机制，确保紧急医学救援人员及时到位、技能到位、制度到位。创造吸引人才、留住人才的良好环境。将紧急医学救援体系中的医疗服务项目纳入医疗保险支付范围，合理界定参保人员在紧急医学救援时的医疗费用自付比例，保障紧急医学救援体系的有序持续运转。

综上所述，我国的紧急医学救援力量与国际发达国家水平尚有一定距离，但随着我国行政部门和广大人民的日益重视，我国的紧急医学救援力量正在蓬勃发展。在不久的将来，我们一定会建立在中国体制下的紧急医学救援体系，并在国际紧急医学救援方面贡献自己的力量。

（胡　海）

第三章 灾害物理治疗

第一节 概述

世界物理治疗师协会（World Confederation for Physical Therapy，WCPT）积极主张和倡导物理治疗师参与灾害管理，明确指出物理治疗师在不同阶段有不同的内容和任务，并发布了关于《物理治疗师在灾害管理中的作用》指南。指南强调不管是自然的，还是人为的，灾难发生后都会造成人生命和财产的损失，尤其是特大的灾害，往往涉及广泛的人力、物力和经济或环境的巨大损失，造成严重的社会影响，当地的资源难以应付。如果不组织有效的救灾行动，就会长期影响社会环境和社会正常发展。

相关的研究报道指出，发展中国家遭受灾害时，损失大、成本高的问题突出，灾难发生后造成的死亡发生率高达95%。自然灾害在发展中国家造成的损失（占国内生产总值的百分比）比在发达国家高20倍。可能导致灾难的危害包括：①地震；②海啸；③飓风、台风、风暴以及与之伴随的风暴潮；④洪灾；⑤活动火山；⑥滑坡。灾害是一个连续发生的过程，它包括预防和备灾、应对、恢复三个阶段（图3-1-1）。

2018年3月18日，第三届世界减灾大会在日本仙台闭幕。会议最终通过《2015—2030仙台减灾框架》，该框架强调了全面减灾和四个优先行动：①理解灾害风险；②加强灾害风险治理以管理灾害风险；③投资减灾以提高恢复力；④提高备灾以做出有效应对，在恢复阶段能够更好重建。《2015—2030仙台减灾框架》强调全面减灾的需要。它指出："减轻灾害风险需要全社会的投入和参与，需要全面的、可获得的和无差别的参与，尤其是最贫穷的人。各性别、年龄、残疾和文化程度人群应该包含在所有政策和实践中。"根据 WCPT 发布的最新资料，在灾害管理中，物理治疗师将通过以下几个方面发挥积极的作用。

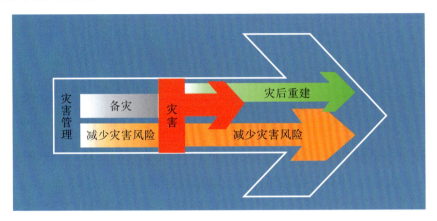

图 3-1-1　灾害连续发生过程示意图

一、灾害前的物理治疗预防和备灾

物理治疗师在预防和备灾中能够发挥重大作用；同时灾害管理规划和实施人员须包括物理治疗师；还需设立物理治疗的备灾全球框架和标准；有关规划减少损伤和残疾的数据库、损伤报告机制以及康复转诊路径应建立统一标准，且相关信息应发送给所有康复服务提供者；当地的备灾计划应包含入门级物理治疗项目、职位资格及继续教育，以确保可靠的知识技能和伦理框架运用到救灾实践中。针对易损群体，社区康复和物理治疗师应有相应项目计划。

二、灾害中的物理治疗救援

越来越多的证据证明物理治疗师应被看作是自然灾害发生后应对措施中的核心部分。物理治疗师的作用不应局限于直接提供康复服务，而且还要开展评定、协调、宣传活动和提供社会–心理支持。物理治疗师所需要的技能和知识如下。

1. 需要适应严峻的环境，并具备常规和特殊的临床技能。

2. 常规的技能需求包括骨折、脊髓损伤、截肢、脑损伤、烧伤、软组织伤和神经损伤的康复，应对海啸或洪灾时，也需要具备呼吸道康复的技能。

3. 参与救援的物理治疗师应了解人道主义原则和全球框架协议,包括外国医疗队最低标准。

灾难中的康复最好是由有经验的当地救援者提供,或者在有需要的时候由能够满足康复需求的国际非政府组织提供,或者把康复作为特训紧急医疗队中必不可少的部分。

三、灾后物理治疗服务的恢复重建

1. 灾害也提供了独特的"重建更好"的机会,包括改善获取康复服务的途径。

2. 物理治疗是灾害救援和恢复的重要纽带,应该在康复服务能力培养、规划服务、协作功能上发挥重要作用。

3. 恢复计划不应该仅关注伤员的需求,还应关注残疾人的需求。应重点关注社区康复服务的恢复计划。

4. 在恢复阶段,当地往往缺乏培养能力。国际救援者应该通过培训、服务体系建设和正规的教育培训项目全面提升该地区的康复服务能力。

(李 浩)

第二节 物理治疗的灾害管理

从备灾到灾后重建的一系列持续工作中,物理治疗师在各阶段中都有明确的任务。

一、备灾阶段

备灾旨在储备有效管理各种紧急情况的能力,以及从紧急应对有序过渡到持续恢复的能力,同时涉及提升政府、专业组织、社区及个人掌握知识的能力,对即将到来或目前的危害事件能有效预测、应对和恢复。在《2015—2030仙台减灾框架》中,针对物理治疗师的工作要求包括:①建立案例登记机制(如登记受伤者)。②为所有需要的人提供社会-心理支持和精神健康服务。③应对灾害中国家和当地对健康的相关需求,进行康复服务人力资源培训。联合国残疾人权利协会也和那些致力于完善备灾计划人士紧密联系,强调他们必须将残疾人包含在内。

（一）备灾工作内容

1. 制订应急康复预案。
2. 囤积康复设备设施。
3. 做好相关协调工作。
4. 安排疏散和公共信息。
5. 培训和野外演习。

（二）在备灾中的作用

生活在灾害易发生地区的物理治疗师通常会参与制订备灾计划。由于治疗师的工作地点、角色或专长有很大差异，同时他们也在许多相互交叉的工作中发挥着重要作用。物理治疗师是连接医院和社区健康服务的关键一环，可以促进跨社会关怀、教育和社区服务等多学科的相互联系，因此备灾计划不应局限于那些可以应对创伤的医疗人员，也应该包含所有的物理治疗师，他们在社区或与易损群体共事时可以发挥重要的作用。

在参与备灾活动之前，物理治疗师首先需要了解本地风险的预防战略，评估在自己家中、工作场所、社区和本地区会怎样应对灾害，特别是在紧急状态下会有更高风险的人群比如孩子、老年人、慢性疾病患者或残疾人。物理治疗师能够在宣传、规划和使这些群体纳入紧急应对预案中采取措施和发挥作用。国际助残组织已发表一篇有关南亚和东南亚在减灾管理中纳入残疾人的良好实践案例。

（三）在备灾中规划

协调备灾规划前，物理治疗师应该提出以下问题：

我是否了解我所在地区容易面临的危害以及灾害可能造成的后果？

在我工作的环境和区域是否有一个灾害管理计划？

我是否能参与制订当地的紧急计划？

如果当地没有备灾计划，我是否可以参与制订一个预案确保能充分考虑到残疾人以及那些由于灾难而致残人们的需求？

个人和家庭备灾在灾害易发地区也至关重要，对应对灾害的能力有直接影响。生活在灾害易发地区的物理治疗师应该确保他们准备好个人备灾计划。理想状态下，这些都应该整合进灾害管理卫生服务规划中。在灾害管理康复应对计划中，物理治疗师与其协会应该考虑从以下几个方面进行规划。

1. 备灾体系

（1）须对灾害可能带来的风险，以及对提供康复服务的机构造成的风险进行评估。

（2）建立好平常的和针对特定灾害情况的康复转诊途径，特别是医院在紧急状况下制订的用于特定类型创伤的康复转诊途径，使中心控制体系可以在紧急状况发生时协调康复转诊。

（3）按照损伤归类，根据损伤和残疾的数据收集和康复报告，设计相应服务来提供帮助。

（4）完成现成的体系来识别并跟进包括残疾人在内的易损群体。

（5）通过计划能确保有重大需求的人员能持续获得健康服务，包括那些有慢性疾病和残疾的人。

（6）备灾计划一旦形成，康复预案将实时更新和维护。

2. 人员

（1）确认可以应对灾害的国家和地区康复领导人，确认其有灾害管理的经验以及能够建立好的管理体系。

（2）建立应对地区灾害所需的物理治疗师注册制，保障能及时联系和协调物理治疗师。

（3）梳理物理治疗师应对灾害时所需的一系列技术，对工作人员进行系统的培训。

（4）登记和管理所有到达现场提供康复服务的国内和国际志愿者或团队（以及当地志愿者如学生或近期刚退休的物理治疗师），制订好团队成员需要满足的最低标准（停留时间、经验年限以及资格等）。确认国家、国际康复或医疗团队需要遵守的国家协议、最低标准或报告指南。明确实施最低标准时，如有需要又应怎样保障实施过程。

（5）制订管理或协调机制时需要考虑到政府、私人、慈善机构、志愿者、非政府组织以及国际非政府组织的服务提供者。

（6）灾害计划中需要包含残疾人组织，将物理治疗师可以怎样帮助这些组织的具体内容纳入备灾计划中。

3. 设施

（1）考虑开展康复服务的场所应具备什么功能，能够在紧急事件发生时提供哪些服务，确认这些设施能经受住巨大灾害。

（2）明确专业的康复病房（包括脊髓损伤、脑损伤以及烧伤病房）位于何处及其准入标准和功能。

　　（3）明确假肢矫形康复中心的位置，以及其最大生产规模、使用的技术和在紧急事件中如何提高其生产能力。

　　（4）了解已认证了哪些医院可用于紧急情况接收创伤伤患，康复专业人员须是灾害计划的核心组成部分，紧急情况下确认可能需要的额外的康复资源，这些额外资源的获取途径和在紧急事件中能够提高应对能力。

　　（5）了解有指定的场所或设施可用作"分流"设施以接纳病情稳定但有持续康复或护理需求的患者，以此减轻医院的压力。如果暂时没有，哪些场所或设施可以替代以及需要给它们配置哪些工作人员。

　　（6）基础设施如道路和交通的中断将对康复资源的获取造成影响，需要有转移患者的应急计划、社区团队或社区外延团队。

　　4. 资源　康复资源的准备包括以下几个方面：

　　（1）需要准备使用本地语言且通俗易懂地讲解常见创伤的教育材料，在灾害发生时发放。

　　（2）确定是否有现成的应急康复资源储备，如没有，需明确如何获得这样的资源、如何发放并合理分配。

　　（3）需要的额外设备，用于保护残疾人以及带伤人员。确保当地假体组织具备供应能力以及第一时间进行分发的能力。

　　对于康复工作人员的职位和职称，以及擅长领域，注册中心需要进行及时更新，确保在紧急事件发生时能够快速调用。例如，在私人诊所工作的康复治疗师可能会被分配到三级创伤中心，或者动员物理治疗专业的学生在更有经验人员的指导下工作。灾害易发国家的物理治疗专业协会或相关监管部门应该就国际康复人员在紧急事件中是否受到欢迎以及怎样才能受欢迎给予指导，不仅要考虑他们应该怎样融入，也要考虑怎样监管他们以及他们应该符合怎样的标准。

　　最后，需要建立共同康复方面的最低要求的数据库以及适应紧急情况的评价机制。如果缺乏有关损伤种类、内容一致的数据库，缺乏因残疾这一因素而分类的数据库（灾前和灾后），缺乏已发布的灾害中受伤人员长期功能恢复的信息，均会成为阻碍。国家物理治疗组织应该考虑为医学或康复提供者建立简单的最小数据库，识别谁应该在灾害发生时为收集和报告数据负责。

这样的数据库至少应包括脊髓损伤、截肢、颅脑损伤以及需要固定的骨折数据，该数据库能使协调组在特定的领域迅速获得可能的康复需求。

5. **培训** 无论是否生活在灾害易发国或者是否参与国际救援，物理治疗师都应该在灾害发生之前做好准备以提高效率，应该客观地思考自己的救援能力。个人、企业和教育机构须考虑物理治疗师培训的必要性。特定灾害的培训需求之间也有很大差异，应该在国家、区域服务和个人层面进行评估。而那些参与国际救援的物理治疗师的培训需求和参与当地救援的需求可能并不一样。

确保灾害易发地区的康复专业人员具有核心临床技能是至关重要的，培训他们在严峻的环境中、有限的电力和设施条件下能够处理大量的伤患。多学科培训能确保专业人员理解各自的角色，提高其他专业人员对早期康复和协调护理重要性的认识。

加强工作人员的技能培训是《2015—2030仙台减灾框架》的关键一章。基于"5·12"汶川大地震的经验，有专家认为除了改进具体的康复标准之外，还推荐加强康复提供者的培训。灾害易发地区的企业、培训机构以及物理治疗师应该意识到物理治疗师需要接受进一步培训，重点关注在资源缺乏环境下的急性创伤康复技能方面。灾害易发地区的培训机构应该考虑针对主要创伤的基础临床培训，包括脊髓损伤、截肢、骨折、神经损伤、烧伤整形、脑损伤和精神急救管理等方面。培训需要不断更新并与时俱进。

任何对国际多学科紧急医疗队的部署感兴趣的治疗师，都被建议参加临床和人道主义培训。临床培训需求取决于现有经验、实践范围以及救援的预期作用，特别是应适合在严峻的人道主义环境下工作。比如，针对英国紧急医疗队物理治疗师成员，已甄选出以下专业领域的应急康复管理科目：①脊髓损伤；②脑损伤；③骨折（尤其是外固定器和牵引）；④周围神经损伤；⑤烧伤、移植和皮瓣；⑥截肢。

物理治疗师同时也需要以下领域的物理治疗技能：①物理呼吸治疗；②夹板固定疗法；③轮椅操作；④心理急救；⑤残疾治疗。

医务人员需要学习能够应对严峻环境的新技能。在野外医院经历多学科团队（multiple disciplinary team，MDT）的培训后，有可能参与应急医疗队的部署中，还有参加更高级培训和在海外工作的机会。

物理治疗师也可在灾害发生之前培训其他专业人员、社区及个人，其中包括与社区或机构合作，更好地接纳残疾人或为他们提供新的技能，使其在灾害中帮助自己。比如，在某些情况下，在管理急性脊髓损伤方面得到了培训和有经验的物理治疗师能够与同事一起直接参与对灾害中脊髓损伤患者的早期管理，包括首批救援人员的教育。同样，有假肢使用经验的物理治疗师可以和外科手术医生一起解释截肢所采取的不同紧急手术方法对长期功能的影响。

（四）物理治疗在备灾阶段的指南

有学者建议应当把以下10个因素作为灾害教育或者健康管理专业人员培训项目中"必不可缺"的内容：

1. 个人和家庭的备灾非常重要，确保在灾害到来时，医疗专业人员的救灾行为能够落实。使所有员工都理解他们的作用、责任，以及如何提高工作效率。

2. 医疗专业人员培训的内容应该包括应对各种灾害的方法，具有系统性、可持续性。

3. 计划和实践多学科团队（MDT）救灾，是应对不同类型灾害的最佳方法。所有受影响人员，利益相关者都应参与制订政策和计划，接受培训并发挥其团队成员作用。

4. 全方面资源整合，包括公共卫生机构、学术或健康专业机构、紧急管理服务机构、社区健康和服务组织机构、实践者以及志愿者。

5. 对于培训项目，为了保证健康专业人员能够在灾区或公共健康紧急事件中有效地工作，课程要求标准化并对核心能力和学习目标达成共识。

6. 针对灾害的应对培训，一定要包含那些服务未覆盖的地区以及弱势人群。考虑相关地区社会文化的敏感内容，以及临床实践的实际情况。

7. 为了使医疗健康专业人员参与应对各种灾害培训，培训必须是可理解的、可接受且适合的，省时省事，根据其服务的参与者和其服务的社区的需求而定。

8. 备灾的教育和培训应该灵活方便，要有各种各样的学习地点及形式（如教室、网站、练习、演练等）。

9. 颁发专业培训结业证书等。

10. 需要定期对项目效果进行系统评估，调整培训方法，制订过程是否成功的判断指标和结果判断指标。

二、应对阶段

（一）应对中物理治疗师的作用

根据高收入国家物理治疗师工作经验的文献报道，有学者描述了物理治疗师在应对美国各种灾害中扮演的角色，包括伤员分类、伤口处理到转送患者甚至是罗列清单。2007年美国和新西兰的研究表明在灾害影响这两个国家时，当地物理治疗师的角色并没有明确规定好。有学者对美国的研究中描述，在一些创伤相对较轻但是受灾人数较多的灾害中，物理治疗师参与救治的患者分为两类——承受各种肌肉骨骼损伤和呼吸道问题的救援人员及在灾害中受伤的人。又如卡特里娜飓风、日本地震等灾害中，康复人员在临时安置所为无家可归者提供服务，特别关注易损人群，比如残疾人、有慢性健康状况的人和老年人。这是很重要的角色，不应该被忽视。

在中低收入国家发生的灾害中物理治疗师扮演的角色可能不太一样。在早期应对阶段，应将救灾工作放在首位，优先于常规疾病治疗需要，如果确有需要，也只有少量时间用于轻微损伤的治疗。Nixon等描述了在海地地震中物理治疗师需要面对平衡有限的康复工作力和不断增加的康复需求这样的道德挑战。

尼泊尔物理治疗联盟介绍了联盟在2015年尼泊尔地震之后的初期经验，以及物理治疗师是怎样参与救灾的。尼泊尔的物理治疗师同骨科、急诊科医生、护士和其他救灾人员一道，协助筛选和转送患者，并提供急性损伤管理。这包括使用背带、石膏模型、临时石膏背板以及用于股骨骨折和髋关节移位的牵引，帮助清理伤口和提供辅具。物理治疗师在早期也发挥他们自身较为传统的作用，包括调动患者情绪和制订练习方式，以及安置患者，以免发生手术后和长期卧床休息后的潜在二次并发症。灾害发生之后，尼泊尔的物理治疗师在协调康复救援、扩大康复服务范围、完善康复和残疾的长期恢复计划上发挥了重要的作用。

基于一系列相关文献和经验，经过合理培训的物理治疗师在灾害即刻应对中的工作包括以下几个方面。

1. 评估灾害的大致康复需求。

2. 为受伤人员以及（或）残疾人员筹划可用的康复和其他专业服务。

3. 提供紧急康复服务，包括在当地医院、社区、非政府组织或者紧急医疗队里实施骨科手术、神经病学、呼吸道以及烧伤方面的康复服务。

4. 给患者、看护人员以及其他卫生人员提供全面教育。

5. 分类、管理以及（或）转诊幸存者。

6. 协调出院、转诊以及后续跟进。

7. 提供社会－心理支持或合理服务的转诊。

8. 评估、制订、安装并提供辅具，提供使用及维护方面的培训。

9. 评估环境（比如营地）以及环境适应，以确保伤员和残疾人员能获取所需。

10. 识别并评估风险更大的人，比如老年人或残疾人。

11. 为受灾害影响的老年人、有慢性健康状况的人和残疾人提供预防性看护或康复服务。

12. 为参与救援的其他专业人员提供肌肉骨骼康复或人工操作培训和支持。

13. 培训康复人员更专业的创伤看护方面的知识，如脊髓损伤或截肢康复。

14. 培训社区工人或其他专业人员辨识残疾人和有其他康复需求的人员。

所有这些活动中，如果物理治疗师同其他卫生专业人员一起共事，那么为执业范围有重叠的任务负责的应该是该专业人员。例如需要安置矫形器或假肢时，矫形器或假肢的评估和安置就应当是该专业领域人员的责任。

有些主观描述认为物理治疗师从他们平常的角色转移至灾害后在行为实施中承担辅助医务或辅助任务。这些任务包括运送患者、清理伤口及消毒手术设备。物理治疗师应该做好灵活工作的准备，并能支持多学科团队，并且这不应影响物理治疗师在紧急救援中发挥康复主要作用。他们也必须在他们的能力范围与执业范围内工作。

在大灾害之后，包括物理治疗师在内的意图良好的国际志愿者常常会到受灾地区参与救援。如果没有协调好，卫生志愿服务很可能会干扰应急救援系统，会让事情变得更复杂而不是更好。有学者对海地地震应对的评估中建议：康复专业人员在参与灾后干预之前，应该接受紧急应急方面的培训（或者有过在受灾国家的经历），还强调在没有当地或国际机构的支持下，国际或国内志愿者不应该独自前往受灾区域。

（二）严峻环境下的损伤管理

1. 骨折 灾害中肢体骨折所占比例有可能超过所有重大损伤的一半，其中下肢更容易受影响，使得对轮椅及拐杖等辅具的需求增加。骨折应被谨慎地处理或者用外部固定器固定。物理治疗师应该了解不恰当的固定可能会造成潜在并发症，并增加感染、骨折不愈合或愈合不良以及肌肉萎缩等风险。如果可能的话，在可以实施手术的地方与外科手术医生交流，决定下肢承重以及行走功能训练。

2. 截肢 如有可能，在截肢之前，曾参与过截肢患者康复的专业人员应该尽早参与其康复治疗。截肢以及截肢程度的决定可能受到当地假肢器具的供应服务工作影响。截肢端常常推迟闭合以避免感染。Knowlton 等提供了该方面的有效临床操作指南。为了保证对稳定性假肢的需求，最好是由当地供应储备假肢来满足。推荐早期社会-心理支持，包括同伴支持。

3. 脊髓损伤 脊髓损伤患者早期分类基于当地康复人员的专业知识，因此需要迅速与其沟通脊髓损伤康复中心的相关信息。应将脊髓损伤患者的快速诊断、专业转诊以及后续跟进作为重点工作。

在中低收入国家，除非有专业的脊柱科医生或者硬件设施，灾害发生之后脊髓损伤更需要谨慎管理。即便如此，手术管理也可能由于要求过高而被推迟。谨慎管理也有相应的挑战，需要长达 3 个月的卧床固定及有效地预防脊髓损伤的措施。严重脊髓损伤患者的存活率在中低收入国家较低，而不良的院前和院中护理可能会造成完全损伤；不良的院中和后续护理也会导致诸如压疮和尿路感染等并发症的高发病率。Rathore 等报告在 2005 年巴基斯坦地震之后并未发现完全四肢截瘫患者，而参与海地试验研究的 18 名脊髓损伤患者中就有 1 名属于四肢截瘫。腰椎损伤通常是最为常见的，其次是胸椎损伤。有时也能见到较高比例的完全损伤，这可能与院前护理较为困难紧密相关。但也并非完全如此，在"5·12"汶川大地震之后抽取的 26 名患者中，仅有 6 名为美国脊柱损伤协会（ASIA）A 级别的损伤（完全）。偶尔脊柱骨折可能会被忽略掉。有越来越多的证据表明脊髓损伤患者在灾后应该被分组并接受专业护理。

4. 脑损伤 脑损伤的发病率差异较大，关于灾后脑损伤患者长期研究结果的相关数据较少。除非在第三方转诊中心工作，否则看到的绝大多数损伤是轻微到中度损伤。Bhatti 描述过其在巴基斯坦地震之后在一家配有呼吸机的军事创伤转诊中心工作的经历。由于疏散推迟，且约10%的头颅损伤患者也有严重的脑损伤，大多数情况下，设备和专业的神经外科医生有限，受伤严重的患者存活概率较小。轻度到中度损伤患者不大可能长时间待在医院，因此在出院之前对患者及其家属给予整体教育和建议至关重要。相比严重创伤患者，主观观点认为轻度或中度脑损伤患者容易被忽视，因此物理治疗师应该对有头颅损伤史可能有的快速急性恶化风险的患者，或者细微认知或行为改变的患者保持高度警觉。物理治疗师应意识到，干扰慢性病常规管理事件的后续或者次级后果可能会是脑卒中。

5. **挤压伤**　严重并发症包括横纹肌溶解筋膜综合征。康复业人员应该尤其关注并意识到在灾害发生几周后是否还有伤存在被忽略掉的骨折（比如骨盆或脊柱骨折），以及外围神经或其他损伤的可能性。

6. **烧伤和软组织损伤**　烧伤与开放型软组织伤感染风险极高，特别是对于糖尿病患者而言。烧伤是由于灾害或者是生活在临时安置房依赖明火烹饪造成的。为了避免感染的风险且尽可能多地保存软组织，应对严重软组织伤进行延时性闭合以周期性清创。更复杂的损伤可能需要通过移植或者皮瓣来实现覆盖，应尽早转诊到专业人员处进行治疗。对于严重烧伤的患者，长期的后续跟进以及社会－心理支持非常重要。

7. **外周神经损伤**　在重大创伤护理中，神经损伤往往容易被忽视，常常在初期的救生环节中被忽略掉。在最初的两周内有必要确认是否有能力在当地修复，否则在后期可能需要进行移植。同时，需要采取护理措施以避免如挛缩或烧伤等次级并发症。地震之后，压缩神经损伤被认为是由于长时间被困于石堆里或持久处于一种姿势而造成的。

此外，许多外科手术有可能为了避免插管而使用简单的麻醉技术如局部麻醉。然而由于神经损伤、持续较长的卧床休息、肺炎和破伤风等可能造成的并发症，还是需要掌握呼吸技能，而且在洪灾或海啸突然发生时一定会用到这些技能。

（三）康复应对的协调

正如在备灾章节强调的，康复与后续跟进的协调非常重要，这也是近期灾害中的重大挑战之一。在海地，应对高峰期，124个不同的机构参与提供康复服务。在尼泊尔，需求非常低且有非常强大的当地救援力量，但是仍然有35个不同的机构在地震之后的3个月参与康复救援应对。有学者评估海地应对时,赞扬了海地卫生部门设立的损伤、康复及残疾团队,且发现灾难发生时康复分部迅速地将海地各个利益相关者安排就位,促使他们能带头组织工作。他们提出了以下有关协调的建议。

1. 应关注后续及每个人员的责任进而构建康复分部。

2. 就地举行会议,使用该国官方语言(或者配备翻译)。

3. 非政府组织和国际非政府组织应该确保他们的员工了解有关康复应对的国际标准。

4. 为了确保必要的后续护理,康复人员必须从紧急应对的早期阶段就为以后做好准备。

5. 政府和民间组织的利益相关者应该作为责任主体参与其中,在发展康复服务中尽早承担责任。

紧急医疗队协调单位的形成(以及包含康复专业人员)是协调中重要的一步,紧急医疗队协调单位的作用是继续加强世界卫生组织群集应对。无论是国内还是国际的康复人员参与这些协调机制中都非常重要,一旦启用,国际应对者在任何灾害之前就应该参与协调机制中。

(四)应对阶段的临床康复实践

在人道主义环境下物理治疗师参与应急救援工作,既不能忽视国家和国际标准,也不能忽视包括世界物理治疗师联盟指南在内的专门为物理治疗救援活动制订的标准。这些现成的标准能确保临床实践对于大众来说是安全有效的。应特别注意以下方面:

1. **文件编制** 因为患者可能在治疗过程中调到多个专业人员或医疗团队,他们可能缺乏对最新医学知识透彻的了解,所以有效的文件编制非常重要。缺乏系统记录的习惯不利于任何协调救援。治疗记录编制在灾害中常常被忽视,导致重复或错误治疗。物理治疗师须坚持使用由世界物理治疗师联盟制订的指导纲要,所有的干预都应该被记录下来。笔记应清晰可辨,避免使用首字母缩写词和缩略语。

2. **记录管理** 灾害中的记录管理有很大挑战性。由于患者流动性大,因此让患者随身携带他们的记录较为合适。维护一个患者的中心数据也很重要,应该在机构间进行协调或至少保持一致。数据库应该包括:患者基本信息和联系方式、病情诊断、功能状态、康复或设备需求,这样将能够确保资源的后续跟进和管理。因为患者的后续跟进容易中断,所以记录他们或家庭成员的移动电话（同意的前提下）能够提供持续服务。任何数据都应该安全地保存并保密。

3. 数据和研究　因为没有现成的公认的评估方式和最佳实践，因此灾后伤残以及中长期功能愈合研究缺乏成为一个普遍的问题。根据年龄、性别和残疾进行分类对于监管公平和获取服务很重要。无论什么情况，数据收集、存储、分析以及报道的伦理原则依然适用。个人和机构对用于研究目的相关数据的收集或使用需要伦理上的批准或同意。可能的情况下，应该支持当地机构的研究意愿，而不是在面对灾害巨大压力的同时成为国际团队研究的对象。有必要建立灾害敏感数据和测量康复效果标准。对于人的相关因素的研究没有完美的单一的测量方法，但是沿用至今的研究中使用的量表如下。

（1）世界卫生组织残疾评定表。

（2）巴氏量表。

（3）功能独立性评定量表。

（4）欧洲生活质量表。

4. 知情同意书及保密原则　在紧急情况下，签署知情同意书是至关重要的。有关知情同意书的更多信息请参考世界物理治疗师协会（WCPT）的政策声明。

5. 职业工作范围　在紧急情况下与不同国籍团队一起共事是巨大的挑战，对于超出能力范围之外的工作感到压力实属正常。在人道主义环境下，物理治疗师在法律不完善的地区开展工作是对其工作能力的考验。然而，物理治疗康复工作人员需要快速提高技能，重要的是必须支持当地或其他团队专业人员的工作，尽早建立与其他网络的联系。总之，物理治疗师应该遵守"不造成伤害"这一原则。

6. 管理和保险　除了在通常工作的国家之外，物理治疗师应该主动寻找受灾国专业标准的相关信息，如果有国家监管机构的话，应注册登记。许多世界物理治疗师联盟成员国的机构监管信息可以在WCPT网站上的国家一栏查到。短期访问的物理治疗师通常对他们自己的监管机构和东道国的监管机构的规定负责，应该遵守规定较为严格一方的规定。

需要补充说明的是，物理治疗师应确保他们在从事的应急救援工作时有正当的职业责任或损失补偿保险。

7. 手卫生和感染控制　根据WCPT有关感染预防和控制的政策，物理治疗师在任何实践背景下，必须保证在感染预防和控制上做到最佳。灾害中的感染控制是一个很关键的问题，尤其在有大量开放性及（或）感染型伤口的患者时，工作环境可能不太卫生。为了确保患者以及物理治疗师双方都安全，基本知识如手卫生，不应该被忽视。据报道腹泻是"红十字会"与"红新月会"国际联合会人道主义工作者的主要疾病，且影响了44%的人员，该证据进一步证明了以上对策和观点的重要性。

8. **沟通** 受灾地区的人员可能会讲多种语言且因文化程度不同或者因表达、听力及（或）视觉缺陷而导致额外的交流需求。相关工作的开展就只能通过翻译进行。患者可能从未听过物理治疗，或健康及卫生保健文化模式差异很大，因此清楚而准确的交流非常重要，尤其是在后续跟进不可能的情况下。要求患者将他们理解的内容演示出来，以确认他们的理解是否准确。如果是受过教育的人，可以使用准确的书面指导。对于文化程度较低的人，可以使用合适的沟通形式，如照片或图表，但是需要再次强调确认其理解程度。准备好患者和卫生工作者的教育材料在有些情况下也有助于工作顺利开展。应该使用较简单的当地语言以及符合当地文化的图像。

9. **转诊** 物理治疗师应准确诊断出患者的康复需求，建立转诊机制以及方案，将紧急救援服务与合适的医院和社区康复（community-based rehabilitation，CBR）对接起来（反之亦然）。合适的后续跟进是患者取得好的疗效的关键。为了避免重复治疗，应该通过现有的机制进行协调。按照世界卫生组织紧急医疗队最低康复标准的要求，可能要将损伤，如脊髓损伤和截肢，报告给中心协调机构。

10. **严峻的紧急环境中急症康复治疗患者的出院计划** 协调后续康复患者的转诊一直是灾害环境下的巨大挑战之一，尤其从偏远地区送来以及（或）家园被毁坏的患者。特别是在紧急情况下，医院可能超负荷运作，需要将患者尽早从急症护理住院病区转移出来。需要考虑以下几个因素：了解患者出院后去处，提前考虑患者出院之后将被转介到何处，比如家、帐篷或与人合住的房子。如果有可能，在安全的情况下可以去社区了解出院环境。可以和患者一起建立功能康复治疗计划以解决问题，在他们出院之前提供合适的设备，确保他们的安全并最大化提升其独立能力和功能。提早解决睡在硬质地板上、缺护工、不能使用盥洗室、转移距离过远、费用不足或可以使用的交通工具不够便利等早期出院的障碍。可以早期出院与需要长期住院的患者，由于床位的需求紧张可能不得不尽早出院,比如截肢患者可能在截肢手术后3~4d 就安排了出院。因此物理治疗师必须了解每个人的出院计划并合理安排,为假肢患者安排转诊时应该明确后续的康复治疗方案。在医院,参与查房能确保多学科团队(MDT)了解预期出院情况。因为灾害的情况不可预测,即使是长期住院的患者、有持续伤口管理及(或)多发伤的患者也应提前制订出院计划。在紧急情况发生之初,协调的出院计划可能并未到位,清晰地记录所有需要后续跟进的患者,包括记录他们的联系方式。同时要留意可能被安排出院的患者,因为他们除了面对损伤之外,还要应对一个充满挑战且不稳定的环境。社会-心理支持、明确清晰的出院计划和交流非常关键。在灾害发生之前建立的出院和康复转诊标准应该协助患者的正确转归。

(五)考虑家庭和社区支持

要意识到便捷的医疗系统可能已不存在或已被破坏,那些受灾害影响的人们可能失去他们的照护者、家人、家园和职业。了解文化也很关键。患者可能会采取较为消极的态度,因为他们的需求都由看护者提供,这可能不利于他们的长期恢复。社区在帮助人们重新融入社会中扮演着重要的角色,但是这一角色可以是积极的也可以是消极的。比如在某些当地文化中,残疾人可能受到歧视,因此并不能获得足够的支持。而在其他文化中,人们可能会认为照顾患者是整个社区的责任。在紧急情况下,我们的角色不是去挑战这种文化常态而是意识到这种文化差异,并向患者和其家人提供合适且能被理解的伤患教育。

1. 给家庭成员普及知识 给家庭成员以及看护者普及康复护理的知识很重要,其目的是尽可能提高患者的功能独立性,要明确伤员出院时身体状态可能不是最佳状态,而且后续跟进有困难。

2. 适应 仅能使用有限的设备意味着物理治疗师不得不足智多谋地为患者考虑有效的方法康复,考虑什么可以最大限度地促进功能。轮椅不能提供关节扩展功能,这种情况下可能需要找到假肢板提供给膝上截肢者在轮椅上使用,对于坐位需要延伸膝盖患者的轮椅予以调整。通常会将后勤人员同紧急医疗队一起部署,当地的工厂可以生产、改进康复设备以及采购当地可提供的替代品。确保患者了解设备的用途、怎样进行维护和何时需要及如何重新评估使用设备。

3. 设备 随着灾害的来临,对移动康复器材的需求也随之增加,包括轮椅、助行架以及拐杖。这些需求来自新损伤以及本身有需求的人员，他们丢失了器材或因为在灾害中经历了更多的困难。设备的提供也是很重要的，包括假肢和矫形器在内的器材应该要适合个人和环境；同样，这些器材应该能在当地进行维护或替换。

（六）物理治疗师在灾害应对中的工作指南

人道主义救援最低标准中有关物理康复的推荐如下。

1. 未立即实施康复的外科手术可能导致患者功能恢复失败。
2. 早期康复可以极大地提高存活率，提高受伤幸存者的生活质量。
3. 需要辅具的患者（如假肢和移动器材）也将需要物理康复。
4. 创伤后和手术后的康复只能由具有相应专业资格的康复机构来实施。
5. 与社区康复合作可以优化受伤幸存者的术后护理及康复。

三、恢复阶段

恢复阶段涉及受灾社区的恢复和改善设施、生计和生活条件等方面，包括努力减少灾害危险因素。恢复，有时也称作"恢复和重建"，是灾害连续体系中的一个阶段，国家或社区试图恢复常态，或者使生活方式同受灾之前相同，或者有更好的功能状态。

（一）物理治疗师在灾害恢复中的作用

物理治疗师在灾害恢复阶段可以发挥的作用有：联系紧急应对和持续康复以及支持、倡导并建议包容性重建，加强当地服务的能力应对当前增加的需求以及未来的灾害。物理治疗师应该是为一个长期的方案提供康复服务的多学科特别小组的一部分。

应对阶段做的早期决定对恢复计划很重要，因此那些参与规划中的人应该有战略性思考。比如，决定康复行为实施的地点以适应患者现阶段的康复需求，会对康复的远期效果产生深远的影响。康复的地点、康复的内容对患者重新开始生活有重要意义。早期康复应该避免将有需要的残疾人边缘化，不能只重视他们的短期需求。

在许多中低收入国家，创伤护理在其他紧迫的医疗需求中常常不是重点，因此康复人员可能缺少处理复杂伤患的经验，或者完全缺乏专业服务，比如脊髓损伤康复或者假肢提供。例如，世界卫生组织估计在中低收入国家需要获得辅具的人中仅有5%~15%的人能够获得。当地的康复人员可能会受专门的培训，有效管理复杂急性创伤患者的长期需求是很重要的，因为这类患者中的许多人仅仅获得了生命救助，而缺乏长期康复的干预。

构建临床技能不应该仅限于重大的创伤，通常慢性疾病、非传染病和儿童残疾保健服务常常在中低收入国家被忽略。扩大灾后康复服务为发展康复服务提供了很好的机会，从三级医院到社区康复中心，参与恢复阶段的物理治疗师可能因此参与为那些受到灾害不成比例影响的患者群体提升服务的工作中，以及优先考虑为应对未来灾害，构建韧性社区。

（二）康复服务的连续性

正如初期的应对变成恢复，物理治疗服务的提供对于重建功能和最大化为提高残疾人和直接或间接在灾害中受伤人员的生活质量是很关键的，在卫生服务设施被毁坏或灾害前准备不足的国家里显得尤其重要。灾害应对康复的专业内容，详述了在灾害中没能获得后续康复跟进或康复内容缺乏对受灾人员恢复产生的重大不利影响。脊髓损伤是一个经典例子，尽管有初期救生干预，但是缺乏规划性持续照顾会让患者面临更多并发症的风险。

那些患有可能导致功能损伤疾病的患者需要通过社区康复、住院或基于康复机构而进行持续康复。延迟的损伤表现、修复手术、复杂疾病的长期治疗意味着在初期救援应对结束很久之后患者仍需要物理治疗服务。很多情况下，康复治疗服务可能需要持续一生。这样就会给物理治疗带来挑战，因为康复需求的时间超出了紧急医疗队停留的时间以及资金提供的周期。

如果受损人员最大功能的恢复需要长期照顾，那么如脊髓损伤、神经伤以及截肢等损伤的专业服务就是必不可少的。

残疾人员或者慢性病患者需要的日常康复医疗服务，在紧急应对时中断，而受影响的残疾人员没有享受优先医疗，也包括需要的康复服务：比如，那些患有脑血管意外（脑卒中）以及糖尿病并发症的人员。

一旦康复需求被确定同时明确当地康复服务明显不能满足这种需求时，应尽快优先开始康复服务能力建设。通常情况下，除非有当地能力建设的计划，不鼓励由国际供应者提供短期康复服务（如短期的康复工作坊）或者患者为寻求短期或长期康复护理的国际到国内转移。资金和精力应该投入在构建当地康复服务能力建设方面。

（三）构建康复服务的能力

物理治疗师有时在即刻的灾害救援阶段发挥直接的临床作用，也经常在灾害连续体系的恢复和重建阶段过渡到能力建设中发挥作用。

物理治疗师也能在建立新服务的形式中发挥作用（比如在海地或尼泊尔的其他地区），例如在直接的"在职培训"、临床环境下的指导或者支持同行以及对卫生人员更加正式的培训等方面。这些活动对满足当地需求持续性、协作以及全国范围内协调是势在必行的。有许多国际团队在到达之后认为对于他们不太了解的情况有"快速适应"的解决办法，尝试在灾害的背景下应用自己国家的培训或系统。

物理治疗师可能参与培训当地员工或者新招录员工应对灾害的工作。这种培训可能不限于临床技能，比如还包含了其他非医学专业、行政管理等领域的思维和技能。国际到访者在紧急情况下，在孤立的环境中提供短期培训，有时候会发现这种状态下国际救援者缺乏影响力或者造成被培训者的困惑。能力建设旨在使当地服务提供者给受灾人员以及那些可能在未来受灾的人员提供持续和合适的康复服务。

根据灾害程度及其地理影响范围，以及国际应对机构的授权，能力建设可以停留在当地直接提供医疗服务的层面（残疾人组织、非政府组织、私人或政府卫生机构）或者教育层面。许多国家能够提供这种物理治疗医疗服务，但具有技能的专业人员数量还不够。因此在某些情况下，物理治疗师会参与国家或地区层面，提供物理治疗专业水平教育。或者例如海地的情况，为了满足更多的康复服务需求，需要建立完善的物理治疗学课程。这项工作的开展在当地与国家层面进行协调是非常重要的，同时课程的设置也要与国际标准保持一致，例如世界物理治疗联盟设立的标准。

（四）支持现有的和新致残的人士

物理治疗师将会参与支持新出现和现有的残疾人再次融入社会的工作中，通过功能和职业康复以及环境改造手段，最终帮助物理治疗实践，而物理治疗实践也正在促使残疾人朝着获得教育、社区活动和生计等更广泛的领域发展。

残疾人机构的参与对于确保残疾人参与决策是非常重要的。对海地地震的回顾可以发现，残疾人在经历紧急应对之后可以获得比之前更多的服务。因此，更加公平合理地协调社区减灾活动，完善早期预警系统以及疏散机制，对于减少远期的灾害伤害是极为重要的。物理治疗师可以制订将残疾人考虑进恢复期的决策，以及确保恢复计划不仅仅针对在灾害中受伤的人。

（五）无障碍环境和通用设计

物理治疗师在重建阶段建议或倡议"大众设计"或"通用设计"概念上发挥重要作用，应确保重建工作设计考虑所有人，包括残疾人。通过评估营地和制订重新安置方案，并提供技术咨询，物理治疗师可以就"重建得更好"这一原则做出重大贡献。物理治疗师可建议使用临时以及新设施方便残疾人士使用。这种努力可以纳入主流，关键的参与者通过群集投入到不同的角色中。然而，物理治疗师应该特别注意自己的服务可达到的程度。特别相关的信息可参看国际红十字会出版的《构建康复设施的建设指南》。

（六）倡导

灾害导致残疾人数量增加，同时也会提高人们对于灾害造成的各类残疾的认知。物理治疗师应倡导将残疾人纳入社会的各个方面。最能意识到残疾人会面临什么挑战的物理治疗师们，以及与残疾人共事的专业群体，争取在规划灾害连续体系的各个方面都能使残疾人被考虑其中。物理治疗师应该了解受灾国的国家残疾人行动计划、世界卫生组织全球残疾人行动计划的残疾人的权利和联合国残疾人权利公约。灾害也会凸显出康复需要和康复服务的更多需求，物理治疗师应该发挥主导作用加入政府和非政府组织，确保这些需求被满足。

（七）灾害恢复中的康复指南

尽管普遍缺乏具体的有关灾害恢复中康复指南的研究，但是一个简短的世界卫生组织报告列出以下恢复阶段的优先工作：

1. 增加必要的基础设施供医学康复服务使用，尤其是治疗和辅助设备。

2. 启动社区康复服务项目，确保残疾人获得平等的服务，被视为平等的社会成员。

3. 在重建基础设施期间遵守"大众设计"概念：需要努力确保物理空间设计合理和被建成所有人无障碍的安全之地，尤其是对于残疾人来说。

根据世界卫生组织文件，灾害之后一个合适的长期康复服务应该包括医学康复（关键是能提供在患者回到社区之前的机构性康复服务）和社区康复。两种方式互相补充，在没有其中一个时，另一个经常变得不足。当然，过分强调机构的康复可能会限制康复服务的成效，因此强调早期介入的社区康复项目在灾害应对中尤为重要。

（李　浩）

第四章 灾害作业治疗

灾害可使个人、家庭、社区、机构甚至整个社会在短期及长期内处于"残疾"状态，即作业活动中断，日常作业常规失衡，环境受限，社会角色剥夺，个人和社会经济损失，并受到一系列心理反应的影响，包括焦虑、恐惧、无助和创伤后应激障碍（PTSD）等。作业治疗的重点是促进作业参与，支持客户参与有价值的生活角色和活动，并提高生活质量。在灾害环境中，作业治疗师可以协助个人和社区应对灾害情况，并恢复最佳的作业表现。作业治疗师可在灾害的准备期（灾害发生前），紧急救援期（灾害发生即刻）以及恢复、康复和重建期（灾害后）为幸存者、家属和急救人员提供相应的作业服务，帮助受影响的人回归他们的作业角色、恢复日常生活和社会参与活动。

第一节 作业治疗在灾害管理中的作用

世界作业治疗师联盟（World Federation of Occupational Therapists，WFOT）对作业治疗（occupational therapy，OT）的最新定义——一个以客户为中心的，通过作业活动促进健康和幸福的专业。作业治疗的主要目的是使人们能够在各种环境中成功参与日常生活活动和社区活动。作业治疗师协助客户选择、参与并应用有目的和意义的活动，达到最大限度的身体、心理和社会方面的功能恢复；促进健康，预防客户丧失自理能力并发生残疾；以发展为目的，鼓励客户参与并为社会做一些有益的事。

近年来，自然灾害和人为灾害在世界各地发生得越来越频繁。WFOT认为这些灾害可造成生命、财产和经济的多重损失，打乱有意义的日常生活和作业活动。作业治疗师及其助理可通过评估个人参与的水平，识别客户中断的作业表现模式并帮助客户形成新的有效的表现模式，帮助幸存者克服环境障碍，使其能够在日常生活、工作、休闲娱乐和社会参与中重建平衡。因此，作业治疗师应在灾害准备期、反应期到恢复期所有阶段参与地方和国家的灾害管理。具体来说，作业治疗师在灾害过程中的重点工作是促进作业参与，支持幸存者参与有价值的生活角色和活动恢复。此外，作业治疗师在神经肌肉疾患和心理社交障碍方面具有全面的知识和独特的临床技能，可以支持有特殊需要的人参与有意义的作业活动。

作业治疗介入灾害管理的益处包括以下方面：①个人和家庭层面。为个人及其家庭提供更优质的、持续的照护和支持，特别是那些存在心理社会创伤和身体损伤的受害者，可受益于基于作业和社区的康复支持项目；作业治疗可强化社区、医院和康复中心之间的转诊和随访系统，增强灾后作业治疗的完整性和延续性；作业治疗可增加残疾人和老年人在私人和公共建筑或空间内移动的便利性。②社会层面。通过聚焦于作业，受灾的个人和社区在作业治疗的支持下持续努力地重建生活，提高了生产力及社区的恢复力。此外，参与灾害重建工作的作业治疗师在完成本次灾害工作的同时，也为在今后发生灾害时能够更有凝聚力地参与应对工作奠定了基础。此外，WFOT也指出，有效的灾害准备和应对管理还需要与主要利益相关者制订长期合作战略。

世界作业治疗师联盟基于灾害准备和应对（disaster preparedness and response，DP&R）计划制订的框架总结出作业治疗师在灾害时期的角色和作用主要体现在以下三个时期：准备期（灾害发生前），紧急救援期（灾害发生即刻）以及恢复期（灾害后）。作业治疗师的角色需要根据当下环境并总结过去资料中可能的角色综合制订。此外，作业治疗师在整个灾害工作期间通常需要与康复团队和其他组织的成员一起工作，而非作业治疗师个人单独工作。

以下是灾害准备期、紧急救援期以及恢复期三个阶段中作业治疗师的具体干预措施。

一、作业治疗师在灾害准备期的作用

灾害准备期，作业治疗师要在灾害发生之前采取行动，准备好应对突发事件，帮助社区做出有效应对。这需要在社区、组织和家庭多个层面进行规划。在这一阶段，作业治疗师通过以下六个方面对突发事件进行预防与应对。

1. 作业治疗师可为残疾人、老年人、儿童等弱势群体设计不同环境中（例如房屋、工作场所和住所）的安全疏散通道和安置点。灾害发生后，存在运动和感觉障碍的幸存者及弱势群体通常需要被安置在临时的安置点，而非专门设计的可满足各种需求的地方。作业治疗师可在他们的技能水平和实践范围内，基于通用的无障碍指南，与当地专业人员共同改造环境，其改造应与现有环境相适应，促进幸存者功能独立。环境改造内容包括设计临时庇护所的坡道、厕所、水源地区以及残疾人士的住房。例如，可以将行动障碍的幸存者安置在洗手间附近，以提高他们自我照顾的能力。这种规划还可以减少解决自我照顾需求和隐私问题所需的环境改造或各种适应性设备的数量。

2. 作业治疗师可以调查社区的风险和资源。可以通过挨家挨户的走访确定已受灾害影响和可能的影响地区。另外作业治疗师可以评估社区中可利用的资源（如辅助设备的信息）并提供给残疾人。

3. 作业治疗在社区相关人员（如急救人员、庇护所人员、用人单位、残疾人及其照料者）教育中发挥着重要作用。教育内容主要是根据残疾人类型（如上肢残疾、下肢残疾）指导疏散。

4. 作业治疗师还应具有足够的紧急情况管理知识，以及参与规划、应对和恢复其社区灾害的关键机构和组织的能力。作业治疗师需要了解参与灾害准备、应对和恢复的政府机构与组织，以及国家和国际非政府组织的层次结构，以便在紧急情况下与他们合作。就美国来说，美国灾害医疗系统是美国国土安全部（united states department of homeland security，DHS）和联邦紧急管理局（federal emergency management agency，FEMA）的一部分。它负责管理和协调重大紧急情况和联邦政府宣布的灾害的医疗应对，其重点工作是确保向灾区供给医疗团队、用品和设备等；将受灾人员从灾区转移到未受影响地区；确定在未受影响地区的医院可提供的医疗类型。在灾害发生之前，作业治疗师可加入一些地方和国家组织，如美国红十字会、精神健康危机服务和危机事件压力管理（critical incident stress management，CISM）团队，并申请援助计划，这可增强灾害发生时作业治疗师的参与能力。

5. 通过一些方式（如会议和研讨会）告知利益相关者和公众作业治疗师的职能和作用也是 OT 与其他机构和组织一起参与灾害管理的必要条件。

6. 作业治疗师可以与主要利益相关者和组织进行合作，系统地应对灾害。例如，WFOT 与中国四川灾害管理和重建研究所（institute for disaster management and reconstruction，IDMR）建立了合作关系，帮助其完善灾害管理，并建立一个包含身体，健康和社会科学领域从事灾害研究的多学科小组。

二、作业治疗师在灾害紧急救援期的作用

紧急救援期，作业治疗师应该在灾害发生之前、期间和之后不久采取行动，以满足灾民的迫切需要，减少损失和破坏。紧急救援期，作业治疗师与主要利益相关者和组织一起系统地应对灾害的影响，包括发现威胁、发布警告和疏散弱势群体。此外，还包括搜寻和营救受害者，提供紧急医疗服务，为流离失所者提供食物和住所。根据这些目标，作业治疗师在这一时期可在以下方面进行教育与培训。

首先，作业治疗的临床技能可以为需要的幸存者及其家属和急救人员提供 OT 干预。此阶段的作业实践干预关注幸存者的身体和精神健康，且更侧重于改善身体结构与功能的损伤。作业治疗师基于以客户为中心的方法，提高幸存者生存的力量，鼓励他们表达对压力管理的感受，帮助他们重建生活。对于神经系统疾病（例如截肢和脑卒中）的幸存者，作业治疗师可通过制作支具、控制水肿、管理伤口和瘢痕以及肌力练习、四肢和关节的手法治疗以提高幸存者的肌肉力量和关节活动度。代偿性的治疗方法和节能技术以及辅助设备可用来帮助幸存者适应在当下的环境中生活并预防家庭和庇护所的进一步损害。在心理障碍方面，作业治疗师可通过咨询、危机干预、危机事件压力报告（critical incident stress debriefing，CISD）和心理教育支持，为个人和团体提供支持，减轻他们的焦虑和压力。此外，电话和家访也是一种提供精神健康支持和服务的方式。作业治疗师应重点关注弱势群体在他们的临时住所和庇护所中的日常生活活动参与（activities of daily living，ADL）。他们可以帮助残疾人利用辅助设备参与工具性 ADL（如出入住所）和生产性活动（例如兼职工作）。为儿童及其家庭成员提供有意义的活动（例如游戏和休闲活动）则可帮助他们搁置与灾害有关的想法。作业治疗师也可以消除在临时住房中参与日常活动的环境障碍，帮助幸存者成功参与有意义的活动。

除了弱势群体,还有必要观察急救人员和志愿者的心理状况,并为他们提供相关的 OT 干预(例如提供短暂休息的活动)。

作业治疗师的另一个作业是评估残疾人的康复需求,并确定社区中可支持或阻碍幸存者克服灾害情况的资源。作业治疗师可确定哪些人需要什么资源(例如辅助设备和药物)以及卫生专业人员的位置以向幸存者提供相关服务。例如,为了满足幸存者及其家人的需要,日本作业治疗师协会(Japanese Association of Occupational Therapists,JAOT)与受影响地区的其他协会(例如日本物理治疗协会和日本语音听力治疗师协会)进行了沟通,讨论在协会间进行人力资源、资金和角色的调用。

OT 的第三个作用是教育和培训急救人员(例如照顾者、志愿者、OT 学生和健康相关专业人员),内容包括特定的损伤(如压疮和移动需求)的急救以及患有心理障碍(如抑郁症)的人的应对技巧。Habib 等人报告说,急救人员有必要接受有关残疾类型和基于残疾类型的转移技巧的教育。例如,JAOT 定期举办课程,向急救人员提供有价值的信息,如有关失用综合征的监测、身体健康状况的评估等,并提供锻炼指导。

三、作业治疗师在灾害恢复期的作用

恢复期是灾害中最漫长的阶段,这一阶段的作业治疗旨在使社区成为更安全的环境。灾后恢复包括修复和重建私人住宅、重建公共设施、恢复受破坏的社会和经济活动,还包括努力改善心理社会健康和受影响社区成员的生活质量。在恢复阶段作业治疗师有三个角色:① OT 临床实践;②急救人员的教育和培训;③ OT 能力的建设。

首先,OT 临床实践包括康复评估、精神卫生服务、参与有意义的作业和灾后的其他服务。在恢复阶段作业治疗师的干预与在紧急反应阶段类似,但这一阶段更侧重于改善精神健康状况。幸存者的精神健康状况可以通过咨询和基于作业的活动来评估,能评估其抑郁症或潜在的自杀的可能性。儿童的精神状态也可通过游戏、戏剧或绘画所表达的感觉来评估。基于这些评估的结果,OT 可以运用他们的临床技能来缓解幸存者及其家属的心理困扰。例如菲律宾作业治疗协会(Occupational Therapy Association of the Philippine,OTAP)为受台风海燕影响的灾区儿童提供艺术和建设性游戏(如放风筝和给捐赠的书上色等)。这些团体活动是缓解社会心理压力的一种方法。

在灾害发生之后,一些幸存者可能会因灾害经历而形成创伤性的压力并

产生持续性心理影响。这些创伤后应激症状可加重，表现为抑郁症或焦虑症。其中一种焦虑症为创伤后应激障碍（PTSD），表现为持续性事件再体验（例如噩梦和病理性重现），逃避创伤相关内容同时情绪麻木（例如难以回忆创伤的各个方面，与他人疏远），生理应对加重（例如失眠、易怒和夸张的惊吓表现）。以上所有症状持续超过1个月即为PTSD。此外，PTSD患者可能有严重的作业功能障碍，这也是作业治疗师最关心的问题。Scaffa等人认为作业治疗师可以为PTSD患者提供基于作业和心理教育的精神卫生服务。无论是对于短期内"正常"压力反应还是长期持续的压力，作业治疗师都可以提供支持性、信息性和教育性的咨询，以及危机干预和结构化的小组活动干预等。作业治疗是由患者、治疗师和活动组成的三元关系。不发生活动时，作业治疗也不存在。这将作业治疗与其他精神卫生方法区分开来。作业和活动可以帮助客户应对创伤性压力并满足生存需求，作业参与则将幸存者从压力事件中转移出来，并帮助他们重新获得控制感。灾害期的作业参与还有助于幸存者恢复适应性习惯，获得个人认同感，也有助于灾民们在灾害环境下建立相互的精神联系。在灾害应对期所提及的危机事件压力报告（CISD）是一种心理危机干预的小组活动方法，是危机事件压力管理（critical incident stress management，CISM）项目的一部分，分为正式援助和非正式援助两种类型，需要进行专业的培训。非正式援助是由受过CISD训练的专业人员在现场进行的急性应激干预，大概需要1h。正式援助共分为7个阶段进行干预，通常在伤害事件发生后24h内进行，一般需2~3h。CISD将对创伤性事件的结构化进行讨论，帮助人们应对灾害经历所产生的压力，可减轻创伤性事件的有害影响。美国军方多年来一直使用这种团体训练方式，而作业治疗师是接受过培训的专业团体之一。CISD的七个阶段的具体步骤如下。

1. **介绍阶段**　介绍对于建立信任关系至关重要。在此阶段，CISD团队成员首先进行自我介绍并提出CISD的过程与方法，并鼓励经受危机事件的当事人积极参与这一过程。

2. **发现事实阶段**　这一阶段帮助参与者开始交谈，要求所有参与者描述他们各自在这一事件中的角色和任务，并从他们自己的观察角度出发，不需要过多的细节，简短地概述事实。这一阶段通常提出的问题是，您能否从您的角度向我们的团队简要介绍一下当时的情况？如果您愿意，我们将在房间里四处走动邀请大家发言。如果您不想说什么，请保持沉默或者挥手示意我们离开，我们就会去找下一个人。

3. **思考阶段**　这一阶段是从认知领域向情感领域的过渡。团队成员询问当事人有关事件发生最初和最痛苦的想法，将事实转化为想法，并表露出他们的情绪。这个阶段的典型问题是，当您意识到自己在思考时，您的第一个想法是什么，或者您最突出的想法是什么？如果您愿意，我们将在房间里四处走动邀请大家发言。如果您不想说什么，请保持沉默或者挥手示意我们离开。

4. **反应阶段**　该阶段是 CISD 的核心，关注的是危机事件对参与者的影响。这也是当事人情绪最强烈的阶段，愤怒、沮丧、悲伤、失落、困惑和其他情绪都可能会出现。CISD 干预者依据现有信息，挖掘出他们最痛苦的经历，鼓励他们承认并表达出各自的情感。这一阶段的典型问题是，对您个人来说，这件事最糟糕的地方是什么？当参与者没有了他们想要表达的问题或担忧时，团队就会将讨论转移到下一个过渡阶段，即症状阶段。

5. **症状阶段**　这一阶段又将从情感领域回到认知领域。这一阶段的典型问题是，这种悲惨的经历是如何出现在您的生活中的？或者您在事件发生后，有哪些认知、身体、情感或行为症状？CISM 团队成员仔细聆听与危机事件相关的常见症状。团队成员将参与者表现出的痛苦的症状和体征作为下一阶段的起点，使参与者回过头来对事件有更深刻的认识。

6. **教学阶段**　此阶段 CISM 团队成员要将参与者提出的症状正常化，为参与者的反应提出解释，并给他们提供一些如何促进整体健康的知识。其他相关的主题也可以在教学阶段根据需要进行讨论。例如，如果 CISD 是由于一名同事自杀而进行的，那么在教学阶段应该涵盖自杀的主题。

7. **总结阶段**　参与者可在这一阶段提出问题并做最后陈述。CISD 小组对所讨论的内容进行总结。最终的解释、信息、行动指令、指南等均可提交给 CISD 小组，并可制成宣传册发放。

作业治疗师的另一个临床技能是帮助幸存者参与有意义的活动。作业治疗师可以训练幸存者的 ADL，努力为幸存者在 ADL、工作、休闲和社会参与中重新建立作业平衡。最后，作业治疗师可通过职业培训提高幸存者获得收入的能力以维持生活。作业治疗师发现幸存者在灾害后最担心的问题就是生计问题。

教育和培训当地人员、志愿者和照顾者则是一个可以向更多的幸存者及其家庭和急救人员提供大范围的灾后作业服务的有效途径。作业治疗师可以帮助志愿者进行简单心理健康评估和咨询，并且可以指导他们如何正确应对幸存者的异常情况。关于幸存者的移动能力，OT可以提供有关移动能力的训练，提供辅助设备并更改住院患者的训练。为增加进出建筑物的便利性（例如临时难民营、永久住宅和其他社区建筑物），作业治疗师可以就幸存者及其家属因受伤而遇到的困难（如需要更宽的门、不能有楼梯并且需要斜坡）向建筑商提出意见。

由于缺乏作为临床医生的灾害管理的意识和能力，作业治疗师无法轻易参与灾害管理。为了提高作业治疗师的能力并提高对灾害团队和大众对作业治疗师角色的认识，在灾后作业治疗师需要参加一些研讨会和会议，分享他们在灾害背景下工作的经验。作为DP&R项目的一部分，现有的区域性和国家性的研讨会满足了这些需求，并帮助作业治疗师认识到他们在灾害预防、应对和恢复阶段的作用以及与主要利益相关者的联系。通过与该项目中的国家的作业治疗协会进行合作，WFOT以电子音像制品的形式创建了DP&R的资源包。这个资源包可支持单个作业治疗师和WFOT成员在各自的国家发生潜在灾害时联合起来共同应对灾害，并为他们提供灾害期间所需的信息。此外，研究是培养和提高作业治疗师能力的另一种方法，许多研究人员在WFOT的公告中发表了关于他们在灾难中的经验性文章，与其他作业治疗师分享经验。日本作业治疗师协会（JAOT）也在不断地调查幸存者的躯体和心理状态，同时他们认为研究结果可有助于改善与危机事件有关的政策。

总之，作业治疗师可以在备灾、应对和恢复方面发挥重要作用。例如，在灾害准备中，作业治疗师可以：

1. 参与设计不同环境中的安全疏散通道和安置点。
2. 设计有特殊需要的收容所，培训工作人员和志愿者。
3. 协助企业和用人单位制订残疾员工撤离的计划。

在灾害应对期间，作业治疗师可以：

1. 向受害者及其家人提供支持性的精神卫生服务。
2. 向急救人员，如警察、消防队员和军事人员提供支持性的精神卫生服务。
3. 管理特殊需要的收容所。
4. 通过电话或随访向在庇护所的灾民提供支持服务。
5. 给在庇护所的灾民提供作业干预。
6. 通过心理教育团体活动减少灾民的心理焦虑和压力。

在灾害恢复阶段，从业人员可为急性应激反应和PTSD的患者提供基于作业和心理治疗的精神卫生服务。

（余佳丹）

第二节　灾害中作业治疗技术的应用

一、2004年印度洋海啸——印度尼西亚作业治疗早期救援期

2004年12月26日，印度洋海啸后15min，印度尼西亚的多个村庄和城市社区立即受到影响。印度尼西亚的北亚齐、东亚齐等地，为本次灾害的主要受灾区域。此次海啸后，官方宣布的罹难人数超过29.2万人，其中有1/3是儿童。在沿海地区和渔民社区，幸存者的比例仅为原人口的10%。此次海啸造成的经济损失可能超过100亿欧元，上百万人丧失家园，许多基础设施被冲毁。

此次海啸对印度尼西亚人民的影响程度是巨大的。在印度尼西亚国内，汽油成本上涨了50%，这也影响了海啸救援工作。此次海啸造成最常见的躯体损失类型是脑外伤、骨折和截肢。

海啸发生后，作业治疗师快速确定在灾害背景及现有作业治疗服务框架下可提供的人力、物力和财力的支持，确定和评估了各国作业治疗师、政府以及包括国际组织在内的现有应对措施和计划，将世界作业治疗师联盟（WFOT）和作业治疗师加入国际灾难应对团队中。WFOT成员通过与当地居民、政府工作人员及作业治疗师的走访沟通，明确当时的作业治疗需求，包括灾民巨大的心理社会需求，作业和生产力或收入对康复的中心作用，作为解决社会-心理需求的工具，缺乏作业治疗专业人员参与灾害应对，因此需要使作业治疗师能够参与正在进行的康复以及未来灾害情况的应对。

此次灾害管理中，印度尼西亚作业治疗师的现场经验表明了他们在灾害管理中存在的优势和劣势。

（一）优势方面

1. 在专业上

（1）作业治疗师对儿童进行游戏治疗、咨询和小组治疗（压力管理或问题解决方法），同时对灾害伤员进行职前或职业培训，手功能康复，脑外伤康复。

(2) 明确了可利用的资源。

(3) 在 Zainal Abidin 医院有康复医学中心，有临时避难所，可和国际组织合作。

2. 在策略上

(1) 此次灾害管理中，作业治疗探索与非政府组织建立联系并开始合作，包括实践、项目、训练和专业发展等。

(2) 开展与政府政策和策略一致的长期社区服务。

(二) 劣势

同时，此次管理过程中作业治疗也存在一定劣势，包括缺乏核心的康复专业设备、器械和空间环境，转诊系统和机制不健全等；参加此次灾害管理的作业治疗师缺乏专业知识、无法认清角色及缺乏信心等。

因此从本次灾害管理经验可知，在未来参与这种灾害 OT 的作业治疗师需要具备以下几个方面的素质。

1. 有良好的定向能力。

2. 能较好地协调多个灾害机构。

3. 能在一个高压、苛刻和混乱的环境中，与不同种类的团队和组织一起工作。

4. 能在临时和社区环境中对损伤和创伤后应激障碍进行管理。

5. 在灾后康复环境中，对促进有意义的和生产性作业及可持续性的生活有坚定的信念。

6. 考虑到印度尼西亚地区存在文化和语言障碍且存在政治冲突，在此地区工作需要具备扎实的专业知识。

7. 听从上级安排，包括在回程和长期任务期间均应如此。

二、2008 年 "5·12" 汶川大地震——灾后恢复期

2008 年 "5·12" 汶川大地震是中国近 30 年来发生的最严重的自然灾害。地震严重破坏面积超过 10 万平方千米，波及 71 个县 1204 个镇的 2.88 多亿人次。据民政部报告，此次地震中共有 69 227 人遇难，37 464 人受伤，17 923 人失踪。此次地震造成的直接经济损失高达 8452 亿元人民币。1200 万人即刻无家可归，包括高速公路、供水、排污、天然气和电力系统在内的关键基础设施遭到破坏。灾害反应小组迅速进入该地区，重点是提供食物、

住所和救生医疗服务。虽然最初有生命损失，但紧急救援有效地将继发性死亡率降到最低。汶川大地震造成了大量人员伤亡，大范围的社会和经济混乱，心理创伤严重。这些经历给许多幸存者留下了心理问题，包括焦虑、抑郁和创伤后应激障碍。

2006年的一项调查显示，当时中国只有100多名在职的作业治疗师，仅有两所大学的作业治疗学位课程受WFOT认可。当时的中国，绝大多数精神卫生专业人员是精神病学家或精神科护士，临床心理学家和社会工作者很少，几乎没有作业治疗师。在汶川大地震之前，政策并不支持非政府组织开展康复项目。

在生命安全得到保证后，人们开始关注身体损伤的愈合和重建生命。在受灾最严重的地区之一——德阳市，由中国残疾人联合会（The China Disabled Persons Federation，CDPF）和香港红十字会（Hong Kong Red Cross，HKRC）康复假肢矫形中心共同捐助建立了一个多学科服务的康复中心。该中心由香港理工大学、澳大利亚科廷理工大学等单位的作业治疗专家作为临床顾问，带领当地作业治疗师成立并管理作业治疗部，为地震幸存者提供免费康复服务，治疗严重烧伤、脑损伤、脊髓损伤、上下肢骨折/截肢、髋关节/肩部脱位、挤压伤等病患。作业治疗师在水肿控制、支具制作、截肢后伤口管理、瘢痕管理、轮椅选配和日常生活活动训练等方面的临床技能，产生了可量化和可视化的结果。在地震后期，作业治疗的重点则转变为建立长期的照护模式，以当地资源为主，为社区专业人员、幸存者和照顾者进行教育和培训，通过代偿技巧、辅具和环境改造等方法帮助灾民尽可能地达到衣、食、住、行的日常生活活动独立。作业治疗师还学习了当地文化、习俗等，通过共同的话题和作业，鼓励灾民重新建立社交关系，减少负面情绪。最后作业治疗师也为灾民进行了职前评估，帮助失业人士重返工作。

汶川大地震提高了人们对中国偏远地区灾后重建工作重要性的认识，也凸显了将灾后重建工作纳入未来人道主义灾难规划的必要性。随着中国卫生议程的迅速推进，灾后恢复工作不能掉队。作业治疗师以其全面、人道主义的方法和科学培训，可在恢复自然灾害幸存者的身体功能和加强职业参与方面发挥重要作用。灾后，来自我国港澳台地区以及各国的康复专业人员涌入四川，也推动了当地作业治疗的发展，加强了对国内作业治疗师能力的培养。例如香港职业治疗学院在灾后7月初及9月中旬为绵阳市、德阳市、成都市、彭州市的医疗康复人员举办培训班，内容覆盖灾害、创伤及残疾的心理适应、手外伤、上肢骨折、截瘫、下肢骨盆骨折等。香港赛马会捐助成立了四川大学—香港理工大学灾后重建与管理学院，该学院主要培养灾后重建与管理领域的高端人才和研究灾害科学技术。

三、行动和建议

作业治疗师在前往灾区前一定要先对灾区有清楚的背景认识和心理准备。灾害现场通常不会像一般的医疗机构那样提供舒适的环境、充足的设备和井然有序的秩序。灾区前线通常是一副兵荒马乱的状况，医疗资源有限且幸存者除了生理创伤外情绪也相对不稳定。此外，作业治疗师在投身备灾、应对和恢复方面，也有可能因为对灾害事件处理流程不够熟悉，反而减慢了救援速度。另外，语言不通、不习惯当地气候等不利条件，更加大了作业治疗师服务的难度。因此，前往灾区之前需要事先与WFOT、当地的一些机构联系，由其统筹，避免资源的浪费和扰乱救灾秩序。

作业治疗师到达灾区之前，首先要具备一些基础的防灾和应灾知识，如食物、药品、电力、保暖衣物等的分配，外部可借助的资源，等等。前往国外的灾区提供服务时更要提前了解当地的一些信息，包括语言、气候、文化和政治等。作业治疗师到灾区后的首要工作就是明确自己和幸存者的需求有哪些，将已具备和尚缺乏的部分详细地列在清单上，迅速掌握当地情况。

在完成需求评估后，作业治疗师就需要将资源进行整合，如短缺的物品或其他资源，可以从哪些渠道或区域获得。作业治疗师也可以与一些更大的组织，如与非政府组织沟通，帮助他们协调幸存者的需求。作业治疗师也需要告知幸存者他们可以提供什么服务，包括服务的对象、地点和时间。不同领域的作业治疗师也需要相互合作，整合各领域的知识和经验，共同为灾区提供作业治疗服务。

作业治疗对受灾的个人和社区有很大的帮助。该专业的整体方法及其对作业参与和适应的关注决定了其对灾害管理的作用。然而，要在灾害管理中产生效果，作业治疗师必须：

1. 明确并确定其在灾害准备、应对和恢复中的作用。
2. 了解现有的医院、机构、工作地点和社区灾害计划。
3. 了解参与灾害管理的国家、州、地方政府和私营机构是如何组织管理的,以及如何进入这些机构。

4. 提高他们在灾害应对和恢复中的技能,对其进行培训。

5. 对灾害情况应对做好个人和专业准备。

作业治疗师可以利用他们的专业知识参与灾害管理。有关学者早年写的关于作业治疗师的一段话在如今也适用于作业治疗师作为个体和专业人员面对灾害之时的表现。这句话提示我们,作业治疗在充满压力时有恢复和捍卫人类的力量的作用:"首先采取的行动是把我们聚集在一起。如果我们将要被原子弹摧毁,那么让这颗炸弹来到我们身边吧,炸弹就会发现我们做着明智和充满人性的事情——祈祷、工作、教学、阅读、听音乐、洗澡、打乒乓球、和朋友聊天喝酒或玩飞镖游戏,而不是像受惊的绵羊一样挤在一起担忧着炸弹。"

(余佳丹)

第五章 灾害护理

灾害护理是护理学的一个重要分支，主要研究与灾害相关的护理学理论、知识和技能。由于灾害护理服务于各种灾害事件，因此对护理人员的知识、技能等都提出了特殊的要求，而且在灾害发生的不同时期，灾害护理的任务和工作重点也不尽相同。本章将根据灾害5个时期（超急性期、急性期、亚急性期、慢性期和稳定期）的不同特点，深入阐述灾害不同时期的伤员护理工作要点以及灾害时脆弱人群的护理。

第一节 灾害超急性期伤员的护理

灾害通常具有不确定性，其发生往往无规律可循、难以预测。然而不管是何种灾害，其发生后都可能会产生相似的医疗和公共卫生后果，都需要医疗、护理的积极介入和支持。由于灾害超急性期的救援护理会在较大程度上影响灾害所致人员伤亡及其程度，因此，如何做好灾害超急性期伤员的救援护理，是所有医疗救援人员关注的重点。

一、灾害超急性期伤员的特点

灾害发生后的72h内，称为灾害超急性期，也被叫作"黄金72h"。在这一时期，对伤员的现场搜救和现场医疗救护是主要任务。这一时期的伤员有如下特点。

1. 伤员所处环境复杂而危险 灾害发生后，可能会有次生灾害的发生，灾害现场的环境具有很强的不确定性和很大的危险性。此时，伤员陆续被救出，不同伤情的伤员可能短时间内滞留在现场等待转运。同时，有许多搜救人员及医疗救护人员在现场进行检伤分类、现场急救等救援活动。因此，灾害现场伤员所处的物理环境及社会环境都很复杂且危险。

2. 伤员多、伤情复杂 在灾害现场，通过救援人员营救出的伤员以及通过自救互救的伤员，都聚集在临时安置点等待进一步的医疗救治或转运。他们伤情复杂，且伤情不稳定，随时有可能发生病情变化。因此，需要医护人员准确判断、及时处理，以挽救伤员生命，减少二次损伤及并发症的发生。

3. 伤员心理变化复杂 面对突发的灾害、不同程度的伤情，加之可能有家人、朋友去世的消息，伤员的心理可能遭受严重打击，以致产生不同程度的心理问题。因此，在灾害超急性期进行积极救援的同时，还应关注伤员的心理。

二、灾害超急性期伤员的护理工作重点

（一）现场搜救的护理配合

在搜救现场，大量伤员需要进行输液、吸氧、监护、转运等，这就需要护理人员快速应急、准确治疗、积极参与和协调，确保搜救现场每一位伤员得到及时有效的治疗和处理。此外，由于搜救现场发现的伤员大都可能有恐惧、焦虑、精神失常等心理创伤症状，护理人员应以真诚、爱心、专业精神与专业技能等安抚伤员，稳定情绪，抚慰创伤。

由于搜救现场往往环境复杂，救护空间狭小，卫生条件差，加之现场医疗设备有限，给现场救护带来很大的困难。但无论如何，灾害超急性期现场救护的重点是第一时间挽救伤员生命，快速稳定伤情，为后续救治创造条件。具体来说，医护人员发现伤员后，应迅速对其进行简要的体格检查，尽快诊断，包扎伤口，固定伤肢，正确搬运并组织后送。护士应进行合理分工，一边心理疏导，严密观察病情（主要包括意识、血压等变化），一边快速建立静脉通道，配合医生清创、手术、包扎等。经过现场处理后，尽快将伤员送往后方医院。

（二）疏散与转运

1. 疏散与转运原则

（1）安全性原则：安全是首要原则，包括伤员的伤情是否能承受转运，以及避免因转运造成二次损伤。转运前还需再次对伤员进行综合评估，对有

活动性大出血、不能耐受转运或转运途中可能出现生命危险的伤员，需先就地进行救治，待伤情稳定后再行转运，从而将转运途中可能发生的风险降至最低。

（2）科学阶梯转运原则：将伤员生命安全放在第一位，考虑效率、效果和效益最大化。确定伤员转运到最适宜的区域及医院，同时选择合适的转运工具和转运人员。

（3）先重后轻原则：一般优先转运重症伤员，除非伤员的病情不适宜立即转运。通常经过充分评估后，确定伤员转运顺序。第一优先转运危重伤员，这类伤员的救治是有时效要求的，无论手术与否，都需要紧急或优先转运；第二转运中度伤员，这类伤员虽然不需要立即救治，但也需要优先转运；第三转运轻度伤员，这类伤员可以不用救护车转运或可以自行前往医疗救治机构，他们稍微延后处理不会有生命危险或功能障碍，经短时间治疗就可以康复出院；第四为暂时不需要转运的伤员（极重伤员或濒死伤员）。

（4）统一指挥原则：伤员转运是一项系统工程，需要多部门协调配合，更需要全局统筹，否则任何环节的疏忽都可能导致转运时间延长，增加伤员的危险。因此，所有人员必须服从统一指挥，制订完整的计划和应急预案，保证各部门有效沟通，责任落实到人，保证转运工作有条不紊地进行。

2. 疏散与转运中的护理配合

（1）做好转运前的准备：护士应配合医生迅速对伤员进行检伤分类，以确定转运优先顺序。伤员在转运途中随时可能出现病情恶化，因此转运前必须对准备转运的伤员再次进行详细的检查和处理，以稳定病情、预防并发症的发生，为安全转运救治打好基础。除此之外，对参与转运的医护人员的能力要求、配置比例、抢救装备、急救药品、交通工具等都需要有充分的考虑和准备。

（2）伤员病情的监测：转运途中医护人员须分工明确，保证每例伤员在转运途中都有专职医生和护士负责。一般由1名医疗组长总负责，每组另配置1名医生和3名护士，明确各自的工作职责，做好分工协作。随时监测伤员的生命体征，确保各类管道（患者身上的如静脉通道、引流管等）的畅通，进行必要的救治处理。

（3）伤员的体位与搬运：根据交通工具和伤情确定伤员的体位，对伤员进行正确固定和摆放，防止颠簸移位。如飞机转运时，为防止因飞行而导致的转运伤员脑部缺血和直立性低血压,要求飞机起飞时,伤员的头部应转向机尾,而当飞机降落时,伤员头部又应转向机头;且在整个飞行转运途中常规给予氧气以缓解气压过低导致的转运伤员呼吸困难等问题。

(4)做好信息沟通:护士在转运途中应随时与相关管理机构和接收医院保持联系,及时通知负责接收伤员的医院,详细告知转运伤员的数量、转运工具的类型和数量以及具体到达的时间等信息,便于对方做好接收准备。同时,与交通部门保持有效沟通,避免交通堵塞。伤员到达后,仔细进行相关交接事宜,并及时向现场指挥部反馈情况。

(三)现场急救护理

1. 现场急救原则 灾害现场急救的目的是挽救生命、减轻伤残;在挽救生命的基础上,控制病情,防止病情进一步恶化,减少伤残的发生;同时减轻病痛,对伤员做好心理护理,为其日后的身心康复打下良好的基础。灾害现场急救护理应遵循以下原则:

(1)先复后固:先进行心肺复苏,再进行骨折固定。

(2)先止后包:大出血时应先采取一切措施止血,再进行消毒包扎。

(3)先重后轻:优先抢救危重伤员,后抢救轻伤员。

(4)先救后送:对病情不稳定,没有条件转运者,应先抢救再后送。

(5)急救与呼救并重:如遇批量伤员时,在紧急救治的同时,应及时请求支援。

2. 现场急救护理程序

(1)现场安全评估:在灾害现场,环境因素或突发状况可能会对救护人员和伤员产生危险,例如地震后可能会出现山体滑坡、堰塞湖、火灾、房屋崩塌、化学物污染等次生灾害,这些灾害随时都有可能危及救援人员的生命和健康。所以,急救前应首先做好现场环境的安全评估,确保救护人员自身的安全,这样才能更快速有效地救护伤员。

(2)迅速对伤情做出正确判断:迅速对伤情做出正确判断的目的在于尽快了解灾害事故伤员的整体情况,掌握救治的重点,确定急救和后送的顺序。伤情判断的主要内容有:气道是否通畅,有无呼吸道堵塞;呼吸是否正常,有无发绀,有无张力性气胸;循环情况,有无大动脉搏动,有无循环障碍,有无大出血;意识状态如何,有无意识障碍,瞳孔是否对称,是否有异常等综合情况。

（3）及时采取措施抢救危重伤员的生命：灾害现场急救的首要任务是抢救伤员生命，特别是危重伤员，须立即在现场采取紧急救治措施。针对不同的伤情采取正确有效的措施，如心肺复苏、止血、包扎、固定、镇痛、清创、抗休克等，同时还需尽最大的努力防止发生感染和并发症。现场急救的主要内容有：维持呼吸道通畅，及时清除气道异物，解除呼吸道梗阻，必要时可以使用口咽通气管；对有呼吸障碍或呼吸停止者实施人工呼吸、气管插管；对发生心搏骤停者根据情况实施心肺复苏；对意识丧失者采取稳定侧卧位，防止窒息；迅速止血妥善固定；对低血容量者应及时补充血容量。

（4）防止或减轻后遗症的发生：如尽快给予伤员生命支持；采取适宜的预防措施，防止病情加重或发生继发性损伤；对脊髓损伤的患者切不可随意搬动，以免导致截瘫；尽早进行心理干预，减轻灾害对伤员心理和行为的影响。

（5）及时转运伤员：经过现场救护后，将伤员转运到指定医院。伤员数量大时可根据需要进行异地转运，以缓解当地医疗单位的压力，确保伤员得到有效救治。

（四）临时安置点的护理工作

在大面积受灾的情况下，受灾人群不得不到临时安置点避难。生命线（交通、运输）的中断给受灾人群在临时安置点的生活带来了许多不便。因此，护理人员需要从生活、生理以及心理上给受灾人员提供帮助，使其获得安全感和支持感。

1. 协助受灾人群获得安全感　受灾人群聚集在临时安置点，置身于可能发生二次灾害的恐惧之中，常常处于混乱激动的状态。护理人员要尽可能地帮助他们消除不安情绪，确保其安全和睡眠，并尽可能维持健康和卫生的环境。

2. 帮助受灾人群获得支持感　避难时，人们仓促逃生，可能来不及带上日常生活所需的药物、义齿、助听器等。因此，对于一些患有慢性疾病、需长期服药的人来讲，药物的中断可能会导致慢性疾病的急性恶化，护理人员需要给予高度关注。

（黄文姣　冯先琼）

第二节　灾害急性期、亚急性期伤员的护理

医学救援是灾害急性期和亚急性期救援中极其重要的一部分。护理人员

作为医学救援的参与者，具备灾害救护的知识与技能，可极大地提高救治率、降低死亡率。因此，在灾害急性期及亚急性期，无论是对受灾人群进行院内救治，还是对临时安置点人群提供身心健康照护，护理工作都显得尤为重要。

一、灾害急性期伤员的特点

灾害急性期是指灾害发生后3~7d。这一时期灾害规模及状况等情况已基本清楚，对"废墟"中伤员的搜救工作也已有条不紊地展开，此时失踪者的生还率急剧降低，对伤员的心理产生巨大的影响。这一时期的伤员有如下特点。

1. 伤员所处环境相对安全　这一时期，伤员通过前期救援，大部分重症伤员都能被转运到医院做进一步救治，部分轻伤员也能在就近的临时安置点得到妥善照顾。

2. 伤员的病情仍不稳定　此时伤员的病情变化大，专科化治疗护理需求明显增加，同时因为灾害导致的慢性病急性发作也呈上升趋势。

3. 伤员心理问题不容忽视　对经历重大灾害人群的心理分析显示，在灾害发生后的几天内，个体一般会表现为惊愕、恐惧、迷惘等，此阶段称为震惊、休克阶段，因此，医护人员和心理工作者应特别关注伤员的心理状态。

二、灾害急性期伤员的护理工作重点

（一）护理工作重点

1. 灾害急性期　此阶段医院内的医疗护理工作基本由以急救为主逐渐转为常规性治疗，护理人员应密切配合医生对伤病进行积极诊治。此时，院内的伤员基本已开始接受专科治疗，护理人员除了提供正确的专科护理外，针对部分生活不能自理、活动受限的伤员，应及时提供生活护理，如口腔护理、皮肤护理、大小便护理等；同时严密观察病情，预防医院感染及各种并发症的发生。此外，护理人员应全面收集资料，包括伤情和精神心理状况资料，在充分了解伤员心理问题的基础上，协助专业心理人员做好伤员的心理疏导和安抚工作。

2. 灾害条件下　临时安置点内的护理工作与一般医疗机构的护理工作有所不同。特殊的条件决定了在临时安置点内护理相关仪器设备的种类和数量不可能按医院标准来配备，而且护理人力资源在临时安置点也十分有限，奔赴救灾一线的护理人员对此应有充分的认识。在临时安置点，伤员及受灾者的身体健康状况可能出现一些共性问题或改变。

（1）与灾害前的生活相比，他们的活动空间狭小以致其日常生活活动能力有所下降。

（2）由于上厕所不便，部分人减少饮水量，以减少上厕所次数，有可能导致身体不适，甚至脱水。

（3）由于临时安置点人员密集，增加了传染性疾病如流行性感冒、细菌性痢疾等的发病风险。

（4）临时安置点人员密集、条件有限，个人隐私保护受到严重限制，因此，部分人员精神压力剧增，容易引发心脑血管疾病、精神疾病、哮喘及其他过敏性疾病等。

慢性疾病患者服药的暂时中断可导致病情加重或恶化。因此，临时安置点的护理人员除了对伤员进行常规护理外，还应注意伤病员在安置点内健康状况的变化特点，警惕并积极应对各种突发状况，确保安置点内护理工作有条不紊地展开。

（二）对护士的要求

从超急性期到急性期要求护士须做到以下几点。

1. **预见性** 能够冷静地把握现状，并预见可能发生的状况。

2. **准备性** 能够根据灾害的情况做足相应的准备，如灾害护理知识和技能的储备、备灾包的准备、家庭沟通的准备等。

3. **应变性** 对突发状况能够随机应变。

4. **专业性** 能够运用专业知识和技能正确恰当地为伤病员提供服务。

5. **坚韧性** 在恶劣的条件下，能够遵守灾害时的医疗护理原则，做出正确判断，并不畏艰难，从容应对。

三、灾害亚急性期伤员的特点

灾害发生后7d至1个月即灾害的亚急性期。这一时期的伤员有如下特点。

1. **生活环境恶化** 灾害一方面可破坏人们赖以生存的生产生活环境，另一方面还会重创人们的健康，甚至重创人们的生命，这些破坏所产生的影响在短期内几乎不可能完全消除。在灾害亚急性期，旧的环境遭到破坏而新的生产生活环境尚未建立，生活环境恶化较为明显，这一问题在临时安置点生活的伤员和受灾者中尤为突出。

2. 伤员病情逐渐趋于稳定　灾害亚急性期，在医疗机构住院的新发伤员逐渐减少，临时安置点的伤员也逐渐被转运至医疗机构接受治疗，伤员病情逐渐稳定。

3. 伤员和受灾者心理问题愈发突出　在急性期，伤员和受灾者由于投入更多的精力到应激中去，很少回忆受灾经历以至于不会出现明显的心理问题。一旦进入亚急性期，受灾者慢慢地回想起受灾时的情景，开始深切体会到失去家园、健康或亲人朋友的痛苦，心理问题开始变得突出而复杂。

四、灾害亚急性期伤员的护理工作重点

在亚急性期，感染的预防和控制、慢性疾病的应对、心理护理等工作变得愈发重要。护理人员的主要职责在于预防、及时控制流行病的发生，对人群开展心理疏导及人文关怀等。

在感染管理中，护理人员应配合卫生防疫机构和卫生防疫队进行灾后传染病预防工作，争取做到"大灾之后无大疫"，保障灾区居民的健康。具体工作重点为：

1. 发现疫情，及时报告　工作中护理人员应提高警惕，一旦发现疫情，须及时上报。医疗机构应按规定规范报告法定传染病病例和聚集性传染病事件。居民安置点的固定和流动医疗队应严格按规定进行传染病症状及死亡报告。

2. 协助做好环境消毒　护理人员应配合卫生防疫人员，帮助灾区居民管理好粪便和垃圾等。指导灾区居民选择合适的地点，建立应急公共厕所、临时垃圾处理站及污水坑等。定期喷洒杀虫剂，消灭蚊蝇。发动群众建立灾区卫生公约，并监督群众遵守公约。

3. 指导灾区居民做好个人卫生　向灾区居民提供必要的常用药品及器材，如净水片、杀虫剂、灭鼠药等。指导灾区居民注意个人卫生，尽量勤换衣服、勤洗手、勤洗澡等。

4. 配合开展预防接种工作　随着救灾工作的深入展开，疫苗接种工作应与卫生宣教等工作相互配合，促进儿童常规免疫接种尽快恢复。

5. 开展健康知识宣教　食品卫生是预防肠道传染病、食物中毒等的重要内容。护士应通过举办群众讲座、发放宣传资料及图文手册，与社区护士一起进行家庭走访等形式，提高灾区居民的健康意识。

此外，在亚急性期，护理人员应特别关注受灾人群的心理，提供及时的

心理支持及人文关怀。应组织专业人员对受灾人群进行心理疏导，并协助社区管理者积极开展社区活动，以满足受灾人群的需求，同时对有心理问题的人群进行早识别、早干预，以减轻灾害带来的心理影响。值得注意的是，心理疏导工作一定是统一安排、有序组织，并且由专业心理人员进行的，以防止对受灾人群造成二次伤害。

（黄文姣　冯先琼）

第三节　灾害慢性期伤员的护理

一、灾害慢性期伤员的特点

灾害慢性期通常是指灾害发生后1个月至3年。在这一时期，伤员或受灾者会有如下特点。

1. 伤员（受灾者）生活环境发生变化　在这段时期，伤员（受灾者）的生活环境会经历从临时安置点过渡到临时住宅（如板房），再到永久性住宅的过程。居住空间的变化、环境的变化，可能会给伤员（受灾者）带来新的健康问题。

2. 灾区康复期的主要健康问题　这一时期，伤员的伤情逐渐好转，进入康复阶段。灾区民众在康复期间的健康问题主要表现为：①伤病员多为不严重的外伤，须日常换药和消毒；②生活空间问题所致的呼吸道感染性疾病、抑郁等健康问题；③生活习惯改变引起的便秘、食欲不振、腹泻等问题；④灾害经历所致的精神心理疾病，如创伤后应激障碍、自杀、暴力倾向等问题；⑤对未来的不确定感导致的心理问题等。

二、灾害慢性期伤员的护理工作重点

灾害慢性期，伤员（受灾者）生活地点较为分散，有的人已经住进了永久性住宅，有的人还在临时板房，有的人甚至还住在临时帐篷里。因此，这一时期的护理工作范围较大，内容复杂，护理人员的工作需要更深入、细致和全面。

（一）问题评估

1. 伤员（受灾者）可能存在的生活问题

（1）在临时安置点，人均居住空间小，相互之间缺少隐私，生活习惯

也存在差异；生活设施有限，用品不足；用水紧张，日常清洁往往无法很好地完成，难以保持个人干净整洁；饮食结构单一，食物缺乏，品种单一，多以方便食品为主；生活条件艰苦，环境中缺乏通风及温度控制设施设备，环境温度过高或过低。

（2）临时性住宅虽然一定程度上可以满足隐私等需求，但由于灾后物资的匮乏，人均居住空间仍然不足；日常生活设施虽然较临时安置点好，但此时社会关注度下降，捐赠物资减少，生活用品通常仍不能满足需求；厨房、厕所常常为多家公用，给受灾人群带来了许多不便；临时性住宅空间小，隔音、隔热效果较差，常常"冬冷夏热"，而且排水效果欠佳，房间湿度大，容易导致疾病发生或使原有疾病加重。

（3）永久性住宅是伤员（受灾者）最终的住所，能够满足"隐私""安全"等需要。但因为是新建社区，配套设施往往还不够完善，生活不够便捷；在初期，新建社区尚未建立起和谐的邻里氛围，邻里之间容易产生摩擦；住宅的分配问题也往往成为人们的"热点"问题，会让部分人产生不公平的感觉等。

2. 伤员（受灾者）可能存在的健康问题　无论是在临时安置点、临时住宅还是永久性住宅，人们在这一阶段容易出现以下健康问题：

（1）慢性疾病加重：主要包括高血压、糖尿病、风湿病以及其他一些慢性病。出现慢性病加重的原因可能是：慢性疾病药物的缺乏或不可得，慢性疾病患者因为各种原因中断服药，休息不足、过于疲劳导致机体免疫力下降，生活、心理压力大，等等。

（2）便秘：水分摄入不足、缺少运动、各种原因导致的怕上厕所、食物中缺少膳食纤维等原因容易导致便秘。

（3）失眠：环境嘈杂，担心个人隐私得不到保护，睡眠条件差，灾害引起的心理变化，如焦虑、害怕等都容易导致失眠发生。

（4）食物中毒：温度高时食物容易腐败；灾后通常没有良好的保鲜设施设备，而由于担心食物短缺，受灾者往往会囤积食物，容易导致食物过期或变质；食物或饮用水被污染。这些原因均容易导致食物中毒。

（5）失落感：进入灾害慢性期后，各地来支援的人员陆续离开，有些受灾者也开始搬离，灾区的人口逐渐减少，媒体也很少再报道灾害及灾区的相关消息，灾区留守者容易产生"只剩下自己"的失落感。

（6）孤独感：灾害导致家庭成员伤亡，受灾者往往沉浸在深深的自责和罪恶感之中，容易封闭自我；不善表达自己的情感和需要；身边没有亲人朋友，缺少倾诉对象和有效的倾诉途径。以上原因均容易导致受灾者产生孤独感。

（7）酒精或药物依赖：灾害导致家园被毁，亲人伤亡，伤员或受灾者难以面对现实，对未来生活充满了担忧，因此会寻找各种方式来自我麻痹，容易过度服用药物或饮酒，以此减轻身心的伤痛和逃避现实。

（8）高楼综合征：主要见于永久性住宅的伤员（受灾者）。他们长期居住在高层封闭式住宅里，与外界接触少，或者因为身体受伤或疾病的原因，无法到户外活动，心情压抑，没有倾诉的对象，容易出现心理异常。

（二）护理工作重点

面对灾害慢性期伤员或受灾者的生活问题、健康问题，护理人员需要从以下几个方面着手开展护理工作。

1. 有针对性的照护　护理人员可以通过沟通、体检、观察等方式早期识别需要治疗、护理和支持的群体，在能力范围内为其协调资源，给予相应的支持和护理。对于一些高危人群，如不愿意与人交流、性格孤僻、自我封闭、酗酒者等要及时干预并进行追踪和反馈。

2. 提供连续的护理服务　除了医院的常规护理外，护理人员还应关注灾区伤病员出院后在社区的康复情况。对高危人群建立随访计划，至少每周一次家访，必要时每天访视，仔细观察他们的言行，观察房间的摆设，尽可能地提供健康指导。基于各方面的信息发现潜在的健康问题，及时和社区管理者进行沟通，共同采取措施加以预防。

3. 注重人"生活"的重要性　受灾者活着不代表他们生活着，在任何情况下，都要注重人"生活"的重要性，即使生活场所、条件、环境等都发生了变化，也要帮助他们尽快恢复日常的生活模式。护理人员要协助相关管理人员，既要保证尊重人性的居住方式，又要尽力帮助他们维持"安全""舒适"和"安心"的生活。

4. 开展家庭访视　护理人员和社会工作者可以通过家庭访视的方式开展一系列活动，以了解受灾者及其家庭潜在的健康问题，并给予及时的护理干预，同时提供生活上的必要帮助。通过家庭访视，减轻受灾人群的孤独感、无助感和绝望感。

5. 协助社区重建 组建社区对于受灾人群意义重大，护理人员应配合当地的社区管理员积极组建社区，如组织社区聚会，让大家聚集在一起诉说自己的想法，通过诉说来缓解受压人群内心积压的情感、苦痛与困扰，舒缓情绪，减轻或预防焦虑、抑郁的发生。此外，还可以组织受压人群在居住场所种花种草，形成以花草为中心的社区环境。通过这些活动，人们可以相互支持、相互帮助、相互补足，改善人际关系。

（黄文姣　冯先琼）

第四节　灾害稳定期伤员的护理

一、灾害稳定期的特点

灾害稳定期是指灾害发生约3年后到下一次灾害发生之前的时期，也是灾后恢复重建和针对灾害进行准备的时期。这一时期，伤员（受灾者）身心等方面都已基本恢复正常，开始了新的生活。人类不能阻止灾害的发生，但可以做好预防或应对灾害的准备，以减少灾害发生时带来的影响。

二、灾害稳定期的护理工作重点

灾害稳定期，护理人员在完成对灾区伤病员常规性的医疗护理任务外，应将工作重心转移到对灾区群众进行疾病预防、健康教育等工作上，以帮助灾区群众早日恢复正常生活。此外，护理人员要汲取灾害救援或灾害应对中的经验教训，为防灾减灾工作做准备，也为下一次灾害做好准备；将备灾知识推广到群众中去，居安思危，强化备灾意识。

（一）对灾害护理人才的培养

在灾害稳定期，医院应根据灾害护理需求制订培训目标，培训方法可以以进修培训为主，如参加省级以上的学术活动、进修和专科护士学习等。负责培训的单位需根据灾区疾病特点和现场救援的专业需求，确定培训内容。灾害机动护士、备灾护士属护理部《突发性公共事件处理应急预案》人力资源库的主要成员，当医院遇到或面临各种灾害及批量急诊患者的现场急救与院内救护处置任务时，她们是首选骨干。医院护理部应持续动态管理灾害机动库护士并不断补充更新。

（二）对公众的备灾教育

1. 从护理人员的角度 护理人员可以针对防灾、抗灾的主题开展专题讲座。在一些国家如日本，公众备灾教育已经普及到中小学生和社区人群中，因此对社区人群、脆弱人群、医务人员等群体广泛开展公众备灾教育以提升我国的灾害教育水平值得我国护理人员借鉴。

2. 从公众的角度 群众也应丰富自身的灾害知识储备，提高自我保护意识，以及最大限度地提高防灾、抗灾的工作能力和效率等。在日常生活中，做好个性化的防灾避难用具准备，例如手机充电器、避难用物包、铝制毯子（防寒、防暑）、无须用水的洗发露、三角巾、手套、雨衣（防寒）、简易席子、充气枕、急救包（急救创可贴、棉垫、棉签、湿巾、胶布、口罩等）、笔记本（紧急联络事宜）等。群众可能有一些自己个性化的方法，可以将之总结，以推广使用。

（三）社区的健康教育

社区健康教育是备灾教育中的重要方面，社区工作者可通过宣传栏、画册、讲座等方式，定期向聚集区的居民宣传。医务工作者通过健康体检或义诊等方式，宣传灾害中自救互救的方法并定期举行实战演练等。通过以上方法，广泛传播灾害相关知识，提高广大群众对灾害准备的自觉性与主动性。

（四）灾害护理人员个人准备

1. 灾害知识和技能的准备 灾害护理人员除了应掌握相关疾病知识和损伤方面的临床技能外，还应具有管理、监督、社区协调、危险处理、危险信息的传递及健康促进等方面的技能。在平时的培训中，灾害护理人员应注意掌握救援概论、个人装备、搜索设备、维护技术、支撑技术、现场急救、伤员转运、障碍物移除技术、通信技术、救援策略、搜救技巧、救援基础英语等，同时积极参加现场综合演练，努力提升自身的灾害应对知识和技能水平。

2. 沟通与合作能力的培养 良好的人际沟通能力和谦虚谨慎的做人原则可帮助个体维持良好的人际关系，这是出色完成灾害救援工作的前提。灾害场所由于具有医疗条件的局限性、疾病的复杂多样性、环境的危险性、人员走动的混乱性等特点，倘若不具备良好的沟通能力和团队协作能力，是难以适应并完成灾区医疗护理救治工作的。因此，护理人员应熟悉并熟练运用这方面的知识和技能。

3. 身体和心理素质锻炼 护理人员需具备良好的身体与心理素质。由于灾区护理工作的强度和难度都较大，护理人员会比平时容易产生身体疲倦感，因此良好的身体承受力是完成灾害护理任务的关键，这就要求护理人员平时要加强身体素质训练。同时，护理人员要参与灾后患者心理疏导工作，而良好的心理承受力和自我调节能力是高质量完成灾区群众心理疏导的前提。因此，平时护理人员要加强心理素质训练，提高自身的心理承受力，确保在紧张的救援现场能头脑清晰、沉着冷静、应对自如，从而使医学救援工作高效顺利地进行。

（黄文姣　冯先琼）

第五节　脆弱人群的灾害护理

灾害脆弱人群是指受灾害影响，因其有特殊的生理或疾病原因，比一般人群更容易受到灾害或突发公共卫生事件的打击，维护自身健康的能力较低的人群，如孕产妇、儿童、老年人、残疾人等。这些人群在灾后很长一段时间里都需要持续的照护和支持，否则容易引发更严重的健康问题，他们是灾害护理工作中需要重点关注的对象。

一、孕产妇的灾害护理

孕产妇是一个特殊的群体，由于怀孕后机体负荷比孕前显著增加，行动较为缓慢，当地震等重大灾害发生时，其健康和生命受到的威胁远大于一般人群。这个群体在灾害时往往具有以下特点：首先，因行动迟缓、避险不及而遭受机械性外伤的可能性更大；其次，除常见外力性损伤外，可能出现孕妇特有的情况如胎盘早剥、子宫破裂等，可能需要紧急手术治疗；第三，因紧张、刺激可能导致孕妇流产等情形。此外，家庭成员的丧失、生活环境的恶化、对自身及腹中胎儿的担忧等精神压力，有可能对孕妇及胎儿产生较大影响。因此，监测灾害时孕产妇身心健康状况，对不良心理因素进行及时干预，成为孕产妇灾害护理工作的重点。

（一）评估问题

1. **生理问题**　灾害时孕产妇容易出现的生理问题有子宫收缩引发流产或早产、妊娠期高血压、胎动减少等。产妇经历灾害容易出现的生理反应有恶露增多、母乳分泌减少、机体抵抗力下降、感冒及便秘等。

2. **心理问题**　灾害时孕产妇容易出现的心理问题包括：因担心灾害影响

胎儿发育而出现焦虑不安；认为自己未保护好宝宝不是一个好妈妈而自责；因孩子哭闹难以平静变得易激惹；丧失养育孩子的意愿和动力；因环境改变，感觉与家人关系不融洽；家人过多地关注孩子，导致产妇有被抛弃感；出现一系列应激反应如沮丧、易疲劳、郁闷、食欲增加或减退、睡眠障碍和莫名地哭泣等。

（二）护理干预措施

1. 提高孕产妇的整体健康认知　为孕产妇提供必要的生活和健康支持，指导其适应新的生活环境，调整自己的生活。在营养方面，指导孕产妇适当减少方便食品的摄入，努力协调救灾物资，尽可能地优先满足孕产妇的营养膳食需求，并优先为其提供足够的饮用水。在个人卫生方面，首先要使孕产妇明白并非只有沐浴才能保证身体清洁，在资源匮乏的条件下，全身擦拭可以替代沐浴。灾后孕产妇的睡眠可能会出现许多问题，此时家人最好能陪伴她们，倾听其诉说，指导其进行自我调整，睡眠问题严重者应在医生指导下适当使用药物帮助睡眠。

2. 帮助孕产妇获得安全感　灾后应将孕产妇安置在安全的环境中，使其明确疏散路线，让他们认识到自己和孩子是安全的。减少环境中的不良刺激，保证医疗设施完好，时刻处于备用状态。护理人员应关注到每一位孕产妇，帮助其获得尽可能全面的医疗救护。

3. 协助临产妇做好准备　妊娠晚期的孕妇可能在灾害发生时或灾后不久分娩，因此应协助其做好充分准备，例如，分娩所需的设备及物品（一次性分娩用品、新生儿抢救用物、保暖物品、新生儿所需物品等）、家庭护理用物（护理垫、保暖物品、消毒物品等）。同时做好临产孕妇的转运工作，将临产孕妇尽可能快地转运到就近的医疗机构，如来不及转运，也应在生产后及时转运。

4. 指导家人应给予孕产妇的照顾　护理人员应指导家庭成员通过语言与非语言交流与孕产妇尽可能多地进行沟通，表达对孕产妇的关心。灾害使得孕产妇常规保健变得无序，因此护理人员应与家人保持有效沟通，以确保孕产妇能按计划得到尽可能全面的医疗保健服务。

二、儿童的灾害护理

作为灾害中的脆弱人群，儿童在灾害中通常占据受影响总人口的

50%~60%。在我国，灾害儿科学还是一个很年轻的学科领域。通常，当灾害发生时，最先到达的医疗救援队里是鲜有儿科医生的。但是，因灾害导致父母伤亡而致使儿童流离失所或无人陪伴的情况时有发生；或者因灾后食物匮乏、喂养不当等导致儿童营养不良与疾病的案例也并不罕见。童年时期的灾难经历常常会导致儿童在以后的生活中出现生理或心理上的问题。因此，灾害时期的儿童护理相当重要。

（一）评估问题

1. 评估灾后不同年龄段儿童的行为 护理人员需要仔细评估不同年龄段儿童的行为，因为这些行为往往能反映儿童潜在的身心问题，例如，婴儿出现昼夜哭泣、难以入睡，表情单一，食欲减退，发热或腹泻，或与母亲出现分离性焦虑等；幼儿出现一些退化行为，如注意力下降、咬指甲、抽搐、自我伤害行为、易怒或过于乖巧、喜欢暴力游戏、出现恐慌举动等；学龄儿童出现退化行为，如尿床、大便失禁、睡眠障碍、暴力倾向、固执等。护理人员应细心观察并制订相应措施，给予悉心照顾。

2. 评估儿童安置情况 护理人员应与社区工作人员一起，评估和掌握灾后儿童的安置情况，包括安置的地点、是否与父母同住、安置点不同年龄段儿童的数量、安置点和原居住地的距离等。

3. 评估儿童照顾情况 包括儿童白天和晚上的照顾者、父母照顾孩子的情况、儿童的照护需求是否得到满足等。

4. 评估特殊儿童的情况 评估是否有患慢性病儿童、智力和情绪障碍儿童、生活自理困难儿童、有特殊经历的儿童，同时决定是否给予特殊的关注和照顾。

（二）护理干预措施

1. 对特殊儿童的护理 对患慢性病儿童，应首先保证其治疗或用药的连续性，同时综合儿童的健康状况和灾害情况及时将其转诊到相应的医疗机构进行治疗。对有智力和情绪障碍的儿童，应给予其更多的关怀和照顾，同时引导周围人接纳和照顾他们。对于生活自理困难的儿童，除了家人的照顾外，还需要协调志愿者或专业机构对其进行更好的照护。对有特殊经历的儿童，如丧亲或受伤儿童、有被困经历的儿童、目睹死亡或受伤场景的儿童、人身受到侵害的儿童，这些儿童身心反应通常较为强烈，容易出现各种心理问题，需要及时给予专业的心理疏导和有效的干预。

2. 帮助儿童适应新的生活环境　灾后环境的改变及新环境中的不便容易使父母和儿童产生精神压力，因此需要护理及相关人员提供一些缓解或消除压力的方法、技巧、场所和机会。同时注意保持儿童在新环境下的清洁卫生，消除或减轻异味和噪声污染。在供水不足的情况下，应坚持指导儿童适当洗手、漱口、洗澡等，以保持个人卫生。

3. 提供足够的儿童必需品和游戏场所　应为婴幼儿提供足够的尿布、牛奶、热水、卫生纸等物品，为学龄儿童提供足够的纸、笔、玩具等。游戏能帮助儿童宣泄和表达自己的情绪，有利于缓解灾害带给儿童的创伤。当父母忙于灾后重建，与儿童相处时间减少时，可考虑安排集体游戏和活动，最好有志愿者、保育员或专业人员参加。

4. 对儿童家庭的指导　灾害发生后，家庭支持系统对儿童是最有效、最直接的支持系统。因此，护理人员应指导家庭尤其是父母观察和识别儿童的心理和生理反应，并针对不同的年龄段特点，给予相应的、及时有效的处理。同时，为了更好地承担保护儿童的责任，护理人员也应指导家庭成员在应对灾害和尽力保护儿童的同时，注意自己的身心健康，调整自己的情绪，必要时及时寻求专业人员帮助。

三、老年人的灾害护理

老年人由于年老，视力、听力、记忆力、体力等下降，在应对地震、火灾等自然灾害或恐怖袭击等人为灾害时，反应能力有所下降，行动有所不便，心理承受力有所降低。因此，老年人，特别是高龄、患有慢性疾病者、受伤者、丧亲者等是灾害中的脆弱人群，需要得到护理人员的特别关注和照顾。

（一）评估问题

1. 老年人的生理问题　经历了灾害的老年人容易出现失眠、易醒、食欲不佳、过度吸烟、饮酒，甚至酗酒等表现；有些老年人可能出现与年龄相关的感觉缺失，如视力退化导致看不清，从而增加受伤的危险；听力退化导致难以理解别人的言语，从而增加自身的心理困惑等；灾害也可能导致老年人已患疾病加重或急性发作，另外也容易出现疑病倾向，患病的老年人也可能出现拒绝治疗的行为等。

2. 老年人的心理问题　经历灾害后，部分老年人不安全感加重，无法安心做事，对未来没有信心，无生活目标，甚至产生轻生的念头。由于环境等因素的改变，家人忙于救灾和重建等事宜，易忽视对老年人的关心，故老年人常常感觉自己被遗弃或成为家人的累赘，容易感到抑郁、孤独。

3. 老年人的行为改变 灾害毁灭性的打击，往往使老年人失去对生活的信心，出现性格和行为方面的改变，如部分老年人可能对声音和震动变得过分敏感，部分老年人由从前爱说话而变得沉默寡言，脾气可能变得十分暴躁，不喜欢参加集体活动等。文献显示，孤独容易引发各种疾病，从而导致老年人灾害相关性死亡的数量明显增多。

（二）护理干预措施

1. 关心尊重老年人 护理人员应与老年人多沟通，细致观察，及时发现其精神、身体上存在的问题及生活中的困难；熟悉当地的物资申领及求助途径，尽量满足老年人及其家庭的生活需求。

2. 尽可能提供适宜的生活环境 老年人的室内应注意保持适宜的温湿度及良好的通风和光线，新鲜的空气对老年人的健康极为重要；降低噪音，老年人喜欢安静，尤其对生病的老年人，安静的环境有利于疾病的恢复，可以通过降低家人说话声或装隔音设备等降低噪音；配备无障碍设施，老年人因为疾病或残疾可能需要使用轮椅等辅具，护理人员应配合社区对老年人的家庭环境进行适当的改造，为老年人的生活和活动提供方便。

3. 建立家庭病房 医护人员定期上门服务，进行体格检查，可避免老年人频繁往返医院。适宜于家庭病房的疾病种类包括慢性心、肺、肝、肾疾病的稳定期，骨伤固定稳定后，椎间盘突出，骨关节炎，神经系统疾病如脑卒中后偏瘫、阿尔茨海默病，恶性肿瘤放化疗期间或晚期等。家庭病房要注意保持清洁卫生，每日定时打扫和整理。

4. 健康教育 针对灾后老年人的健康问题，护理人员应该深入社区加强老年人的健康教育，包括灾害自救、自我调节和适应、如何寻求帮助、家庭备灾计划等，以增强老年人的自我保护意识。

5. 对老年人家庭的支持和护理 灾害发生后，老年人整个家庭都是受灾对象，家人在照顾老年人的同时还要积极调整自我、重建家园，因此在生理、心理上都承受着较大压力。护理人员应该从医疗健康、心理情感上以及社会参与等方面给予支持，保证患者的生活质量。

四、残疾人的灾害护理

灾害往往会导致一批人出现残疾，而灾前就已有残疾的人其疾病或残障程度可能会因灾害而加重。残疾人这一群体有着特殊的健康问题和心理、社会反应，护理人员应对他们及其家庭提供精心护理，帮助残疾人实现身体、心理的康复并适应社会。

（一）评估问题

1. **生理问题** 灾害可能使残疾人出现新的躯体症状或使原有的躯体症状加重。如血压升高、心跳加速、恶心、呕吐、食欲减退、消化不良、失眠等；身体更加虚弱，容易跌倒、受伤；慢性病急性发作，等等。

2. **心理问题** 部分残疾人可能出现恐惧、无助、焦虑、绝望、紧张、抑郁、内疚、自责、怀疑、罪恶感等情绪；在情感认知方面，常出现注意力不集中、幻听、幻视、记忆力减退、沟通困难、情感淡漠等。

3. **行为问题** 残疾人因行动不便、反应力下降等使其自身的自救和逃生能力降低，表现出更大的脆弱性。经历灾害后往往使疾病或残疾程度加重，活动和自理能力进一步降低。灾后环境改变所致的生活不便在残疾人身上往往被放大，变得更明显，他们的生活起居更加困难。

（二）护理干预措施

1. **残疾人的社区护理** 灾后社区护理可帮助残疾人将其在医疗机构中得到的治疗和康复在一定程度上得以延续，可让残疾人在熟悉的社区环境中、在亲人们的关怀下得到便利的、高质量的护理服务。医护人员、营养师、康复师等组成的康复团队可以在社区内上门进行健康指导，及时发现残疾人现存的和潜在的健康需求并进行动态评估；鼓励残疾人参加社会活动；在民政部门和残疾人联合会等多部门的指导下，建立社区残疾人关爱机构，协调处理相关事宜；通过各种形式对残疾人进行健康宣教，同时在社区中针对残疾人的特点进行防灾备灾的探索。

2. **心理护理** 残疾人面对突发性灾害时容易产生悲观失望、气馁甚至绝望等负面情绪。心理护理的目的是帮助残疾人正视现实，正确对待治疗，重新树立对生活的信心，从而有效地接受各种功能训练和治疗，促进其全面康复。

3. **环境改造** 护理人员应协助相关部门，充分评估家庭、社区和公共场所环境，对妨碍残疾人生活、学习和工作的设施进行无障碍化改造，如台阶坡道化改造、增加扶手、安装紧急呼叫装置等。在信息传播领域，特别是灾民需要获取的信息，应尽可能用文字、声音、图像、手语等不同形式，使各类残疾人特别是聋哑人能尽早获得相关信息。

4. **并发症的预防**　残疾人因为行动不便、活动量减少、营养摄入不足等原因，容易并发压疮、尿路感染、肺部感染、深静脉血栓等，社区护理人员和家属需做好观察和健康指导工作，积极预防和治疗并发症。

5. **对残疾人家庭的护理支持**　对家属的护理支持包括知识技能支持、心理情感支持和社会支持三方面。在知识技能支持方面，正确的生活和锻炼方式可以促进残疾人康复或减轻残疾程度，因此护理工作者应给予残疾人及家属相关的健康教育，教会其正确实施护理，可通过健康讲座、家访指导、电话随访等形式提供知识技能上的支持。在心理情感支持方面，护理人员应鼓励家属倾诉其内心的感受，允许其抱怨在照顾残疾人过程中的困扰、难处和不如意等，并与其分析问题，进行针对性的指导。在社会支持方面，护理人员要鼓励残疾人"发声"，通过与相关组织沟通，尽力为残疾人创造就业机会、申请困难补助、获得医疗救助等，缓解残疾人家庭的经济压力。社区在灾害救助时要注意对残疾人给予特殊照顾，确保残疾人及其家庭的利益得以维护。

（黄文姣　冯先琼）

第六章 灾害心理障碍及康复

第一节 概　念

世界卫生组织（World Health Organization，WHO）将健康定义为个体身体、心理及社会的良好适应状态，突发性灾害是对这一状态的全面考验。灾害事件又被称为创伤性事件，依据事件的性质，可大致分为人为灾害和自然灾害；依据持续的时间，又可分为短时灾害、持续灾害或反复性灾害。创伤相关心理障碍可依据时间分为急性心理障碍（距离灾难发生小于1个月）和慢性心理障碍（距离灾难发生大于1个月）。

创伤相关心理障碍包括多种心理危机，除最常见的以闯入性记忆（intrusive）、回避（avoidant）、高唤醒（hyperarousal）为三大主征的创伤后应激障碍（PTSD），还包括情绪障碍、躯体化症状，如抑郁/焦虑症状、惊恐障碍、分离症状、头痛、睡眠问题等。

近来对成年人的调查显示，创伤相关心理障碍在一般人群中的发病率存在一定差异：如在澳大利亚，PTSD 12个月的患病率是1.33%；而在美国底特律，PTSD的终身患病率是9.2%。发病率在遭受重大创伤事件的特定人群中具有更大的差异。差异来源于很多方面，如性别、年龄、人种、遭遇创伤事件的累积次数、遭遇创伤事件前的心理健康状况、创伤发生时的暴露及损伤程度等。

处于成长时期的青少年，同样有可能暴露于重大创伤事件之下。对美国某大学学生的调查显示，84%的受访者至少经历过1次重大创伤事件，33.3%以上的受访者经历过4次以上的创伤性事件；在德国，14~24岁人群的抽样调查显示，26%的男性与17.7%的女性曾遭遇创伤性事件。青少年经历创伤性事件无论是否会发展为PTSD，其心理状态都会受到影响，且成年后罹患多种心理疾病的风险增加。青少年创伤相关心理障碍的研究呈现出比成年人更为多变的结果。发展认知理论认为，青少年研究结果的多变性，除有与成年人类似的影响因素外，更不应该忽视青少年这一时期的特殊影响因素，如中枢神经系统的发展、学业压力、各项认知能力的成熟等。所以针对这一类人群创伤相关心理障碍的探讨更为重要，也更为复杂。

一、急性心理障碍

急性心理障碍，是指距离灾难发生小于1个月的时间内，受灾个体出现心理障碍，其中以急性应激障碍（acute stress disorder，ASD）最为常见。急性应激障碍，也称为急性应激反应，是由剧烈的、异乎寻常的精神刺激，生活事件或在持续困境的作用下引发的精神障碍。可发生在各个年龄段，多见于青壮年，男女发病率无明显差异。

（一）诊断标准

《精神障碍诊断与统计手册》由美国精神病学会于1952年出版，2000年经过修订后（第四版修订本，DSM-Ⅳ-TR），手册内容更加完善。在DSM-Ⅳ-TR中，急性应激障碍的诊断标准如下。

1. 患者曾暴露于创伤性事件，存在以下两种情况：

（1）患者亲自体验、目睹，或遭遇某一件或数件涉及真正的（或几乎会招致）死亡或严重损伤，或者涉及自己或他人躯体的完整性遭到威胁的事件。

（2）患者有强烈的害怕、失助或恐惧反应。

2. 在体验这种令人痛苦的事件之时或之后，患者会表现出下列3项或更多的分离性症状。

（1）麻木、与环境脱离，或缺乏情绪反应的主观感受。

（2）对他（或她）周围环境的认识能力有所减弱（例如"发呆"）。

（3）现实解体：自发地诉说外部世界的性质发生了改变，因而显得不真实，如感到现实世界疏远、缺乏生气、似乎是假的或者像舞台，人们在上面表演着规定的角色，而不是自己的精神活动或身体的性质改变。患者一般知道这种改变是不真实的，否则为现实解体妄想。

（4）人格解体：一种知觉障碍，特征为自我关注增强，但感到自我的全部或部分似乎是不真实的、遥远的或虚假的；这种改变发生时，感觉正常而且情感表达能力完整；觉得身体某部分变大、变小、分离、嵌合、空虚。自知力一般能保留，否则为人格解体妄想。

（5）分离性遗忘：不能回忆该创伤的重要方面。

3. 以下列一种或多种方式，持续地重新体验到这种创伤事件：

（1）反复的印象、思想、梦、错觉、闪回发作。

（2）这种体验的生动再现感。

（3）回忆到上述创伤事件时的痛苦烦恼。

4. 对于能引起创伤回忆的刺激，做明显地回避（例如思想、感受、谈话、活动、地点、人物）。

5. 明显的焦虑或警觉增高症状（例如难以入睡、易激惹、注意力不集中、警觉过高、过分的惊吓反应、坐立不安）。

6. ASD产生了临床上明显的痛苦烦恼（如在社交、职业或其他重要方面的功能缺损），或者影响了患者继续其必需的事业。

7. ASD至少持续2d，最多不超过4周，并发生于创伤事件之后4周之内。

8. ASD并非由于某种物质（例如某种滥用药物、治疗药品）或由于一般躯体情况所致的直接生理性效应，也不可能归于短暂性精神障碍，而且也不只是已有的轴Ⅰ或轴Ⅱ障碍的恶化加重。

（二）流行病学

单纯对灾后急性期心理障碍进行流行病学调查的研究不多，可参考的资料也很有限。

"9·11"事件是标志性的恐怖袭击事件，事件发生5~8周后随机电话调查988人显示，57.8%的受访者在过去1个月内有PTSD症状；8.8%满足PTSD诊断标准；事件发生1个月以内最常见的症状是闯入性记忆（27.4%）和失眠（24.5%）；28.8%的受访者有不同程度的吸烟、饮酒或吸毒等情况，而吸烟或吸毒增加的个体患PTSD的可能性也增加；物质滥用增加的个体出现抑郁症状的可能性也增加。该研究显示，低社会支持、处于事件中心地带、事件发生前的1年内经历过应激事件、有过惊恐发作和财产损失及参与救援是发生急性应激障碍的危险因素。

相比于国外，国内学者的探讨多集中于车祸与火灾。研究认为车祸对伤者心理的影响在早期就有显现：受伤7d内，伤者会体会到强烈的分离及羞耻感。

总体来讲，灾后急性心理障碍的流行病学研究有很大欠缺，在未来的研究中需要予以重视。

二、慢性心理障碍

PTSD属于慢性心理障碍，PTSD是指个体经历、目睹或遭遇到一个或多个涉及自身或他人的实际死亡，或受到死亡威胁，或严重受伤，或躯体完整性受到威胁后，所导致的个体延迟出现和持续存在的精神障碍。PTSD的患病率报道不一，但女性比男性更易发展为PTSD。

（一）诊断标准

依据DSM-Ⅳ-TR，PTSD的诊断标准如下。

1. 该个体曾经暴露于同时具备以下两点的创伤性事件

（1）患者经历、目睹或者遭遇到一个或多个涉及自身或者他人的实际死亡，或者受到死亡威胁，或严重受伤，或躯体完整性受到威胁。

（2）患者的反应包括强烈的恐惧、无助或惊恐。在儿童身上，可能表现为混乱或激惹性行为。

2. 创伤性事件在以下一个（或多个）方面持续性地重新体验

（1）反复、插入性地对事件的苦恼记忆，包括图像、想法或者感知。在年幼的儿童身上，重复性的游戏中可以出现创伤事件的某些主题或者片段。

（2）反复的有关事件的苦恼的梦。在儿童身上，可能出现令人惊恐的梦，但是没有可辨识的内容。

（3）患者表现出或感觉到好像创伤性事件重现了（包括再体验创伤经历、错觉、幻觉、分离性闪回事件，包括在清醒或中毒状态时发生）。在年幼的儿童中，可能会出现创伤特异性的重演。

（4）当暴露象征着创伤性事件的某些方面或者与创伤性事件某些方面相似的内在或者内在的提示时，常产生强烈的心理苦恼。

（5）当暴露象征着创伤性事件的某些方面或者与创伤性事件某些方面相似的内在或者内在的提示时的生理反应。

3. 患者对创伤伴有的刺激做持久的回避，对一般事物的反应显得麻木（在创伤前不存在这种情况），表现为下列几项或更多

（1）患者回避与创伤相关的想法、感觉或者对话。

（2）回避会促使患者回忆起创伤的活动、地点或人物。

（3）患者无法回忆创伤的重要方面。

（4）患者对重要活动的兴趣或者参与感明显降低。

（5）患者与他人有疏远隔离的感觉。

（6）患者情感受限（如无法感受到爱的感觉）。

（7）患者对未来失望的感觉（如不期望能有一份职业、婚姻、孩子或者正常的人生）。

4. 患者警觉性增高的症状（在创伤前不存在），表现为下列几项或更多

（1）难以入睡，或睡眠困难。

（2）患者易激惹或易发怒。

（3）患者注意力集中困难。

（4）患者过度警觉。

（5）患者有过分的惊吓反应。

5. 上述障碍症状（2、3、4）持续时间超过1个月。

6. 这些障碍症状导致了明显的苦恼，例如社交、职业或其他重要方面的能力受损。

（二）流行病学

在德国，对年龄14~24岁人群抽样调查显示，1%的男性和2.2%的女性符合PTSD的诊断标准。在美国，对4023名青少年（12~17岁）的电话访谈显示，6个月PTSD的患病率男生为3.7%，女生为6.3%。在撒哈拉沙漠以南的非洲乌干达东北部，儿童及青少年精神类疾病的患病率分别为（3~19岁，来自420个家庭的1587名调查对象）：焦虑障碍26.6%，PTSD 6.6%，两者的患病率都在青少年中较高。在我国广东省湛江市，针对中小学生的调查（38个班级1140人）显示，PTSD、焦虑、抑郁的患病率分别为：PTSD 3.85%，焦虑10.20%，抑郁6.10%，PTSD与焦虑共同罹患率为3.4%，PTSD与抑郁共同罹患率为2.10%，PTSD与焦虑、抑郁共同罹患率为2.00%；女学生PTSD伴发焦虑的比率高于男学生。研究显示，挫折感、女性、独生子女是PTSD伴发焦虑、抑郁的易感因素。虽然创伤性事件是青少年发生PTSD的独立预测因子，但创伤性事件不能独立预测青少年吸烟、饮酒或物质成瘾的发生率是否增加。研究发现，只有当青少年罹患PTSD时会出现吸烟、饮酒或物质成瘾的发生率增加。这说明罹患PTSD会进一步增加青少年的认知功能异常，

进而表现出更多的 PTSD 症状，更易被创伤关联物体所激惹。人际关系麻木、女性、伴随其他情绪障碍等因素可能是 PTSD 症状迁延的原因。

（三）人为事故所致创伤相关心理障碍

1. **国际研究**　从最常见的车祸、大型事故到战争，再到恐怖袭击事件，国外的研究人员对人类行为造成的创伤性事件对经历者心理状态的影响进行了广泛的讨论。

对车祸受伤者的调查显示，在车祸发生 1 个月、3 个月、1 年后分别有 39%、23.1%、16.5% 的人符合 PTSD 的诊断标准。而针对 52 名重伤者的研究显示，车祸发生 12 个月后，25% 的受访者符合 PTSD 的诊断，另有 21.2% 的人接近 PTSD 的诊断标准。出现 PTSD 后，患者表现出分离、抑郁症状，其生活质量有所下降，社会功能更明显地显现出异常。受伤严重程度及认知功能障碍与 PTSD 和抑郁、分离症状无显著相关；是否发生 PTSD 与创伤严重程度、对危险信号的警觉、车祸时的分离症状、女性、车祸前的情绪障碍有关。经历车祸 3 个月后，闯入性记忆、持续的医疗问题是预测 PTSD 症状持续 1 年的危险因子。经历车祸 5 年后大部分人报告恢复良好，但仍有一部分人报告有社会功能、躯体或心理异常。这个群体中有 25% 的人表现出对驾驶或乘坐机动车有焦虑症状；生活质量在车祸后 3 个月至 5 年没有显著变化。PTSD 症状持续 5 年的危险因素是：车祸造成的躯体伤害、闯入性记忆及情绪障碍。

其他事故造成的伤员显示出与车祸伤员类似的情况。1996 年 1 月至 1999 年 1 月，荷兰的研究显示（共访谈 196 人，应答率为 85%），出院 1 年的时间内，33% 的人因伤更换了工作或将日常生活做了调整。其中 127 名尚处于工作年龄的人中有 26% 无法继续工作；超过 30% 的人在以下方面存在困难：自我照料、躯体活动、日常活动、疼痛或不适、焦虑或抑郁、认知能力；而受伤部位、受伤严重程度、女性是出现长时功能障碍的预测因子。

波及大面积人群的大型事故如溃坝、漏油等则可能造成更为持久的心理危机。例如，埃克森公司瓦尔迪兹油轮漏油事故 1 年后，周边居民 PTSD 的患病率为 9.4%，是该地区其他人群的 2.9 倍；同时广泛性焦虑、抑郁的患病率也比该地区其他人群高。又如，希腊船难发生后 5~8 年，217 名接受调查的幸存者中至少有 111 人（51.7%）表示在过去的时间里曾发生过 PTSD，且 90% 都发生在事件发生后的 6 个月之内，其中 33.3% 的人在事件发生后 1 年内症状好转，另外 33.3% 的人出现症状迁延。

另一项相隔时间更长的研究是对经历过1972年的布法罗河溃坝事故的青少年进行的时隔17年的调查。结果发现，在事故发生2年后被诊断为PTSD的青少年，虽然其成年后PTSD症状有所减轻，但是物质滥用及自杀观念却随着年龄的增长有所增加，且成年后仍符合PTSD诊断的个体全都是女性。

战争不同于车祸或一般事故，它对人群施加的是一定时期内持续性的创伤暴露。参加过伊拉克或阿富汗战争的老兵（18 305名）中，在脱离战场后的1年内，分别有8.5%及14.0%的人出现伴有重度功能丧失的PTSD或抑郁，其中有一半的个体同时表现出酗酒或攻击行为。

早年针对泰国－柬埔寨边界冲突的研究显示，当地青少年受冲突影响，大多诉说有躯体化症状，并表现出社会退缩、注意障碍、焦虑或抑郁症状，且与暴露程度有剂量－反应关系。这种剂量－反应关系在受黎巴嫩战争波及的青少年中也有所表现。政治及军事冲突对青少年心理健康的危害性，在移居他国的难民中仍能观察到，例如，柬埔寨难民发生的PTSD表现出家族聚集及代际传递。而这些研究同样显示，社会支持，特别是情感支持可能是缓解难民PTSD及抑郁的有效方法。

"9·11"事件中的部分救援人员（444人），虽然在灾后1~4年其PTSD的患病率及功能障碍随着时间推移在下降，但自杀观念出现的比例却在增加。灾害事件中亲人遇难是幸存者远期精神健康的最大危险因素。

"9·11"事件发生6个月后，对纽约市内四年级至十二年级青少年的随机抽样调查（8236名）显示，受访青少年表现出焦虑或抑郁（28.6%）、广场恐惧症（14.8%）、分离焦虑（12.3%）、PTSD（10.6%）等心理异常，其中女孩及小学四五年级学生是易感人群。灾害事件中个人及家庭的暴露程度、事件前遭遇创伤的次数是危险因子。校园枪击事件是青少年容易卷入PTSD的另一类暴力事件，事件的受害者更容易感到抑郁或孤独，旷课次数也会增加，遭受袭击后的失控感是发生心理障碍的危险因素。

2. 国内研究 相比于国外，国内学者的探讨多集中于车祸与火灾。随访研究显示，车祸伤后（纳入患者81例）3个月内有40.17%及38.13%的受访者曾分别符合焦虑或PTSD的诊断标准。另一项同样对车祸受伤者进行了3个月及12个月的随访研究（纳入患者105例）认为，3个月后和12个月后PTSD的患病率分别为35.23%及33.33%。车祸受伤者的性别及个体心理特征是发生PTSD的易感因素。受伤者遭遇的车祸越严重，PTSD的患病率越高；且伴随有亲人遇难、受伤者为女性等情况者 PTSD 患病率高于其他群体。在遭受车祸的儿童中（24 名参与研究），95.83% 的儿童会发生急性应激障碍；车祸发生 2 个月后 PTSD 的可能患病率为 41.67%，同时伴随着多种社会功能的受损（如兴趣减退、学习成绩下降）。该研究显示车祸后的意识障碍而非结构受损，才是应激障碍发生的危险因素。遭遇车祸时年龄较大的儿童恢复较好。目睹特大火灾 1 个月后距灾害现场 200 米的六年级、初一、初二的学生（387 名）可能会出现 PTSD 及焦虑、躯体化障碍或惊恐等症状。火灾亲历者中，女性或既往有创伤经历是心理障碍的可能易感因素。1 年后再次测量显示该群体焦虑症状评分仍在上升。在火灾发生时处于 14~16 岁年龄段、火灾 1 个月后的焦虑或 PTSD 症状较重。受灾者的应对方式或家庭教养方式不恰当等是造成焦虑症状持续存在的危险因素。

（四）自然灾害所致创伤相关心理障碍

1. 国际研究　国外对自然灾害造成心理障碍的研究多集中在飓风及海啸上，对地震的讨论相对较少。在飓风发生 3 个月后对 5687 名青少年进行的调查发现，PTSD 的患病率具有种族、性别、年龄差异，但总体患病率不低于 5%，其中，女性及低年龄群体更易发生 PTSD，且女性有更多的情绪问题，而男性则有更多认知或行为问题。米契飓风发生 6 个月后对 158 名青少年的追踪发现，PTSD 及抑郁症状在受灾严重地区的群体中表现较重，且与暴露程度呈剂量正相关的关系。另一项对飓风袭击 18 个月后的儿童（71 名）及青少年（191 名）的研究显示，飓风发生 18 个月后，在接受调查的群体中仍有不低于 20% 的儿童及 8.3% 的青少年表现出中到重度的 PTSD 症状，其中，儿童组中 50% 以上的受访者表现出重度症状，97.6% 的受访者广泛存在轻度症状，但晚发 PTSD 的情况并不常见。青少年组中 25% 为重度患者，同样晚发 PTSD 也不常见。多元方差分析显示，在小学年龄组中，飓风初期的创伤情况对 PTSD 症状的持续存在有预测作用，而在中学生组中仅显示出这种作用趋势。该研究同时发现，3 个月后表现出轻度 PTSD 症状的个体，其症状不会因为时间的推移而加重或减轻；如果 3 个月后表现出严重 PTSD 症状，则有 30%~45% 的可能性在 18 个月时仍有中到重度的 PTSD 症状。由此可见早期的 PTSD 症状对后期症状有预测作用，且受到儿童、青少年所处年级与灾害暴露严重程度的调节。2004 年印度洋海啸后 2 个月，成年人 PTSD 的患病率分别为：异地安置 12%，本地安置 3%~7%；而在青少年中，PTSD 的患病率分别为：异地安置13%，本地安置11%，受灾参照人群的患病率为6%。在灾后9个月，异地安置群体的PTSD症状并没有明显改善。由此可见无论是对于成年人还是青少年，异地安置都是心理障碍的危险因素。

对于地震造成心理伤害的研究，较早的是对1988年亚美尼亚地震地区学龄儿童的调查（280名），结果显示，受灾严重程度及家庭成员遇难是心理危机的独立预测因素。对该地震灾害的另一项长达36个月的追踪研究指出，低社会经济地位是地震幸存者远期躯体及精神健康状况的危害因素，在女性及儿童群体中的后期作用尤其明显。

2. 国内研究　汶川大地震发生之前，国内对自然灾害造成心理障碍的研究不多，主要集中在对洪灾的研究。但汶川大地震后，国家对地震所带来的影响进行了较为全面的分析。

国内早期对洪水幸存者的研究显示，1998年湖南洪水2年后25 478名受访者中仍有9.7%报告有PTSD症状；生活在洪灾区的青少年（7~15岁），灾后急性应激障碍的患病率为17.7%。对成年人来说良好的社会支持是PTSD症状的保护因素；而年龄、洪灾类型、受灾经历、行为问题是青少年应激障碍的影响因素。

在对汶川大地震中的成年幸存者时隔1年后进行的调查显示，男性、受教育水平高、收入高、低暴露、良好的社会支持及应对方式是心理健康的保护因素。

以追踪测量时间为线索，汶川大地震对青少年心理的影响随时间呈现以下情况：地震6个月后，震中周围地区青少年PTSD的患病率为2.5%（3208名受访者），其中都江堰地区青少年PTSD、焦虑、抑郁患病率分别为15.9%、40.8%和24.4%（初一至高一，1925人），此时的危险因素为女性、青春期后期、自身受伤或被掩埋、亲友伤亡、房屋受损、目睹他人伤亡；此时的保护因子是良好的社会支持。地震发生10个月后，初中生（1841名，距离震中327公里）PTSD的平均患病率为28.4%（女性32.7%，男性23.8%；高暴露组38.6%，低暴露组24.3%），此时的危险因素为女性、高暴露、房屋受损、不良的应对方式。地震发生12个月后，对都江堰地区青少年（初一至高一的学生2250人）的两次测评（震后6个月和12个月）显示，焦虑性情绪障碍的患病率分别为40.9%、42.7%，此时的危险因素为青春期后期（>14岁）、居住在农村、母亲受教育程度低（初中及以下）、灾后继发的负性生活事件、不良的社会支持。地震发生15个月后及36个月后，调查对象为 596 名 8~16 岁青少年，PTSD 的患病率分别为 12.4% 及 10.7%，抑郁的患病率分别为 13.9% 及 13.5%，PTSD 和抑郁的共同患病率分别为 4.2% 及 4.7%，且 PTSD 或抑郁评分在两次测量之间没有改善。这种变化趋势可能与青少年逐渐减少了对心理保健资源的利用有关。另有对来自灾区的 212 名大学生的研究显示，暴露严重程度是心理健康及幸福感重要的预测因素。最新研究显示，连续经历两次地震的受访者焦虑障碍的患病率为 15%，PTSD 的患病率为 29%，且第一次地震后所遗留的经济及心理压力对第二次地震后的心理障碍有预测作用。

三、创伤相关心理障碍的影响因素

（一）年龄与学业

年龄对创伤相关心理障碍的影响已被很多研究所证实，儿童与青少年群体，不仅更易出现心理障碍，而且也容易出现行为障碍。年龄的影响也许并不呈线性关系，例如：对 289 328 名 2002—2008 年曾在伊拉克或阿富汗服役的士兵的调查显示，年龄小于 25 岁或大于 40 岁的士兵相比于其他年龄组有更高的 PTSD 患病率。当然在青少年群体中有一个与年龄关系密切的因素不容忽视——学业。随着年龄的增长，受教育水平也在不断增长。一项关于遭受飓风袭击 18 个月后儿童及青少年心理健康的研究显示，飓风发生 18 个月后，20% 以上的儿童及大约 8.3% 的接受调查的青少年显示出中度到重度的 PTSD 症状。在小学年龄组中，研究者监测到暴露及早期 PTSD 症状的严重程度对 PTSD 症状的持续性有预测作用；而在中学生组中仅表现为不显著的作用趋势。由此可见，暴露及早期 PTSD 症状的严重程度对后期症状的预测作用受到年龄与学业的影响。在汶川大地震 6 个月后，对都江堰 2250 名学生的调查也同样发现，学业压力是 PTSD 症状严重程度的预测因子。

（二）性别

大多数心理障碍的易感性都存在性别差异，创伤相关心理障碍也不例外。目前较为一致的观点是，女性是创伤相关心理障碍的易感人群。有研究指出女性对于 PTSD 的易感性是男性的 2.3 倍，不论是飓风这样的自然灾害还是海湾战争这样的人为事件，其对女性的影响都大于男性。虽然终身遭遇创伤性事件的概率及次数可能在性别之间没有差异，但是女性某些生理特性也是 PTSD 的易发因素，如生产。有 1.5% 的女性可能在产后的 6 周内出现 PTSD 症状。另一项类似的研究同样指出，24% 的女性在产后会表现出至少一种

PTSD的症状。日本"3·11"强震9个月后，对仙台市1489名女高中生的调查显示，在实际完成调查的1180名学生中，有118名符合PTSD诊断，且经前综合征及经前情绪障碍在这些患有PTSD的学生中患病率显著增加。同样，性别可能带来更多创伤事件类型上的差异，如童年性侵害在女性中更为常见；遭遇侵害的女性更易发生自杀或严重自伤行为，抑郁更早发，且更易伴随惊恐障碍；PTSD可能会对女性带来更大的危害，如相对于男性，女性更易产生酒精依赖，成年后的健康维护费用增加。而创伤早期的及时干预也许能有效降低这类严重不良后果的发生率。

（三）种族

创伤相关心理障碍同样表现出种族差异。社区研究显示，美国白人（成年人）中PTSD的患病率是6.3%，华裔美国人终身抑郁的患病率是6.9%、心境恶劣的患病率是5.2%。1992年安得烈飓风6个月后对青少年的调查显示，3%的男性及9%的女性符合PTSD的诊断，其中黑人及西班牙人患PTSD的比例相比白人更高。同样对飓风艾克经历者的研究也发现，暴露程度、财产损失及创伤后失业，对白人幸存者来说是罹患PTSD的危险因素；而非洲裔美国人发生PTSD和抑郁的概率更大，且与财产损失严重程度相关；暴露程度则是拉丁裔美国人罹患PTSD的危险因素。

患病率的差异，可能是由于不同种族有着不同的创伤暴露易感性，且其独特的文化对创伤干预措施的效果也有所影响。虽然也有研究表示在创伤暴露频次上白人高于黑人，但是更多的研究指出，黑人作为少数民族可能会遇到更多能够造成PTSD症状的严重危险因子，如低教育水平、生活威胁、种族清洗、负性社会支持。例如，非洲裔美国妇女或黑人妇女在面对家庭暴力造成的精神创伤时很少寻求帮助，且客观救助资源的占有率及主动寻求救助的可能性都较低。同时，伴随抑郁症状的认知－情感体验是罹患PTSD的非洲裔美国妇女会产生自杀念头的重要因素。

宗教观念作为文化的一部分对创伤相关心理障碍的发生也有影响。对柬埔寨冲突中993名幸存者的调查发现，抑郁、PTSD、分离等症状都与文化有一定的关联性。2005年巴基斯坦地震3年后对200名成年幸存者的研究发现，有65%的受访者达到PTSD的诊断标准。是否有明确的生活目标，部分决定了症状水平及情绪的积极程度，但与宗教观念有关的消极应对方式（如将地震理解为神明的惩罚及缺乏灵性）则与高的症状水平及消极情绪相关。信仰天主教讲西班牙语的白人青少年，虽然在调查中都表现出更接受心理治疗而非药物治疗，但是他们并不认为创伤经历可能是导致其发生抑郁症状的原因。同样，信念对于处于战争中的以色列青少年来讲是心理健康的保护因素。

（四）家庭环境

人际冲突是青少年发生PTSD的易感因素。父母早期离异、目睹家庭暴力是发生PTSD及其他精神疾病的独立预测因素。创伤事件发生初期患者对自我及社会的负性认知会与可能出现的创伤症状形成恶性循环。

（五）共患病

2~5岁的儿童也有发生精神疾病的可能，所以，不能忽视创伤发生前即已存在的精神或心理疾病对创伤相关心理障碍的影响。研究显示，早期患有心理疾病的儿童及青少年与正常同龄人相比，虽然在遭遇创伤性事件的概率上没有差异，但前者报告体验到更多的人际冲突。PTSD常见与抑郁或焦虑障碍共病。在共病的情况下，PTSD症状的严重程度会影响抑郁或焦虑患者自杀观念的严重程度，即使仅表现出诊断阈限以下的PTSD症状，也可能增加自杀风险。情绪控制障碍、缺乏有效的情绪控制策略或缺乏情绪清晰度的个体表现出更加严重的PTSD症状；PTSD伴随双相情感障碍会导致躁狂发作及自杀倾向的增加；如与进食障碍中的贪食症共病，则会表现出更严重的负性情绪、暴食行为及吐泻前后更急剧的负性情绪变化。

（六）其他因素

遭遇创伤次数的累加效应同症状的严重程度相关。对2030名儿童及青少年（2~17岁）的研究显示，如果儿童及青少年在一年内经历4次以上不同程度的创伤事件，其应激障碍的患病率较高。而某些特质是PTSD的独立预测因素，如特质焦虑。

（鄢婷婷）

第二节　应对与干预方式

一、评估

为了更全面地了解受灾人群的心理需求，更有针对性地实施干预，我们首先需要对受灾人群的心理状况进行评估。虽然现行的心理评估工具种类繁多，但专门针对受灾人群的评估工具却是寥寥无几。一项系统分析发现，在纳入的 794 篇有关地震研究的文献中（截至 2014 年 7 月），总共使用了 217 种评估工具，其中 244 篇报告震后 1 个月内心理状况的文献共使用了 73 种工具。使用频率前 5 位的工具依次为 90 项症状自评量表（symptom checklist 90，SCL-90）、抑郁自评量表（self-rating depression scale，SDS）、焦虑自评量表（self-rating anxiety scale，SAS）、创伤后应激障碍（PTSD）症状量表平民版（PTSD cheeklist-civilian version，PCL-C）和事件影响量表（impact of event scale-revised，IES-R）。由此可见，亟待编制针对灾后人群心理健康与行为问题评估的专用量表，以方便对受灾人群进行评估和筛检。

二、应对方式

（一）韧性

韧性，也称心理弹性，是指人们面对灾难、挫折、悲剧及创伤事件时的应对能力。"9·11"事件发生后对纽约成年人的随机电话调查（2752 人）发现，影响韧性的因素有性别、年龄、种族、教育水平、创伤暴露程度、收入变化、社会支持、慢性病、近期及过去的生活应激。韧性在创伤事件中的作用与个体所有的应对策略及社会支持有关。用 Creole 版的韧性测量问卷对 2010 年海地地震幸存儿童及青少年[872 名儿童及青少年，年龄在（14.91±1.94）岁]进行的研究显示，社会支持与韧性呈正相关，但性别、年龄及居住城市与韧性不存在显著相关性。有关研究表明在正常大学生群体中韧性与大五人格中的神经质呈负相关，与外向性、责任感呈正相关；任务导向的应对方式与韧性呈正相关，并对学生大五人格中的责任感与韧性之间的关系起调节作用；情绪导向的应对方式与韧性呈负相关。

韧性对青少年创伤经历与罹患精神疾病的关系起调节作用。对 1488 名退伍士兵的研究显示，青少年的创伤经历是产生抑郁症状及自杀观念的危险因素，而韧性是避免发生这一情况的保护因素。我国研究者在对汶川大地震受灾青少年的研究中得到了类似的结果。首先，有研究证明康纳戴维森的韧性量表在中国儿童及青少年中有较好的信度和效度。随后在地震后一个半月对都江堰安龙镇某九年制学校学生的调查发现，韧性中的积极认知和信任两个维度对降低学生创伤后应激反应有比较大的作用，而社会支持维度能增强受灾学生对亲人遇难带来的负向影响的应对。这一结果得到对同是汶川大地震重灾区的绵竹某中学初一学生研究的验证。

（二）应对方式

应对方式是指个体在面对挫折和压力时所采用的认知和行为方式。对士兵的研究认为，积极的应对方式有利于社会功能的康复。在青少年人群中也有类似发现，1420名青少年分别在受灾3个月后及17个月后完成两次心理测量，PTSD得分在这两次评定中有显著下降，内部控制论及任务导向应对方式对PTSD分数降低有正向预测作用；机会控制论、女性及地震中受伤或财产损失等因素对PTSD分数降低具有负向预测作用。应对方式是个体因素（年龄、性别、遗传因素、早期经历、人格特质等）、情境因素（应激情境的客观特征，如应激程度、可控程度、人际交往技能）及环境资源（如社会支持）交互作用的结果，三者只有以适宜方式的相互结合才能达到良好的应激应对效果。只有习惯于表述的个体在对创伤性事件进行表达式写作后，其焦虑水平才表现出连续3个月的下降；而不习惯于表述的创伤性事件经历者经过表达式写作，则可能导致其焦虑水平的上升。我国研究者在对汶川大地震及舟曲泥石流灾害的研究中，同样观察到积极应对方式对学生心理健康的保护作用。

三、干预方式

创伤后及时、适当的心理危机干预是帮助儿童和青少年渡过危机、减少创伤的有效措施。但是，在一般人群中拥有精神急救相关知识的人员比例非常有限，即便是医护人员也比较缺乏精神急救方面的专业知识。影响心理危机干预开展的因素还有生活环境（如住在农村或偏远地区）、羞耻感（如尴尬、害羞）、方法的适宜性，例如，有研究表明心理汇报对于交通事故幸存者PTSD的干预有害无益。现有研究认为有效的治疗方法有以下几种。

1. 药物治疗 5-羟色胺再摄取抑制剂（如帕罗西汀或舍曲林）具有良好的耐受性及疗效；环丝氨酸或丙戊酸通过降低对条件相关担忧的易感性，增强暴露认知疗法治疗PTSD的作用，并降低复发率。更多的药物治疗方法请参见精神病学相关书籍，在此不赘述。

2. 暴露疗法 暴露疗法是治疗焦虑症的行为治疗技术，是在保障患者安全的前提下，将患者暴露于恐惧的对象或环境中，使其逐渐克服焦虑和（或）恐惧。研究证明暴露疗法对治疗广泛性焦虑障碍、社交焦虑障碍、强迫症、创伤后应激障碍及恐惧症有效。

　　对 61 名青少年 PTSD 患者（女性）的随机单盲研究（31 名治疗组接受 14 次 60~90min 的暴露疗法，30 名对照组接受同等时长及频次的支持性咨询）发现，从治疗中期开始至治疗结束后 12 个月，暴露疗法在直接改善 PTSD 症状及间接改善抑郁、焦虑症状和社会功能上都优于支持性咨询。每周两次连续 9 周的暴露疗法对患有 PTSD 的妇女有显著且持久的疗效。也有研究指出暴露疗法的疗效与被试者的情感投入及习惯效应的模式相关，被试者在暴露治疗中可能表现出三种情感投入及习惯模式：①早期的情感投入，逐渐适应；②早期的情感投入，没有适应；③逐渐的情感投入，没有适应。该研究显示，仅第一种模式的被试者对暴露疗法的反应较好。

　　3. 认知疗法　认知疗法是以纠正和改变患者适应不良性认知为重点的一类心理治疗的总称。它以改变不良认知为主要目标，进而使患者产生情感及行为的变化，以促进患者心理障碍的改善。认知行为治疗就是其中之一。

　　虽然有研究指出长时间暴露疗法与认知行为治疗能达到同等改善 PTSD 症状的疗效，但大量的研究结果认为，与暴露疗法相比，认知行为治疗似乎更为有效且疗效持久，也更容易被低教育水平或低社会经济地位的成年人所接受。而在大于 6 岁的儿童中，认知行为治疗也被认为是针对焦虑谱系疾病有效的治疗方法。早期在对 1989 年至 2002 年的文献进行回顾时就已发现，认知行为治疗是对童年性侵害有效的干预方法，随后的研究不断验证了这一结果。给予因目击暴力事件而发生 PTSD 的儿童 10 次标准化的认知行为治疗，能有效减轻其 PTSD、抑郁、心理社会功能异常等症状。

　　而在青少年群体中创伤聚焦认知行为治疗则更为有效。对 1988 年亚美尼亚地震青少年幸存者为期 3 年的追踪研究显示，创伤聚焦认知行为治疗能在 3 年时间里持续减轻 PTSD 症状。并且 2000—2012 年的 26 个随机对照及 7 个非随机对照研究的系统评价显示，在遭受虐待的儿童中，创伤聚焦认知行为治疗最为有效。在创伤聚焦认知行为治疗基础上又发展出了台阶治疗模式，基于服务提供模型设计的台阶治疗模式是针对治疗中不同阶段障碍的干预模式。该模式针对青少年在创伤干预中应注意的具体问题，如干预的阶梯级数及形式、干预提供者的培训、干预提供者介入的时机、父母的参与、干预应包含的具体措施及自我管理等提供了系统方案。

　　4. 团体心理治疗　团体心理治疗一般由 1~2 名治疗师主持，治疗对象可由 8~15 名具有相同或不同问题的成员组成。治疗以聚会的方式开展，可每周 1 次，每次 1.5~2h。治疗次数可视患者的具体问题和具体情况而定。在治疗期间，团体成员就大家共同关心的问题展开讨论，观察和分析有关自己和他人的心理与行为反应、情感体验和人际关系，从而使自己的行为得以改善。

相对于个体治疗来说，团体心理治疗更适宜于学校环境。巴西针对遭受过性侵害的女孩开展了认知行为团体心理治疗，在治疗结束时焦虑或 PTSD 症状就有明显改善；且在治疗结束 6~12 个月后，治疗效果依然存在。同样对曾经经历过社区暴力事件的拉丁裔移民学生来说，接受 8 次团体认知行为治疗后，他们的 PTSD 症状得到了有效改善。

5. 社会支持　社会支持泛指社会关系，即个体与社会结合的紧密程度。具体是来自社会各方面的包括家庭、亲属、朋友、同事、伙伴、党团、工会等组织所给予个体的精神上和物质上的帮助与支援，反映了一个人与社会联系的密切程度和质量。

社会支持虽然不是一种特定的干预方式，但它却可以成为多种干预方式的增效剂。创伤相关社会支持，可以预测暴露疗法和药物疗法的单独或联合应用的治疗效果。新英格兰针对移居至此的索马里难民中的 30 名青年人开展了包含社区支持的心理干预措施，其后 12 个月的追踪研究显示，干预对象的抑郁及 PTSD 症状均有持续性的改善。在汶川大地震发生 6 个月后，对四川彭州地区某学校初二的一个班开展以提高社会支持为目标的班级团体干预，也在短期内降低了学生的 PTSD 及抑郁症状，并且在干预结束一定时期后其治疗作用仍然持续存在。

（鄢婷婷）

第七章 灾害伤员的社区康复

第一节 社区康复概述

一、社区康复的概念

社区康复是指以社区为基地开展残疾人康复工作。它是一种新的康复方式和制度，与以往的"医院康复"完全不同。1994年，联合国教科文组织、世界卫生组织、国际劳工组织联合发表了一份关于社区康复的意见书——《社区康复联合意见书》，对社区康复工作做了以下的解释："社区康复是属于社区发展范畴内的一项战略性计划，它的目的是促进所有残疾人得到康复，享受均等的机会，成为社会的平等的一员。"2004年，联合国教科文组织、世界卫生组织和国际劳工组织按赫尔辛基会议意见，对1994年的《社区康复联合意见书》进行了更新。更新后的意见书反映了社区康复方法从提供服务到社区发展的转变。意见书重新定义社区康复是"为受伤病人及残疾人康复、机会均等、减少贫困和融入社会的一种社区发展战略"，需要"通过病人及残疾人自己、他们的家庭、组织及社区，及相关的政府和非政府卫生、教育、职业、社会和其他服务机构的共同努力"，以促进社区康复项目的完成。

因此，在中国，社区康复的实施，要依靠残疾人自己和他们的家属、所在社区，及相应的卫生部门、教育部门、劳动就业部门和社会服务部门等的共同参与和努力。

二、社区康复的性质

社区康复是社区发展计划的一个组成部分,由于这一计划关系到用较新和较好的方法来解决残疾人的康复问题,所以它是一项社区发展的战略性计划,应该被纳入社区本身经济和社会发展范畴之内。

三、社区康复的目标

1. 使残疾人身心得到康复,通过康复训练和给予辅具、生活用品使残疾人生活能够自理,能够在较大的空间活动(包括步行或用轮椅代步),能够与人沟通和交流。

2. 使残疾人能享受均等的机会,主要是指平等地享受入学和就业的机会。即学龄残疾儿童能够上学,青壮年残疾人在力所能及的范围内能够就业和创业。

3. 使残疾人能成为社会平等的一员,融入社会,不受歧视,不受孤立和隔离,不与社会分开,使残疾人能得到必要的方便条件和支持以参加社会生活。

四、社区康复的依靠力量

康复计划的拟定和实施,主要依靠三股力量:社区的领导和组织、有关的政府部门(包括卫生、教育、劳动保障、人事、民政和社会服务等部门),以及残疾人本人和他们的家庭。只有三股力量联合起来,通力合作,社区康复的任务才能完成。

五、社区康复的互助支持系统

灾后社区康复的互助支持系统从宏观而言应为社区康复的三级(或多级)网络服务系统,其中包括政府机构(卫健委、民政、残联、红十字会等)、医疗机构(市级医疗机构、区县卫生医疗机构、乡镇卫生医疗机构等)、合作机构〔高校、非政府组织(Non-Governmental Organization,NGO)等〕。理想的服务网络见图7-1-1。

六、灾后社区康复

灾后社区康复通常在大型自然灾害波及的灾区进行,存在着自然地理环境破坏严重、基础设施不全、人员伤残严重等情况。以2008年"5·12"汶川大地震和2013年"4·20"芦山地震为例，灾区多分布在农村，存在交通不便、专业人员缺乏、伤员分散、康复网络不完善等客观因素，进行社区康复更加困难，但也非常有必要，这就需要借助更多政府及慈善团体资源，需要多部门联动，因此是一项更加艰巨的任务。

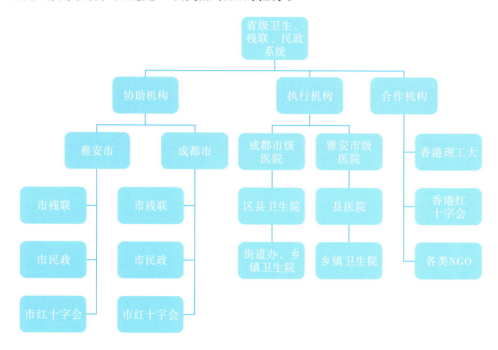

图7-1-1　三级（或多级）康复服务网络系统（以2013年"4.20"芦山地震为例）

（罗　伦）

第二节　灾害伤员的社区康复服务

一、建立灾害康复团队

灾害发生后应立即建立多学科参与的康复团队（也称康复应急救援团队），团队成员除具备熟练的专业知识外，还需要具有应急救援的培训经历或救灾经验。团队成员应包括专科医生（主要是骨科、神经外科、急诊科）、康复治疗师、社工、心理治疗师、护理人员等。这个团队可以由国家卫健委指定的灾后救治的医疗机构组建，也可以由政府的应急救灾指导中心组建，也可以由政府主导的慈善机构组建等。团队组建的方式通常有以下几种。

1. 如果当地受灾较轻，医务人员损失不严重，康复团队可以由当地最强的医院的康复团队组建。

2. 如果当地受灾较轻，但因医务人员紧缺，康复团队可以由受灾区域医疗机构联合组建。

3. 如果受灾较轻，但受灾当地的康复服务能力非常落后，需要从属地较近的先进区域组建康复团队派驻。康复团队与当地指定的灾害康复中心共同开展工作并且将各项专业技术传授给当地同行。

4. 如果当地受灾严重，则必须从属地较近乃至较远区域的先进同行组建康复团队，组建的康复团队直接派驻当地灾后医疗救治中心开展工作，继而帮助其组建本地的康复医学科，培养康复服务人才。

根据灾害轻重，灾后重建时间可短可长，灾害康复的时间亦可短可长，但几乎都长于灾民安居、民生恢复等的时间，因此应该预备2~3个批次康复团队人员及时接替或定期更换。

二、伤员信息收集策略

灾害发生后伤员信息的收集对救援至关重要。相关工作者从历次的救灾经历中逐渐完善并总结出以下几种主要的信息收集方式和注意事项。

1. **伤员首次就诊的地方** 伤员首次就诊的地方主要有当地乡镇卫生院、社区卫生服务中心、当地县级医疗机构等。这些地方的伤员信息往往都比较集中。这个阶段应特别注意，由于灾后第一时间就诊伤员的伤情都比较重，医务工作者因忙于抢救伤员，会导致信息记录不全面，伤员一旦离开后，就有部分很难再联系上。

2. **伤员被转运到的外地医疗机构或者当地省、市级医疗救治机构** 这个过程中伤员信息一般比较完善。然而由于伤员会经历多次转介，在填写信息时常常会参照原有资料，这会导致信息没有及时更新，最终仍有部分伤员失去联系。

3. **当地政府机构** 政府机构会以县、乡、村（或社区）、组（或街道）等为单位来集中伤员信息，但由于专业所限，往往对伤员的伤情及救治情况、康复需求不能够准确收集。

4. **灾后在当地活动的慈善团体组织** 因为灾害救援经验相对丰富，在当地工作的慈善组织对于伤员的信息收集比较全面，特别是对伤员的家庭关系、社会资源、心理状况、家庭经济情况等都会有深入了解，并且其工作人员长期活跃在伤员与当地村民居住的地方。这一渠道是对伤员信息收集和跟进的极好补充。

三、建立伤员信息库

鉴于以往的服务经验，伤员信息库应以统一而全面的表格形式建立，各种途径收治的伤员，首诊（位）接待者都有责任和义务准确无误地填报所有信息。平均一个月左右要对表格的内容进行更新，收集伤员信息并为每一位伤员建立数据库，其中包括伤员的基本资料，如姓名、性别、年龄、诊断、伤前工种、患者来源、所属地区、联系地址及联络电话，并备注受伤原因、首治医院、手术医院等信息（表 7-2-1）。对于伤情较重的伤员，需要进行特别的标注，以便后期进行跟进和随访。

表 7-2-1 伤员信息数据库

建档日期	编号	姓名	性别	年龄	诊断	伤前工种	患者来源	所属地区	联系地址	联络电话

四、提供高水平的服务需求评估服务

（一）社区康复需求的评估

康复应急救援团队成员需要经过专业培训后才能负责社区康复需求的评估工作，团队成员根据所制订的伤员信息数据库表格填写伤员信息。

（二）社区康复需求的判断方式

社区康复需求评估内容包括医疗康复、居家安置、职业康复及社会康复需求等。伤员需求是否符合事实，如：病情相对较轻，伤员已经回归家庭，但是仍然存在部分功能障碍，或者还需要在社区中继续康复等纷繁复杂的情况，可以通过以下途径判断服务方式的提供（表 7-2-2）。

1. 直接通过表格信息判断出来。

2. 从医院处获得出院患者的基本信息（电话、诊断、住址等）及相关的医疗信息等进行判断。

3. 直接对住院和门诊伤员进行评估判断。

4. 直接到社区或家里探访伤员进行判断。

表 7-2-2　社区康复需求评估记录表（以 2013 年"4·20"芦山地震为例）

服务需求	评估日期：			
	评估方法与技巧			
	□面谈：家庭、医院、简介会 □电话	□面谈：家庭、医院、简介会 □电话	□面谈：家庭、医院、简介会 □电话	□面谈：家庭、医院、简介会 □电话
医疗、手术或医疗康复需求				
1. 有门诊医疗需求	□是　□否	□是　□否	□是　□否	□是　□否
2. 有继续/再住院医疗需求	□是　□否	□是　□否	□是　□否	□是　□否
3. 有手术需求	□是　□否	□是　□否	□是　□否	□是　□否
4. 受伤部位功能恢复未完成/未到极限	□是　□否	□是　□否	□是　□否	□是　□否
5. 需要轮椅助行器及生活辅具使用训练	□是　□否	□是　□否	□是　□否	□是　□否
6. 需要生活自理	□是　□否	□是　□否	□是　□否	□是　□否
7. 其他	□是　□否	□是　□否	□是　□否	□是　□否
开展医疗康复				
居家安置服务需求				
仍住院				
1. 有较严重的长期功能障碍，估计有居家安置需求	□是　□否	□是　□否	□是　□否	□是　□否
2. 没有/不确定出院居所	□是　□否	□是　□否	□是　□否	□是　□否
3. 患者无信心/不主张出院	□是　□否	□是　□否	□是　□否	□是　□否
4. 家属无信心/不主张患者出院	□是　□否	□是　□否	□是　□否	□是　□否
5. 居家环境比较恶劣，易发生意外/限制日常活动	□是　□否	□是　□否	□是　□否	□是　□否

续表 7-2-2

服务需求	评估日期：			
	评估方法与技巧			
	□面谈：家庭、医院、简介会 □电话	□面谈：家庭、医院、简介会 □电话	□面谈：家庭、医院、简介会 □电话	□面谈：家庭、医院、简介会 □电话
6.其他	□是 □否	□是 □否	□是 □否	□是 □否
已回家				
1.有较严重的功能障碍，自理困难，日常生活受限	□是 □否	□是 □否	□是 □否	□是 □否
2.居家环境比较恶劣，限制日常生活	□是 □否	□是 □否	□是 □否	□是 □否
3.家属感到照顾患者有较大困难	□是 □否	□是 □否	□是 □否	□是 □否
4.其他	□是 □否	□是 □否	□是 □否	□是 □否
开展居家安置服务	□是 □否	□是 □否	□是 □否	□是 □否
职业康复需求				
1.有较严重的功能障碍，估计有职业康复需求	□是 □否	□是 □否	□是 □否	□是 □否
2.对再就业及未来生计感到迷茫	□是 □否	□是 □否	□是 □否	□是 □否
3.估计有工作能力但无复工或找工作的信心或意愿	□是 □否	□是 □否	□是 □否	□是 □否
4.需要工作能力强化及适应训练	□是 □否	□是 □否	□是 □否	□是 □否
5.复工或再就业失败/长期不能找工作	□是 □否	□是 □否	□是 □否	□是 □否
6.表示希望得到就业辅助及协助	□是 □否	□是 □否	□是 □否	□是 □否
7.其他	□是 □否	□是 □否	□是 □否	□是 □否

续表 7-2-2

服务需求	评估日期：			
	评估方法与技巧			
	□面谈：家庭、医院、简介会 □电话	□面谈：家庭、医院、简介会 □电话	□面谈：家庭、医院、简介会 □电话	□面谈：家庭、医院、简介会 □电话
开展职业康复服务	□是 □否	□是 □否	□是 □否	□是 □否
社会康复需求				
1. 有较严重的功能障碍，估计有社会康复需求	□是 □否	□是 □否	□是 □否	□是 □否
2. 有一定生活能力，生活部分依赖，或者家属过分照顾，患者生活缺乏交流和活动	□是 □否	□是 □否	□是 □否	□是 □否
3. 因残疾引起情绪思想或社交障碍或家庭矛盾	□是 □否	□是 □否	□是 □否	□是 □否
4. 家庭经济极其困难	□是 □否	□是 □否	□是 □否	□是 □否
5. 其他	□是 □否	□是 □否	□是 □否	□是 □否
开展社会康复服务	□是 □否	□是 □否	□是 □否	□是 □否
是否需要跟进服务需求评估	□是 □否	□是 □否	□是 □否	□是 □否
评估人员姓名				

以上几种判断方式通常以电话联系最为常用，当电话联系无法确定时，直接到伤员就诊的医疗机构，或者居住地探访找寻。

对于有基本信息但又不能判断服务方式，并且通过上述办法都找不到的失联伤员，需要运用社会资源在仅有的信息范围内尽最大努力找寻，绝大部分都能够找到，但仍有极个别可能最终都没有采集到信息。找到的这部分伤员基本上都需要通过实地探访来确定其社区康复的需求和服务方式。

五、提供高水平康复咨询服务

伤员在医院时，大多能接受到基本的医疗及康复服务，但未能接受到相关的健康教育或未被制订康复出院计划。伤员出院后，特别是对于家住农村的伤员，缺乏对基础疾病的认识，如高血压、糖尿病等，对治疗缺乏依从性，所以应提供相关疾病的健康咨询及家庭康复咨询服务。

六、提供高水平医疗及医疗康复服务

1. **紧急医疗服务** 由康复团队医生与当地医生进行接洽，协助当地医生对基础疾病的治疗进行指导及会诊；并协助当地医生制订治疗方案，如因当地医疗条件有限救治较困难，则应协助转介及进行二次手术。

2. **补充医疗康复服务** 提供医院内及门诊、居家的康复服务，将有门诊康复需求的伤员转介到相关医疗机构进行门诊康复治疗。

伤员出院回家后，通过电话及居家实地探访方式，由康复团队医生及康复治疗师到伤员家中，对伤员回家后的医疗需求及居家康复进行指导，主要包括：生活辅具应用指导、家庭康复训练指导、照顾者指导、对常见病的预防等进行宣教。

七、提供高水平出院前后居家安置服务

在伤员出院前，对其进行居家安置的需求评估，通过提高出院信心、家属照顾技巧、改善居家环境等方法促进患者顺利出院。在伤员出院后，继续以电话、家庭探访等方式，进行包括居家环境改造、生活辅具应用、户外通道改装或适应性训练等服务。通过出院前及出院后的跟进，使伤员出院后能够更好地适应社区及家庭生活环境。

伤员出院后对其进行居家安置，同时宣传和推广社区无障碍设施改造和居家康复服务，希望能有更多的政府机构来推动社区和居家无障碍改造工作，让更多的残疾人可以融入社会生活，提高生活质量。

八、提供高水平居家康复服务

伤员出院后，通过电话和家庭探访的形式对伤员进行回访，给予功能评估，提供个体化的家庭康复指导，并进行监督和提醒，为其设计治疗方案。教会伤员在家中如何利用现场环境进行主动功能锻炼，提高伤员的自我照顾能力，并对家属进行健康宣教，让家属协助伤员完成。同时，通过发放宣传单，

指导患者使用弹力带、握力球等简单康复设备，使他们的功能恢复到最好。

九、提供高水平的职业康复服务

灾害后期，大部分伤员均已结束医疗救治及医疗康复，伤情较轻、无明显功能障碍的患者已经返回工作岗位及家庭，但仍有一批伤员因伤导致功能障碍或因伤导致工作信心不足，回归工作岗位出现困难。针对这一部分伤员，开展职业康复训练，进行职业能力强化训练，促进伤员早日重返工作岗位。

（一）职业康复的地点

因为职业康复需要场地设施，所以需要选择在灾后重建的医疗机构或者当地恢复正常运营的康复中心设置职业康复训练部门，由康复团队的职业治疗师带领当地的治疗师共同为伤员提供服务。

（二）职业康复的形式

由于大部分伤员居住地较偏僻，不能每天前往职业康复训练中心，所以职业康复训练建议分两个阶段进行。

第一阶段：以住宿式密集进行，每期1周，每次8~15人。培训内容包括：再就业心态调整，工作能力评估，工作能力强化训练，工作职务重整，工作安置协调，未来生计指导，再就业咨询，基本职业功能训练，就业转介服务（职业介绍），面试技巧培训及就业支持服务（交通、无障碍通道、工具及工作环境适应）等，让伤员能够通过训练建立信心，尽早制订回归工作岗位计划。

第二阶段：以个案跟进形式进行，协助伤员实现复工计划。根据伤员情况，提高个别化的生计指导，协助伤员重返原来工作岗位或找寻新工作、重投原来农务生产或安排新的生计。在资源允许的情况下，协助符合有项目资助要求的伤员申请再就业紧急援助基金。

（三）职业康复的内容

如果职业康复在灾害发生地根本就没有开展过，就存在医务人员和民众对职业康复的认识不足、经验和技术相对不成熟等问题，针对这种情况可将工作分为两个部分进行：①在灾害地区大力传播职业康复理念，争取让灾区人民了解并认同职业康复服务理念；同时培训当地康复专业人员，使他们掌握一定的职业康复基础及技能，加强当地医疗机构的职业康复服务能力，作为将来职业康复服务的延续。②如果伤员居住分散，既往从事农业工作、工厂工作、自主经营生意等，职业康复需求参差不齐，根据伤员情况，职业治疗师采取不同的介入时间和方法对伤员进行职业康复。

1. **职业康复的介入时间**　伤员医疗康复期结束，身体功能进入平台期（医疗康复方法已经全面使用，但没有更大的进步空间）。

2. **职业康复的方法**　根据伤情轻重予以介入。

（1）最轻度介入方法：就业或重返工作辅导。伤员伤情痊愈，仍然没有就业或者没有重返之前的工作岗位（如未上班，仍然在家中休养，未参与家务等活动）。针对此部分伤员，采用个案辅导的形式，协助伤员自己去分析自己目前存在的困难、持有的优势，鼓励伤员重新尝试投入工作。从简单工作做起，让伤员从最简单的工作中恢复自信，从中找回自我价值，最终使伤员完全回归工作岗位。该方法适用于没有明显的永久性残疾的伤员。

（2）稍重一点的方法：个案医疗康复期结束，回家后推迟重返工作的行动，最大可能是复工的信心不足，动力不够。针对此部分伤员，邀请他们参加一天的职业康复互助小组活动，伤员自行提出目前复工存在的困难，透过小组中组员间互相鼓励、促进和参考，推动个案建立再就业计划。

（3）再重一点的方法（一周的工作能力强化训练班）：主要针对伤情稍重，复工存在一定的困难或者伤愈回家后长时间未复工的伤员。对于此部分伤员，可开展一周的工作能力强化训练班，训练班内容包括以下几个方面。

工作能力强化练习（体能训练）：因担心再次受伤，从未尝试复工的伤员，因为长期未复工，身体整体功能下降。我们首先将伤员之前的工作内容及未来可能从事的工作进行分析，评估躯体功能，并根据评估结果安排相应的模拟工作训练，提升伤员体能。通过一个个的模拟任务，使伤员的工作目标逐渐达成，让伤员从中寻找到久违的成功的喜悦，认识到自我能力，从而提高自信心，发现、发掘自我目标。

第一阶段：伤员组成一个复工准备小组，在小组项目工作人员引导下伤员分析个人再就业的有利条件、优势资源及机会，通过组员间互相鼓励、分析，探索再就业方向及策略，制订出初步的就业计划。

第二阶段：针对第一阶段制订出来的计划，小组组员间探讨计划的可行性，并且分析此计划存在的困难，根据存在的困难，讨论克服困难的方法；同时小组中进行相关社交技巧情景模拟（如面试的模拟等）。此过程中让伤员对自我能力进行剖析，认识、领会自我能力，使之信心增加；同时小组组员间互相促进、鼓励，最终使每个成员复工的动力提升。

第三阶段：制订一个具体可行的行动计划，对伤员的行动计划进行分解，把行动计划分成若干个行动，分析每一个行动的可行性，保证行动计划有以下特点：行动计划都是可行的，但行动计划又带有一定的困难，行动计划实施后个人能有愉悦的感觉。此计划需要具体化，具体到实施此计划的时间、地点、实施方式等。通过行动计划使伤员获得自信心的提升，发掘伤员内在复工的动力，提升伤员行动的动能。同时再配合复工计划酝酿一个切实可行的复工安排。

伤员在这几个阶段中获得的感受互相促进，形成一个具体的、可行的复工的实际行动，伤员在这个过程中也学会不停地反馈、思考、总结，及掌握再计划的策略。

3. 自主创业或谋生 对于文化技术水平偏低，地区偏远，伤残较重但尚存一定功能，原本没有固定工作或者是务农的伤员，可与其共同讨论制订一个可行的自主创业计划。针对此计划让伤员分析自己的有利条件、可利用的资源、未来可预计的盈利和风险等。制订出自主创业的计划后申请相关资助项目。个案管理员与其共同讨论创业的可行性，如果切实可行，且个案在资金上有一定困难时，可寻找项目支持资金帮助个案进行创业。如果创业计划存在困难，可通过寻找的项目引导伤员对创业计划进行修改或再设计，最终使创业计划达到可行性。如果所涉及的伤员主要分布在农村，就业技能掌握有限，外出交通较为闭塞，则自主创业种类主要涉及做小生意和养殖等。资金支持金额不一定会太多，因为这笔钱对伤员的创业计划并不起提供资本及启动资金等作用，而在于促进个案就业，增强动力，帮助个案起步。若提高金额，个案在创业中没有危机感，可能会增加个案创业失败的机会。最理想的未来生计计划是能够提供多元化的选择，但如何在农村中发展其他的就业计划，是需要探索的问题。

在伤员赋予实际行动的整个过程中，我们的个案管理员会不断督促、鼓励个案，陪伴个案走向成功。

十、提供高水平的社会康复及生活重整服务

伤情较严重的伤员出院后，生活方式常常会发生失衡，表现为两个方面：①患者的生活除自理及休息外，几乎没有什么内容；②患者的生活只围绕治疗及与治疗相关的活动进行，没有其他内容，比如大多数伤员会叙述疼痛，

生活中会一直寻找和追求缓解疼痛的办法，而失去其他生活内容。这两类患者通常都缺乏正常的家庭、社交、娱乐、工作等日常活动，导致心理状态不佳，无法面对伤后的新生活，因此，我们需要帮助他们提高自身的心理素质和生活质量，重建新生活。

伤员重返社区后，给其提供生活重整服务，主要通过小组的方式完成，具体内容包括：居家生活技巧训练与适应，社区生活技巧训练与适应，身心残疾适应，生活重整小组训练（业余及社交生活重建），社区资源链接和转介，组建地震伤员康复支持网络，对伤员及其家庭组织文体康复。

十一、融入社会生活——社区融合及自我能力重建

伤员在医院接受了手术、康复治疗后面临出院回归安置、重投社会、重返工作岗位等事宜。在这个过程中关于伤员的自我能力重建以及社会参与等问题需要给予关注并继续跟进。

（一）回归前后的社会心理适应能力

部分伤员受伤后会出现创伤后应激障碍，因此在伤员医疗救治、医疗康复期间就应予以社会心理评估，有问题时及时给予干预。同时，我们也要在这段时间对伤员的社区及家庭情况进行评估，必要时需要到伤员所在社区、街道、乡、村、组进行探访，了解伤员安置、政策惠及等情况，以便于有效地安排伤员回归。

（二）整合社区资源，让伤员更好更快地融入社会生活

社区工作者应了解当地政策及社会组织等，并将其进行整合，为伤员提供合适的资源，使伤员在人际关系、休闲娱乐、组建自助互助小组等方面都有所参与，为伤员真正融入社区生活提供保障。

（三）伤员的自我能力重建

伤员康复后还有很长的伤残适应过程，这个过程中可积极挖掘其剩余的潜能，指导其学习新的技能，使这些能力与未来的生活及生计相结合。同时，引导伤员对自我技能的发展、自我营生等进行规划，让伤员能够重投社会生产，靠自己的能力进行工作生产、社会生活。

（罗　伦）

第三节　社区康复中特殊情况的应对策略

一、紧急救援基金的申请和使用

（一）紧急救援基金的概念

紧急救援基金是指灾后伤员在回归和融入社会、家庭时会遇到生理、家庭经济、社会环境等方面的障碍时，为了使其能够更好地回归和渡过当下困境，根据伤员的需求，由社会工作者对伤员家庭经济等进行评估，对较贫困的伤员给予部分经济援助。援助的方式可以是现金，也可以是物资。援助包括：对伤员进行二次手术或康复、对伤员居家环境改造、给伤员提供生活辅具（含截瘫伤员轮椅）、帮助伤员重建生计或再就业等的部分费用。

（二）紧急救援基金的来源

根据国内外灾后重建的经历和经验，紧急救援基金的来源主要有以下几个途径。

1. **政府系统**　如残联、民政，或者各级属地化管理的政府应急办公部门等，这有赖于政府系统的有序组织和畅通的流程渠道。

2. **政府专项从事应灾救灾、应急救援的系统**　如国家、省、市各级红十字会，国家、省、市各级慈善总会等，这同样也有赖于该系统的有序组织和畅通的流程渠道。

3. **境外临时或者专项从事应急救援的社会团体或者慈善组织**　他们以自己的能力有针对性地对某个区域、某家医院、某些个体提供支持。

紧急救援基金的资源掌控需要社会工作者具有强大的、系统的对社会信息资源的掌握能力，以便在灾难发生后能迅速统筹并调集资源及时到位，避免浪费。

（三）紧急救援基金的申请和使用

紧急救援基金的申请一般来讲应先通过政府系统或专项从事应灾救灾、应急救援的系统申请，但这个过程相对比较程序化，与预期会有差距。境外的救援组织或慈善机构或个人会比较灵活而快捷地及时满足需求，这是对政府系统的强有力的补充。

紧急救援基金的申请和使用要经过严格的纳入对象的甄别、经费的预算，然后上报管理委员会成员（在区域内开展康复应急救援的团队，一般上报给团队的经理和主管）批准，批准后发放。团队成员在社区康复过程中监督紧急救援基金的使用。下面列举境外临时或者专项从事应急救援的社会团体或者慈善组织的资助方式进行说明。

1. 紧急救援基金受助类别和对象
（1）经济困难而需进行居家环境改造的伤员。
（2）经济困难而无法支付住院（生活）费用。
（3）经济困难而无法购置康复器材。
（4）经济困难而又迫切需要开展谋生计划的伤员。

2. 紧急救援基金受助款项支付优先次序
（1）经济困难的伤员居家环境改造材料费。
（2）经济困难的伤员住院（生活）费用。
（3）经济困难的伤员购买康复器材的费用。
（4）开展谋生计划的基本支出。

3. 紧急救援基金申请计算
每项申请以个体伤员为单位。

伤员用于居家环境改造的申请以人民币2500元为上限（主要用于居家环境改造材料的部分费用）。

伤员用于紧急援助的申请以人民币3.5万元为上限［生计重建部分启动资金、住院护理（生活）部分费用、辅助器材的部分费用］。

4. 紧急救援基金申请流程（图7-3-1）
（1）工作人员指导伤员书写紧急援助申请书（行动不便伤员由工作人员代替，但伤员需知晓），写明数额及用途。

（2）工作人员对伤员申请款项的用途及可行性进行综合评估。

（3）工作人员填写完整的申请表格资料，附送详细个人资料、申请款项的开支项目及金额的电子版数据，传送管理委员会做预审。申请需要管理委员会中至少2人同意。管理委员会需要在15天内回复是否通过申请。

（4）申请通过后，工作人员联系伤员，详细说明援助基金的用途。

（5）申请机构工作人员在申请获得批准10日内将援助金额交予伤员。

（6）领取援助基金时，须两名以上人员在场，并留影像数据及签字确认。受助伤员需要提供身份证明及近期照片两张以作为记录。

（7）工作人员需定期进行随访，跟进了解援助基金的使用情况，最后进行备案和总结（文字、图片、视频等形式）。

第七章 灾害伤员的社区康复

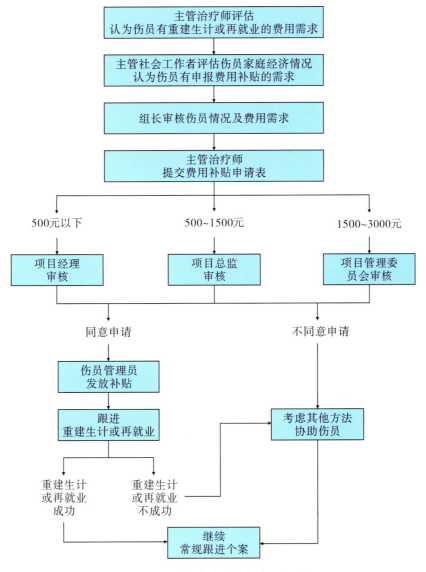

图 7-3-1 紧急救援基金申请流程

二、补充医疗、康复服务的统筹和协调

补充医疗、康复服务是指灾难过后，大部分伤员经过一段时间的医疗救治、康复服务后出院，有一些伤员进入职业、社会康复服务阶段，还有一些受伤较重、截肢或烧伤的伤员，可能在伤后数年还需要进行二次手术（图7-3-2，图7-3-3）、假肢更换、瘢痕的长期处理及相关的康复服务等。

这些服务会涉及医院的临床专科、康复医学科、社区的康复服务区域和家庭等，同时也会有费用的支出，这项工作由社区康复服务团队中的社会工作者进行统筹和协调。

经费的来源除了紧急救援基金所述的三个渠道外，主要部分还是由国家卫健委主导完成。而且二次手术地点最好是集中在相对固定的单位，如区域内的指定灾后救治及康复中心等，以便于该服务的统筹管理及资金的拨付。

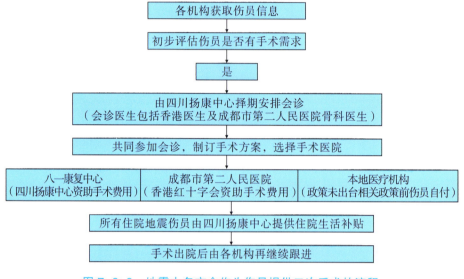

图7-3-2 地震中多方合作为伤员提供二次手术的流程

（以四川扬康中心会诊模式为例）

三、常态化灾后社区康复的进程安排

（一）回归常态化社区康复的院内准备

对于伤情较重、病情复杂、残疾程度较高的伤员，他们住院时间较长，生活依赖较大，躯体和心理都产生了不同程度的问题，绝大部分需要进行出院前居家安置服务、生活自理能力训练、伤残适应、长期照顾者指导、居家探访等。

对伤残等级相对较轻、有继续工作需求的伤员，还需进行工作意愿及工作能力评估，开展工作场地探访，与单位负责人联系，同伤员制订职业和社区回归计划。

（二）回归常态化社区康复院外协调

接到伤员即将出院的信息，社区康复服务团队应立即介入，进行出院前居家医疗及康复服务，具体服务包括：对伤员居家环境和社区环境进行评估并给予其居家环境改造和社区康复建议；对伤员进行功能状况评估，针对伤员不同的情况进行康复训练指导；教会伤员在家中如何利用现场环境进行主动功能锻炼，提高伤员的自我照顾能力；对家属进行健康宣教，让家属协助伤员完成康复训练。

在协助伤员改善日常生活能力的同时，社区康复服务团队还要帮助伤员增强日常生活参与能力，增强伤员自信心，让伤员能更好地适应和参与社区活动。

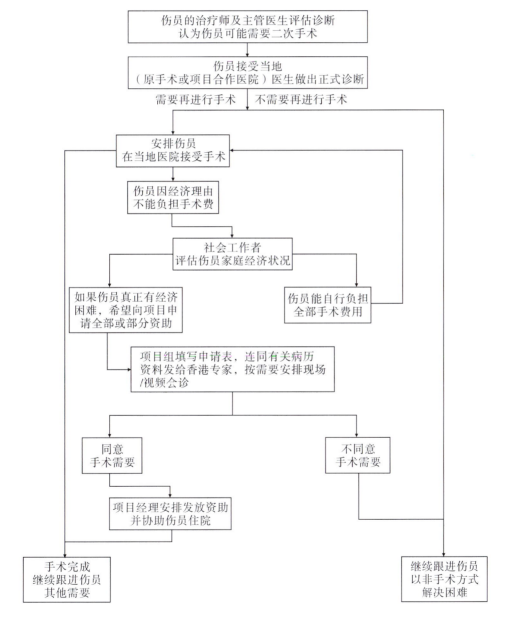

图 7-3-3 地震伤员二次手术的申请及审批流程

除了对伤员自身及家庭给予关注，社会工作者还需要同伤员所在区域的民政、残联、红十字会、社区、乡镇、村、组进行联系，了解政府给予伤员的安置和补助政策、资源等，为伤员重建家园并尽快融入社会生活做准备（图7-3-4）。

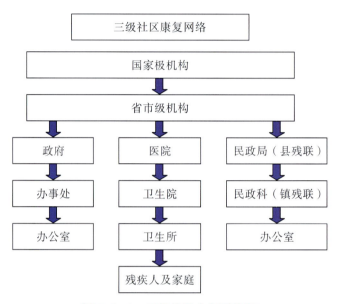

图 7-3-4　三级社区康复网络图

（三）常态化的社区康复直至回归家庭、参与工作及社会生活

伤员出院后，部分伤员可直接回到永久居住地，但部分会进入暂时安置居所。对于进入暂时居住地者，由于物理环境相对较差，人际关系也较复杂，所以需要继续以较为密集的电话、家庭探访等方式跟进。尤其是对伤员的居家安置服务，包括居家环境改造、生活辅具应用、户外通道改装或适应性训练等给予特别关注，使其能够安全并且顺利地进行家庭参与，融入社区活动、休闲和娱乐等。

四、灾后社区康复服务团队的建立与协同支持

灾后社区康复服务团队的建立很重要。社区康复服务团队除了提供宏观的灾后社区康复各项服务外，还负责大量的社区协调和资源整合工作。其服务的成效需要一套非常系统的质量控制体系，以对其康复的评估、各项服务计划、实施进程、最终成效进行动态监管和最终评价。这套体系需要建立权威的技术指导顾问团队、独立专家评估团队等作为强大的专业支撑。

权威的技术指导顾问团队可以由国际、国家、省、市级专家组成，负责策划、指导和监督灾后社区康复的执行，同时对专业服务团队的专业技术、个案管理、社区营造等进行培训和指导，并对专业服务团队进行适时的督导。

独立评估团队由国际、国家级的社区康复专家组成，包括医疗专家、康复专家、社会工作者专家、财务专家等。独立评估团队主要就灾后社区康复的实施情况、临床效果及社会效益等进行独立评估和研究。

社区康复服务团队需要实地考察灾区灾情，评估当地的医疗及康复需求，为灾后伤员提供医疗康复、职业康复、社会康复、开拓资源等全面服务，使得伤员能够更快地恢复"生理、心理、社会"功能。

五、特殊伤员的社区安置

在严重灾害后，有的伤员会因灾致残、因灾致贫、因灾丧亲，对于这类伤员我们尤为需要为其提供全面的康复服务，包括生理、心理、社会等方面，以使其能够更好地回归社区，参与社会活动。

（1）重伤伤员回归社区后，尤其是在农村生活的伤员，社区康复服务团队需要对伤员的居家环境和社区环境进行了解，找出影响伤员家庭、社区生活的障碍，对其居家环境和社区环境进行改造。

（2）很多伤员受伤后由于外出或参与程度降低，伤员较难从公开的渠道及时获得需要的信息和资源，导致在信息公开方面力度不够及路径模糊。

我们需要寻找和收集更多的政策和资讯并将其提供给伤员，让其能够利用有效的资源参与社区生活。同时也要通过多渠道、多方进行协调（社区、政府、NGO），为伤员回归社区、参与社会生活提供有效的资源。

（3）社会环境对残疾的观念和看法极大地影响了伤员对自我的认识和接纳，从而影响伤员的社区适应与生活参与能力。这就要求专业服务团队为伤员进行个案辅导，让其转变原有的观念，重新认识和接纳伤后的自己，有良好的伤残适应，制订未来的生活计划等。

（4）社区支持网络的建设。社区支持网络是一种非正式的社会支持形式，伤员的支持网络对其伤后的社区支持网络的完整性和支持能力有较大的影响。

灾后众多伤员一起入院治疗及康复，他们中间形成了一种特殊的互助网络——灾后伤员互助网络。互助网络分为同类伤残网络和地缘网络两种。地缘网络间伤员见面较多，会提供更多的信息及社区资源。而同类伤残网络则更偏向于提供经验分享和情绪支持，伤员之间可以相互支持、鼓励，并相互交流分享生活中的经验及工作的快乐与困惑。对于严重伤残的伤员来说，这类网络的社会支持功能甚至超过了原有的社区支持网络。

伤员伤残适应情况与其社区支持网络的支持功能相互影响，互为因果。一方面伤残适应情况较好的伤员能更好地维持其社区支持网络，发挥其最大效应；另一方面，在其网络支持效应下，伤员的伤残适应则能达到更高的层次。当伤员处于较强的社区网络支持中时，他会感到自信、安全，并获得更多的资源，这对其融入社区极为有利，从而也能更好地支持及维系社区支持网络。

（5）灾后社区康复工作必须做到伤员的家庭中去，一方面鼓励和支持伤员融入家庭，融入社区；另一方面动员伤员所在的家庭和社区，为伤员重新参与家庭生活和社会生活创造条件。

有的伤员灾后的家庭角色、家庭结构发生了变化，我们需要帮助他们在现有的家庭角色中发挥自己的能力和面对今后的生活，使其能够更好地融入家庭、社区，并对自己的未来生活有一定的规划，过上有意义、愉快充实的生活。

（罗　伦）

第四节　灾害伤员社区康复成效评估

一、灾害康复临床效益评估

灾害发生后，伤员一般需要经历灾害康复期、过渡期、常态康复期三个时期，经过医疗康复、医疗+职业康复、职业及社区康复三个阶段。每个时期和阶段都有不同的服务内容和服务目标。通常灾害社区康复需要持续2~3年，在伤员没有更多的医疗需求、职业康复需求和社会康复需求时，我们对伤员的服务结束，通过个案管理的方式结案。

通常在医院机构内我们用简明健康调查问卷（SF-36）对接受康复服务前后的伤员生活质量进行评估。但由于该问卷项目较多，且灾害伤员存在文化程度有限、地域分布较广（需要电话随访评估）等特点，因在对伤员进行评估的过程中，伤员对评估量表的完成率通常较低，整个灾害社区康复服务项目的成效评估数据收集不足。

因此，应结合伤员年龄、文化程度等背景因素，由治疗师或个案管理员对伤员受伤前后的自理状况、生活状况、工作状况、社交生活状况、业余生活状况等情况进行评估,评估结果以分值体现(1~2分为完全依赖,3~4分为严重影响,5~6分为较大影响,7~8分为轻微影响,9~10分为完全恢复)。所得的平均值为伤员目前的生活情况,并根据所得结果分级,见表7-4-1;中期和末期评估时对所有数据进行汇总,根据项目拟定的达标目标,判断服务是否达到预期效果。

表7-4-1 灾后伤员生活能力分级标准

完全恢复	轻微影响	较大影响	严重影响	完全依赖
9~10分 完全恢复到受伤前的生活状况的100%	7~8分 目前生活能力受到轻微影响,恢复到受伤前生活状况的70%~80%	5~6分 目前生活能力受到较大影响,恢复到受伤前生活状况的50%~60%	3~4分 目前生活能力受到严重影响,恢复到受伤前生活状况的30%~40%	1~2分 目前生活完全丧失独立能力,恢复到受伤前生活状况的10%~20%

根据灾害发生的原因、影响范围,伤员受伤情况、受伤类型、疾病严重程度等情况,每项服务开始时收集伤员信息、建立数据库,大致确定服务持续时间、进度计划、每一阶段的工作目标和行动计划。在服务进展一半(1~1.5年)及服务结束时给予评估,总结是否达标。表7-4-2列举了2013年"4·20"芦山地震时根据当地实际情况开展全面康复服务制订的达标指标(建档伤员中90%均结案即达标,建档伤员中50%没有永久残疾或生活完全自理或居家完全独立等即达标),供大家参考。

表7-4-2 灾后康复服务成效评估

评估项	评估方式	评估指标	达标准则	结案伤员统计	
				中期评估(%)	末期评估(%)
结案伤员人数					
1.肢体残疾程度	数量性	没有永久残疾			
		轻度永久残疾			
		中度永久残疾			
		严重永久残疾			
		不详			

续表 7-4-2

评估项	评估方式	评估指标	达标准则	结案伤员统计	
				中期评估（%）	末期评估（%）
2. 生活自理状况	数量性	完全独立或已恢复伤前水平			
		需要少量协助			
		需要中度协助			
		需要大量协助或完全依赖			
		不详			
3. 居家生活状况	数量性	完全独立或已恢复到伤前水平			
		需要少量协助或减少了做家务及对家庭的贡献			
		需要中度协助			
		需要大量协助或完全依赖			
		不详			
4. 小区生活状况	数量性	完全独立或已恢复到伤前水平			
		需要少量协助或减少了社区生活			
		需要中度协助或很少参加社区生活			
		需要大量协助或完全依赖或不能离家外出			
		不详			
5. 工作状况	数量性	已恢复原工作或已投入到新工作			
		已投入到体能要求较低的工作			
		临时工、兼职或仍积极找寻就业机会			
		因伤退休、提早退休或完全丧失工作能力			
		不详			
6. 业余社交生活状况	数量性	已恢复原来或已重建新的业余社交生活方式			
		减少了业余社交活动			
		间或有一些业余社交活动			
		完全没有业余社交活动			
		不详			

二、灾害康复社会效益评估

进行公众教育、政策倡导并进行经验和技术传递，是社区康复的另一个重要目的。通过社会效益评估（表7-4-3），可以比较清楚地了解是否达到了预期效果，需要进一步加强什么。通过灾区社区康复服务，希望在公众教育、经验及技术传递、政策倡导、服务延续性等方面有更多的积极推进作用。

表 7-4-3　灾害康复社会效益评估

评估项	评估方式	评估指标	达标准则	中期评估（1~4分）	末期评估（1~4分）
1. 公众教育（针对大众）	描述性	是否多次通过电视媒体向全省介绍全面康复理念及项目工作			
		是否多次通过报刊等文字媒体向全省介绍全面康复理念及项目工作			
		是否多次通过电视媒体向成都市民介绍全面康复理念及项目工作			
		是否多次通过报刊等文字媒体向成都市民介绍全面康复理念及项目工作			
		是否多次通过电视媒体向灾区（雅安市、大邑市）市民介绍全面康复理念及项目工作			
		是否多次通过报刊等文字媒体向灾区（雅安市、大邑市）市民介绍全面康复理念及项目工作			
2. 经验及技术传递（针对职业人士及有关组织）	描述性	是否多次向全省卫生、民政及残联系统专业人员介绍全面康复理念及项目经验			
		是否多次向成都市卫生、民政及残联系统专业人员介绍全面康复理念及项目经验			
		是否多次向灾区（雅安市、大邑市）卫生、民政及残联系统专业人员介绍全面康复理念及项目经验			
		是否通过项目网页传递项目经验（网页点击率）			
		是否多次举办学术或技术培训活动向省内医疗卫生专业人员培训有关技术			

续表 7-4-3

评估项	评估方式	评估指标	达标准则	中期评估（1~4分）	末期评估（1~4分）
3. 政策倡导（针对政府部门及有关官员）	描述性	是否多次向全省卫生、民政及残联系统官员介绍全面康复理念及项目经验			
		是否多次向成都市卫生、民政及残联系统官员介绍全面康复理念及项目经验			
		是否多次向灾区（雅安市、大邑市）卫生、民政及残联系统官员介绍全面康复理念及项目经验			
		是否多次向省内非政府组织介绍全面康复理念及项目经验			
		是否向省级卫生、民政及残联系统官员建议把全面康复理念及相关服务纳入灾后服务预案			
4. 服务延续性	描述性	是否向全省卫生、民政及残联系统官员建议把全面康复理念纳入灾后服务预案			
		是否基于本项目总结出的经验，制订一套灾后伤员全面康复预案			
		是否向相关政府部门提交预案			
		相关政府部门是否同意采纳预案			
		是否确定了启动全面康复预案的牵头政府部门			
		是否确定了执行全面康复预案的牵头机构？			
		是否确定了执行全面康复预案的财政来源？			
		若政府没有采纳预案，是否找到其组织或资金支持灾后全面康复服务			
		是否为将来执行全面康复预案做好人员培训计划			

评估时可进行主观因素评分，分数 1~4 分。1 分为未积极推动，无相应的社会成效；2 分为一般性推动；3 分为较积极推动；4 分为非常积极推动，并取得非常好的社会成效。

第七章　灾害伤员的社区康复

与临床效益评估相似，在每个项目开始时即需要制订项目在社会效益方面要达到的具体目标，在项目进展一半及项目结束时进行定期评估总结，提出改进建议。

（罗　伦）

第五节　灾害伤员社区康复的困难与建议

我国残疾人社区康复工作虽然也探索出一些比较成功的模式，诸如"政府购买服务""多元联动"模式以及"康复中心＋康复站"等，但整体上还存在着政策法律保障机制落后、监管落实效果差、筹资机制不健全等诸多问题。虽然国内有很多社区康复的促进政策，但实施的现状却很不乐观。由于缺乏专业康复工作人员等原因，灾区社区康复服务机构的设置和服务的提供，在执行过程中并没有完全落实，社区康复最后只落下一副空架子，可持续性太差。同时，由于社区康复和职业康复人才缺乏、理念落后，大多数社区康复仍仅仅关注伤员的身体功能，对工作娱乐等社会活动参与的关注不够。

国内的灾后社区康复工作还只是刚刚开始，要想达到理想的水平，还有很长的路要走，需要进一步提高社区康复专业从业人员的技术水平，传播全面康复的理念；同时也需要残联、民政局等多个政府部门的合作与支持，包括政策上的决策及人员配置上的通力合作；需要基本的社区康复场地与设备支持；更要借助媒体对社区康复的理念进行全民推广，倡导大家积极参与。

（罗　伦）

第八章 灾区康复救援实践

第一节 绵竹地区地震灾后康复救援的经验

2008年5月12日14时28分，四川省汶川县发生了里氏8.0级特大地震，此次地震给震中及周边地区造成了灾难性的破坏，而且震感强烈，其影响波及全国绝大多数地区乃至境外；是中华人民共和国成立以来破坏性最为严重、波及范围最广的一次地震。汶川大地震与龙门山构造带紧密相关。龙门山位于四川盆地西北缘，整个龙门山脉是由一个以断裂为主的断裂体系组成的，断裂纵横交错。绵竹地区位于四川盆地西北部，并且绵竹地区的西北部属龙门山地区，其与震中映秀镇直线距离约60公里。绵竹地区因其特殊的地质构造和与汶川的地理位置接近，决定了绵竹地区在此次地震中也处于一个高破坏区。

一、绵竹地区地震灾情及救援情况介绍

（一）受灾情况

绵竹地区损伤惨重，是十个地震极重灾区之一。共38 000余人受伤，其中重伤5249人，致残6300余人，有11 117人死亡，290余人失踪，还有一些轻伤等其他患者。受灾21个乡镇，159个村，区域内房屋、道路、工厂等基础设施破坏严重，估计全地区直接经济损失为1300亿元左右。境内各家医院也难逃厄运，无一幸免地遭到严重损坏，其中汉旺区医院房屋全部倒塌，医务人员部分遇难，整个早期医疗救援工作只能在户外进行。

（二）伤员救治经过

汶川大地震发生后，绵竹地区医疗机构，尤其是绵竹市人民医院在当地政府部门的统一指挥下积极参与了灾后医疗救援工作。其医疗救援措施包括：①一线医院救治：重灾区所在医院及早接诊伤员，紧急处理，对危重伤员立即实施手术救助后送一、二线医院（省级，市级）。非危重患者紧急处置后立即送往一、二线医院。②二线医院救治：短期内送达的大量伤员，科学安排抢救流程，使地震伤员得到及时有效地治疗。③第三次转运救治：及时将部分能够安全转移的伤员送往省外条件较好的医疗机构救治。④第四次转运：本地医疗机构于2008年8月在原址或异址建立了板房医院，逐步恢复了医疗服务能力，外出就医伤员经早期医疗救援病情稳定后逐步返乡。该部分伤员返乡后主要进行康复治疗，并在2008年11月至12月进入返乡高峰期。

（三）伤员的康复需求及当地医疗条件

2008年8月外出的伤员病情稳定后回归，此时他们的需求以康复治疗为主，这给没有现代康复条件的属地医疗机构带来了非常大的压力，其主要表现在以下几个方面。

1. 伤员的康复需求量大 从2008年9月至2009年2月经绵竹地区地震伤员基线调查的2287名伤员情况显示：需住院康复的伤员459人，家庭康复1562人，其余患者无特别康复需求。

2. 伤员对康复医疗的要求较高 大部分伤员在外地治疗期间多数在三甲医院就医，每家医院收治一定数量的伤员，并竭尽全力投入最好的医疗条件和设备，部分伤员接受了早期、较为完善的康复治疗。因此，这些伤员返乡后对绵竹地区的就医条件及康复治疗提出了迫切期望。

3. 绵竹地区康复医疗资源匮乏 虽然地震伤员有迫切的康复需求，但是绵竹地区专业康复人员缺乏、开展康复医疗的资金和设备严重不足，这对当地政府及卫生部门是严峻的挑战。而绵竹市人民医院作为绵竹市唯一一家二级甲等综合医院，也只有1个康复门诊和4名医务人员。

4. 绵竹地区就医条件差 大量返乡伤员在绵竹地区只能在板房搭建的医院就医（图8-1-1）。医院设施简陋，条件艰苦，伤员吃、住、行都存在着很大的不便，与地震伤员在外就医医院管吃、住以及配备护理人员等条件相比差距太大。这给提升地震伤员的康复依从性带来了不小的困难。

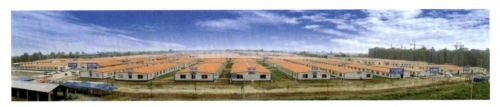

图 8-1-1　新建的绵竹市人民医院临时医院（板房医院）

5. 建立好本地医疗部门与外来康复机构、组织的合作　绵竹地区作为极重灾区之一，受到了当地政府及卫生部门的高度重视，他们积极投入康复救援；同时大量外地医疗机构、慈善组织以及个人都积极参与地震伤员康复救援。

（四）伤员医疗康复分中心的建立

严重创伤的伤员都需要经历先接受医学救治，同时或在医学救治后接受康复治疗，最后回归社会这一系列过程。汶川大地震伤员也不例外，他们经过医学急救治疗后，从 2008 年 8 月陆续返乡治疗，政府为解决好灾区伤员的康复问题，在四川建立了省、市、县三级康复医疗中心。绵竹政府及卫生部门积极参与灾后康复中心的建设中，委托绵竹市人民医院作为地震伤员医疗康复分中心的主体单位，承担绵竹地区康复救援中心的组建任务。

绵竹市人民医院地震伤员医疗康复分中心以院长为中心主任，直接管理地震伤员康复救援中心的建设和运行工作。康复中心建立后医院领导积极整合院内康复医疗资源，补充康复救援队伍的基本人力资源，并建立了地震伤员专用的康复病区、康复治疗区。因各级领导的高度重视，使康复治疗区从最初的 300 平方米逐步扩大到两栋 600 平方米的康复病区；康复专业人员由最初的 4 人发展到 18 人（2009 年 1 月），并实现了康复医学的医、治、护团队合作的工作模式。

由于绵竹市人民医院快速完成了地震伤员康复救援平台的搭建，外来政府康复医疗机构、NGO、志愿者能够快速、有效地融入绵竹地区康复救援工作中，这也促使绵竹市人民医院成为绵竹地区康复救援的核心和载体。

二、绵竹地区康复模式的构成及运作

绵竹市人民医院地震伤员医疗康复分中心建立后，为了满足地震伤员的康复需求，除了优化院内资源，也积极引进外来的康复资源。如上级政府医疗康复机构、NGO、康复志愿者等。所以绵竹市人民医院地震伤员医疗康复分中心（以下简称"分中心"）从早期的绵竹市人民医院独立开展"康复治疗"，逐渐演变成由政府卫生部门（health departments，H）、非政府组织（non-goverment organization，N）、志愿者团队（rehabilitation volunteers，V）共同参与的地震伤员康复团队。这种由多机构参与的康复救援团队促使了绵竹地区康复救援HNV模式的形成。

分中心的形成和发展是特定历史条件下的产物，其构成、运作方式及其目的都是为了解决地震伤员的康复问题。它在帮助地震伤员进行康复的同时，也为灾区康复医学快速、可持久的发展奠定了基础。下面将进一步介绍分中心的构成、运行机制等。

（一）构成和职能

1. 绵竹地区康复救援HNV模式的构成

（1）H：绵竹市人民医院、中国康复医学会专家组、华西医院康复医学科、南京医科大学康复医学科、江苏省医疗队、中国人民解放军总医院骨科、四川省人民医院骨科等。

（2）N：香港福幼基金会、国际助残组织、香港复康会等。

（3）V：国内外专业康复志愿者。

2. 绵竹地区康复救援HNV模式的职能

（1）政府卫生部门职能（表8-1-1）

表8-1-1 各政府卫生部门及其职能

名称	时间	内容
卫健委地震伤员康复指导专家团队	2008.08—2009.12	指导工作
卫健委地震灾区康复培训团队	2009.10—2009.11	理论和技能培训
四川省地震伤员康复指导团队	2008.08—2009.12	指导工作
江苏省医疗队	2008.08—2010.12	参加康复临床工作
中国人民解放军总医院	2009.04—2010.04	开展灾害科研
四川省人民医院	2009.04—2010.04	开展灾害科研

①提供地震伤员康复的技术支持（主导作用）。如由卫健委及中国康复医学会派出的专家组多次在灾区进行地震伤员康复的专业指导，提高灾区康复人员的理论水平，开展康复治疗技术培训班。

②协调外来机构在中心开展工作，提供较为完善的医疗康复综合服务。如地震伤员的二次手术等其他医学治疗。

③为各组织的医疗服务工作提供法律保障。

④推动灾区康复医学的发展，提供人力、财力、物力的支持。

a．人力：从绵竹市人民医院院内选调医疗、护理人员充实康复科的人员缺口，并鼓励加入康复医学科工作的人员树立长期从事康复工作的信心。

b．财力：给予康复医学科为顺利开展地震伤员康复工作所需的资金支持。如：开展围绕地震伤员康复工作的研讨会的经费支持等，仅2012年中国自然灾害高峰论坛暨四川省康复医生年会会务费资助就高达7万余元。

c．物力：为了满足康复医学科的工作需要，及时完成工作区域基础设施建设，购买必要的康复设备等。

（2）非政府组织职能：由于非政府组织机构的特殊性，它们可充分动员社会力量，在短时间内聚集人力、物力和财力，快速投入到救灾行动中，在一定程度上缓解了政府救灾的压力。例如：香港福幼基金会在2009年1月加入分中心时，即投入了200万元以上的地震伤员康复救援资金，建立了一个地震伤员康复专用病房（40张床），一个地震伤员康复专用的康复治疗室（设备包括PT床、制冰机、平衡杆等），并为每位参与地震伤员康复的专业志愿者提供2500元/月以上的生活、交通费用，为每位接受康复治疗的地震伤员提供10元/天的生活补助，支付非医疗保险报销以外的康复医疗费用，经统计平均为每位伤员提供约3000元/次的资助费用。这样做有效地改善了地震伤员的就医条件，提升了地震伤员康复的依从性，为地震伤员的功能提升创造了有利条件（表8-1-2）。

表8-1-2　分中心的NGO名称

组织名称	工作时间	服务内容
香港福幼基金会	2009.01—2014.12	住院康复、指导学科建设、社区康复
国际助残组织	2008.08—2012.12	完善社区康复架构、住院康复、学科建设
香港复康会	2008.08—2012.12	康复人员能力提升
台湾伊甸基金会	2009.05—2009.08	康复人员能力提升

（3）志愿者团队职能：根据需要招募的康复专业志愿者，由专业的团队负责人管理。其主要作用是满足地震伤员康复的专业人才需求，达到地震伤员在回归灾区后能享受到在外地医院同等或更好的康复医疗服务条件。

从2008年8月到2012年12月共计有57名康复志愿者参与了为期3个月以上的康复医疗服务，现有6名康复志愿者已扎根于绵竹地区，促进了绵竹地区康复医学的快速发展。

（二）纳入标准

地震伤员救援中心承担的康复工作由康复医学科与外来的康复组织和机构共同完成。为提高分中心工作的有效性、高效性及安全性，促使后期的工作顺利进行，在外来组织加入分中心之前，结合实际情况逐步建立了一些纳入制度，现介绍如下。

1. **分中心加入流程**　外来康复机构、NGO、康复志愿者团队在加入分中心之前，需提交相关背景资料，经中心管理组织审查、同意后，才有资格加入分中心（图8-1-2）。

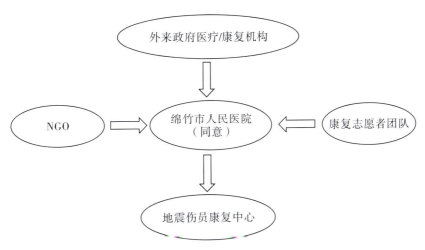

图8-1-2　地震伤员康复中心加入流程

2. **NGO纳入标准**　我国在2009年前没有制定NGO及志愿者在国内开展活动的相关法律法规。《境外非政府组织境内活动管理法》于2017年1月1日起正式实施，说明我国目前也在逐步制定NGO在国内开展活动的相关法律、法规。

2008年8月绵竹市人民医院地震伤员医疗康复分中心在接受NGO介入时，为了避免与NGO合作过程中出现不良事件，随着工作的开展，分中心逐步自行建立了纳入标准：①在分中心服务的境外NGO必须提供我国外事部门登记的相关证明，并经过绵竹当地医疗主管部门初步审查合格（主要由上级卫生医疗主管部门开具介绍信）。②对NGO在分中心计划开展的康复内容进行审查，符合分中心工作内容的机构可纳入分中心工作，以合作协议内容为准。③对NGO的背景和康复服务能力进行考察，符合条件的签订一定期限的合作协议。

3. 志愿者纳入标准 ①需有康复医学专业背景，大专以上学历。②境外人员需提供个人信息、登记工作内容，同时将相关人员个人信息传送到当地公安部门审查、备案。服务中如发现异常，及时劝阻，必要时劝离。若涉及违法行为，及时通知当地公安部门，交由公安部门处理。③国内志愿者通过网上报名，由志愿者团队负责人进行个人资料审查，将符合标准的人员纳入准入候选人。同时每月对志愿者进行工作、纪律评估，对表现欠佳者予以劝离。④康复志愿者需遵守自愿参加的原则，并愿接受分中心相关规章制度的管理，签订一定期限的服务协议。

4. 地震伤员收治流程 见图8-1-3。

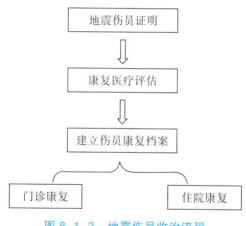

图8-1-3 地震伤员收治流程

5. 贫困伤员资助流程 筛查有康复需求的伤员→收集伤员贫困证明等资料→签订康复知情同意书→康复治疗→出院，建档。

（三）分中心的运行方式

绵竹市人民医院地震伤员医疗康复分中心是一个医疗综合体，不仅应具有专业的康复治疗能力，同时还要求具有综合的治疗疾病、创伤的能力；单纯的康复治疗在早期实践中是不能满足地震伤员的功能恢复需求的。另外康复医学与医学康复是紧密结合的，康复医学是医学康复的一部分，所以只有经过完善的医学康复救援，才可以满足不同地震伤员的需求，达到为其提供优质的康复服务的目的，所以分中心是围绕地震伤员进行综合医疗康复的。

分中心采用参与单位既独立又合作的运行方式进行工作。

1. 分中心各组织自身的运行方式

（1）绵竹市人民医院康复医学科管理运行架构（图8-1-4）：康复医学科为分中心的主要工作区域，主要由绵竹市人民医院直接领导，其工作以医疗康复为主，属伤员的医疗责任主体部门。

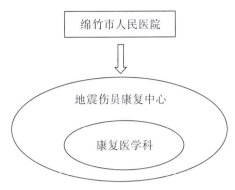

图8-1-4　绵竹市人民医院康复医学科管理运行架构

（2）其他医疗康复机构运行方式：来自不同地区的医疗康复机构，根据其自身优势指导并帮助绵竹市人民医院地震伤员医疗康复分中心开展工作。例如：2008年卫生部的康复专家到中心巡视地震伤员的康复工作开展情况，同时给予了技术指导，培训灾区康复医务人员的理论和技能。

（3）NGO运行方式：参与康复中心的NGO除接受中心的管理外，同时也接受其机构总部和捐赠方监管，但均以NGO到灾区开展康复救援的服务目的为导向的原则开展工作。如香港福幼基金会到灾区主要以院内病员康复医疗为主，并帮助绵竹市人民医院康复医学科发展，以使其有能力独立承担后期康复救援。国际助残组织对于灾区康复救援工作主要以社区康复为主，帮助地震伤员提升社会参与能力，改善伤员的生计状况。

（4）志愿者团队运行方式：志愿者团队在医疗服务上服从分中心的管理制度、医疗规范等，为灾区伤员提供康复专业技能。在行政上服从于资助方的管理，不同志愿者团队都有其在分中心的管理人员（项目负责人）。

2. 中心各单位的合作运行方式　绵竹市人民医院地震伤员医疗康复分中心的建立是以地震伤员康复为目的的，是一个特定时期的产物，在灾区缺乏康复救援能力的情况下，成了以当地政府医疗机构为主体，NGO、志愿者团队加入的医疗康复分中心。由于地震伤员康复需求的多样性、参与康复救援NGO服务内容的多向性、志愿者团队人员的复杂性，决定了分中心有效合作运行的难度大。所以合作模式是其有效运行的关键，现介绍如下。

（1）扁平化及网络化的组织形态：绵竹康复救援HNV模式运行的组织形态，是具有联盟性质的网络型组织，以协议作为各方合作共事的基础和保障。其在权力传递上表现为扁平化特征，组织内部管理职能的划分，不是依据行政层级来分配指派，而是依据康复治疗工作流程的实际需要来承接和传递；依据各组成部分的专业和职能差异，签订合作协议，制订阶段性工作任务，并每月总结一次，共同完成地震灾区的康复工作。任务完成困难和新增服务内容共同协商认定，对模式进行调整等（图 8-1-5，图 8-1-6）。

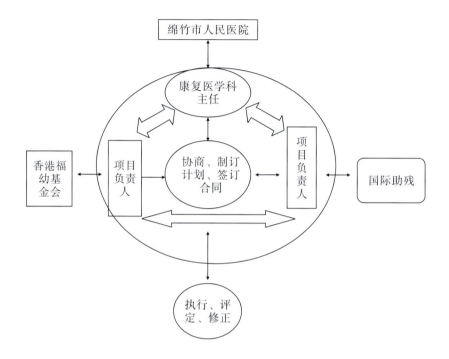

图 8-1-5　相关科室、单位的合作运行模式

（2）信息共享与传播：作为新组建的工作联盟团队，为使灾后康复救援工作快速、有效进行，应利用互联网，在内部进行信息共享，并建立相应的数据库（表 8-1-2，表 8-1-3）。

表 8-1-2　康复专业人员情况（2009.01—2009.04）

人数/单位 业务能力	绵竹市人民医院 康复医学科	香港福幼基金会 志愿者	国际助残组织 志愿者
人数	医　护 5人　6人	15人	中心　汉旺　遵道 4人　2人　2人
业务能力	具备医疗及护理能力	具有专业康复治疗能力	具有专业康复治疗能力

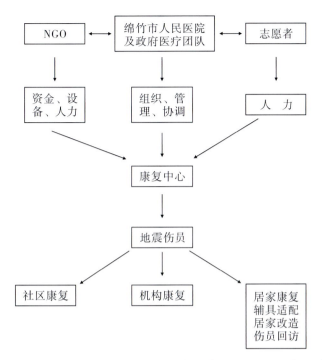

图 8-1-6　绵竹地区地震伤员医疗康复分中心工作开展运行示意图

表 8-1-3　2008 年 08 月至 2009 年 02 月地震伤员康复需求调查（单位：人）

调查总数	住院康复	社区康复	家庭康复	骨折内固定
2287	459	902	660	1184

其中地震伤员康复需求数据库中包括基线调查的 2287 人的人口学数据，伤员损伤部位、医疗状况、目前生活自理能力、并发症、康复需求等内容，以及本地区医疗服务资源现状等

（3）媒体传播：为确保工作顺利进行，并赢得有利的外部社会环境，绵竹市人民医院地震伤员医疗康复分中心积极展开透明的"公益传播"，有效避免了重大灾害后谣言乃至污名的流行，确保康复救援活动获得公众的信任和支持。如：阿坝地震伤员王海清在分中心接受康复治疗期间关于王海清的相关报道内容繁多，正面及负面的均有所见；分中心通过国家公益平台传播正能量；《地震伤员王海清被发现之后》在《中国减灾》2011 年 05 期发表。绵竹市人民医院地震伤员医疗康复分中心的公益性还通过电视媒体进行宣传。如：四川电视台、江苏卫视、绵竹电视台等在不同时间段予以分中心工作进行了积极报道。2016 年的《汶川地震 8 周年》在中央电视台 13 频道《新闻周刊》播出，节目对绵竹地震伤员康复情况进行了相关报道。

（4）人才培养：汶川大地震后，对康复医疗专业技术人才的需求在短时间内达到高峰，然而仅凭灾区有限的康复治疗人才远不能满足所有伤员的康复需求。绵竹康复救援模式建立之初，招募的康复志愿者主要来源是医学院校及残联系统培养的刚毕业的康复专业毕业生，在校的硕士生、博士生，以及部分有康复工作经验的康复治疗师。对于地震伤员的康复工作，规避医疗风险是中心工作开展首先应该考虑的问题。

康复分中心采用带、教、学的方式提高团队人员的整体专业素质（表8-1-4）。①带：由有康复工作经验的医护人员带领低年资的、经验不足的工作人员开展工作，地震伤员责任人由有康复工作经验的医护人员担任。②教：由NGO聘请康复专家或政府指派康复专家到中心开展地震伤员康复的相关理论、技能教学活动；在震后3年内，康复中心总计接受由前卫生部、江苏省人民医院康复科、华西医院康复科、国际助残组织、香港福幼基金会、香港复康会提供的国际、国内康复专家，在分中心开展对绵竹地区康复、医疗工作人员关于现代康复理念、康复理论、康复技能、病房管理等各方面的能力培训活动110次。③学：分中心工作人员积极开展自学活动，主要以读书报告会、技能交流活动、疑难病例讨论等方式提升员工的能力。对当地医护人员和志愿者进行专业培训、工作指导，不仅保障了伤员的康复治疗质量，也为促进灾区康复医学发展起到了推动作用。

表8-1-4　2008年8月至2012年12月国内外专家在绵竹指导工作情况

国别	专家（人次）	指导时间或次数	工作内容
国内	30	2年	工作视察、临床指导
国外	20	20次	专业讲座

（5）资金和捐赠辅具的发放与管理：分中心能长时间运作，与资金的募集和监管有着重要的关系。在中心的运作模式中，主要由NGO负责资金的募集。为确保资金的合理使用和规范，建立了财务问责制度。

聘请独立的第三方财务审核机构：在NGO总部聘请"总部会计师事务所"，在HNV模式实施地聘请"分部会计师事务所"。

绵竹市人民医院地震伤员医疗康复分中心每季度向NGO总部提交一次财务报告，同时分部会计师事务所审计财务报告，总部做最终审计。分部会计师事务所应随时接受总部实地考察。

康复救援捐赠辅具发放均制订有使用流程、制度。确保财物使用透明、公开、合理（图8-1-7）。

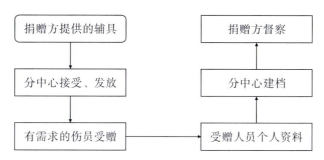

图8-1-7　绵竹市人民医院地震伤员医疗康复分中心捐赠辅具发放流程示意图

（四）康复救援内容

1. 具体内容（表8-1-5）

表8-1-5　康复救援计划

时间	内容
2008.08—2009.03	分中心组建、模式成形、地震伤员基线调查、康复工作开展
2009.04—2010.05	地震伤员康复、二次手术
2010.05—2012.12	地震伤员及贫困伤病员资助康复、康复医学科建设
2012.12—2014.12	绵竹市人民医院康复医学科独立管理地震致脊髓损伤伤员、学科建设

2008年8月至2009年3月，分中心成立，进行分中心工作人员组合、康复病房及治疗区基础建设、开展门诊及住院伤员康复，门诊量为36 900人次，住院人数236人。完成绵竹地区地震伤员基线调查2287人。

2009年4月至2010年4月，分中心根据地震伤员基线调查结果，发现1907人存在不同部位的骨折，其中1200人安置了内、外固定装置。伤员要求将固定物取出，术后进行康复治疗。故分中心根据调查结果开展了地震伤员二次手术加康复的"一站式"医疗康复服务。即对部分骨折愈合的伤员行内、外固定物取出；骨折未愈合者，内、外固定松动需要再进行内固定、植骨；残端疼痛的截肢病员，行残端神经瘤的切除、修整，以及肢体功能重建等手术治疗。以上二次手术都由当地卫生部门协调各部门进行；术后伤员均进行早期康复治疗，以缩短住院时间，提高伤员的肢体功能和生活自理能力。

2010年5月至2012年12月，地震伤员及贫困病员获得住院康复资助，目的是为了扩大NGO的救助范围，提升康复理念落后地区人们对康复疗效的认知度，促进灾区康复医学的发展。为脊髓损伤伤员提供出院后社区康复、居家康复指导和就业指导，建立长期随访机制。

对绵竹市人民医院康复医学科建设，主要是对绵竹市人民医院康复医学科人员进行能力提升。方法：资助康复医学科管理人员外出参观学习，科内骨干人员外出进修学习，聘请专家来院进行康复理论和技能培训。绵竹市人民医院也通过特殊政策招募康复治疗师，先后有8人加入，以弥补康复医学科康复治疗师缺失问题，并快速提升康复医学科的康复治疗水平（表8-1-6）。

表8-1-6　绵竹市人民医院康复医学科继续教育情况

外出参观学习	进修学习	培训班	院内培训
10人次	8人次	6人次	1次/月

2012年12月至2014年12月，NGO的志愿者团队撤离，分中心工作完全由绵竹市人民医院康复医学科独立管理、运行。香港福幼基金会资助聘请专家进行理论和技能培训。同时聘请第三方专家进行学科建设效果评定，以督导学科建设有序、快速、有效地进行（表8-1-7）。

表8-1-7　绵竹市人民医院康复医学科建设专家来院时间表

时间	人次	频率	时长
2013年	12	1次/月	4天/次
2014年	12	1次/3个月	4天/次

2. 媒体宣传　2008年8月至2016年绵竹市人民医院地震伤员医疗康复分中心及绵竹市人民医院都对绵竹地区地震伤员康复工作进行了正能量宣传，主要介绍了中心及绵竹市人民医院康复医学科坚持公益性的服务理念、服务内容。目的：增加地震伤员的康复依从性；为其他灾区康复救援提供借鉴经验；扩大绵竹市人民医院康复医学科的地区影响力，为学科发展提供助力；为灾区长期需要康复帮助的地震伤员寻求社会帮助。如：寻找脊髓损伤伤员的轮椅和配件企业的资助，从2014年1月起为绵竹地区脊髓损伤伤员自助小组谋求到每月一次活动经费资助等。

3. 随访　由于部分地震伤员需要终身进行康复治疗，为了解伤员不同时期的需求内容、康复效果，在汶川大地震后，对绵竹地区救治的伤员进行了一次基线调查，三次随访调查（表8-1-8）。方法：主要以问卷、访谈、入户调查的形式进行。时间分别于2008年8月和2009年2月进行基线调查。2010年、2012年、2016年，对伤者进行了随访。调查量表主要为改良Barthel指数（modified barthel index，MBI）、生活满意度调查问卷等。

表8-1-8 2008—2016地震伤员回访调查情况

时间	人数
2008年	2287人
2010年	1456人
2012年	1171人
2016年	360人

从2008年8月开始，分中心针对脊髓损伤伤员进行了长期跟踪随访，每年进行一次健康体检，2012年帮助地震致脊髓损伤伤员成立了自助小组，并通过NGO资助开展了每月一次的小组活动。

三、康复救援效果

（一）社会效益

1. 服务范围广 分中心实行绵竹地区地震伤员康复救援的同时，还对都江堰、什邡、江油、阿坝州、绵阳、安县、青川、广元、北川等地的部分地震伤员实施了康复救援。

2. 康复救援伤员数量多 从2008年8月起，截至2011年12月底，绵竹地区康复中心共收治住院地震伤员1379人次。每天接受康复治疗者达210余人次。地震伤员功能康复类别复杂，包括骨折、截肢、周围神经损伤、脑外伤、脊髓损伤等（表8-1-9）。

表8-1-9 2008年8月至2011年12月底分中心共收治住院地震伤员种类

四肢骨折	脊髓损伤	脑外伤	周围神经损伤	截肢	其他
687	34例	6例	39例	10例	603例

3. 救援内容多

（1）开展院内综合康复医疗：2008年8月起，返乡伤员均可在中心接受免费康复治疗。虽然2008年底地震伤员的免费医疗终止，但从2009年1月至2012年底，绵竹市人民医院地震伤员医疗康复分中心仍免费为地震伤员提供康复医疗，为贫困伤员提供康复资助（表8-1-10）。伤员康复医疗费用以非政府组织资助、政府医疗保险部门报销相结合的方式解决。

表 8-1-10　2009 年 1 月至 2012 年底分中心免费为地震伤员提供康复医疗的情况

总住院人次	地震伤员	贫困伤病员	其他
1729	1213（全额资助）	360［资助（1000~1500）/人］	255（无资助）

（2）实施地震伤员二次手术：从 2009 年 4 月至 2010 年 4 月，地震伤员经过创伤医疗、功能康复治疗后，该阶段伤员的医疗康复救援需求主要表现在二次手术上。共计对住院伤员开展二次手术 736 台次，内、外固定取出手术 687 台次，残端修整手术 10 台次，功能重建手术 39 台次。并且，所有经手术治疗的伤员均及时地进行了康复治疗，使伤员功能最大化恢复，实现手术、康复"一站式"服务。

（3）进行地震伤员社区康复、心理康复、居家康复指导：在分中心结束早期康复后，有出院指征但仍需后期间断康复的伤员，转社区医院继续接受康复；对于年纪大、行动不便的伤员，分中心定期安排专业人员，入户进行居家康复指导。汶川大地震造成部分伤员出现不可逆的躯体严重功能障碍，不能再从事原工作者，中心根据伤员残存功能，设计再就业方向、就业培训（表 8-1-11）、小额经济资助、捐赠就业设备等。减少伤员"因残致贫"问题。该类活动主要针对脊髓损伤伤员，由国际助残组织完成。

表 8-1-11　分中心为地震伤员提供社会生活技能培训

缝纫技术	种植技术	禽畜养殖技术	年画制作技术
10 天	2 次	3 次	半月
12 人	40 人次	70 人次	10 人

（4）辅具适配：由于地震伤员属地治疗政策的实施，大批地震伤员返回绵竹，大部分伤员早期没有得到有效的辅具适配、配送。返乡后由于身体功能障碍的需要，分中心将捐赠辅具按捐赠单位意愿，根据伤员个性化需要，结合中心接受捐赠物资的情况，建立相应的管理流程，免费发放，做到既满足伤员需求，减轻伤员购买辅具投入，又让捐赠机构明了捐赠物品的受益者。粗略计算发放各种辅具上千件（表 8-1-12）。

（5）居家改造：部分伤员进入居家康复，由于躯体功能问题需要进行居家改造，满足伤员的生活需求，达到提升伤员生活自理能力的目的。康复中心派专业康复医疗人员入户与伤员共同设计改造方案，并提供改造费用。

居家改造基本与灾后房屋重建同步进行，避免重建资金浪费。分中心共改造30余户，见表8-1-13。

表8-1-12　分中心为地震伤员发放培训辅具适配内容

轮椅	坐垫	轮椅配件	坐便器	一次性导尿管
3次	1次	2次	1次	4年
70辆	20个	50件	30个	10 000根以上

表8-1-13　分中心为地震伤员居家改造内容

厨房	卫生间	门前道路改造
20间	20间	30户

4. 康复医疗满意度评价好　在地震伤员康复期间，医院进行每月一次的住院患者满意度调查，调查内容主要涉及服务态度和治疗效果，康复中心调查结果满意度均在98%以上。康复中心在医疗康复救援期间无医疗差错事故和医疗投诉。

5. **康复治疗效果好**　地震伤员康复治疗效果以伤员生活自理能力、生活满意度进行评价。方法：从2008年的基线调查，2010年、2012年二次地震伤员需求调查数据结果中对参与调查伤员总数、骨折伤员、截肢伤员、脊髓损伤伤员的生活自理能力、生活满意度分析发现均在不断提升。表8-1-14记录了伤员改良Barthel指数、生活满意度变化等情况。

表8-1-14　改良Barthel指数

项目	患者种类	2008年	2010年	2012年
功能良好情况（改良Barthel指数>75分）	总体伤员	85	90	95
	骨折伤员	86	92	96
	截肢伤员	77	89	93
	脊髓损伤伤员	23	60	68

生活满意度调查表：经康复救援后，伤员总体生活满意度逐年提高，其中伤员的自我照顾能力、家庭生活情况、与伴侣和朋友之间的关系满意度得分较高，但伤员的工作、经济情况满意度较低。

6. **促进了绵竹地区康复医学的发展壮大**　依托绵竹地区康复救援模式，绵竹市人民医院地震伤员医疗康复分中心为绵竹地区康复及其他医疗人员提供了约110次专业能力培训活动;所有绵竹地区的医疗机构均有了现代康复理念,并开展了部分现代康复服务,尤其是绵竹市人民医院康复医学科经过地震伤员康复,及境内、外康复专家的指导,学科得到了快速发展,康复科人员由2008年的4人发展到2014年的38人,科内分工明确,形成了医师、治疗师、护士的团队治疗模式,康复治疗由疼痛康复、骨科康复、神经康复以及重症康复组成。服务范围由院内康复,延伸到社区康复、居家康复。2012年,康复医学科通过"德阳市重点专科"评审。2014年,康复医学科通过"四川省重点医学专科"评审。

7. 为灾害医学研究提供科研平台　灾后绵竹市人民医院康复医学科先后与华西医院康复医学科、南京医科大学、解放军总医院、四川省人民医院开展灾害科研合作,其中与华西医院康复医学科合作开展的"综合康复在汶川大地震伤员功能障碍中的运用研究",获华夏科技奖一等奖;独立开展的"四川地震脊髓损伤伤员回归社区后功能状态、生存质量和社会参与能力分析"科学研究,获2012年四川省卫生厅立项;2014年科室护理组发明的"一种膀胱容量与压力测定装置"获得国家专利,并且获得绵竹地区科技进步三等奖(图8-1-8)。

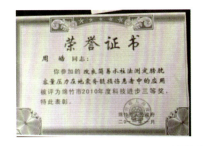 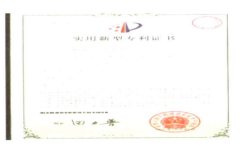

图8-1-8　绵竹市人民医院康复医学科的科研

8. 积极开展对外交流,提高HNV模式的认知度及社会影响力　2008年时任全国政协副主席李金华、卫生部康复专家团队视察绵竹市人民医院地震伤员医疗康复分中心时给予了肯定。四川省地震伤员康复工作领导小组组长何成奇教授多次来绵竹地区指导工作,并对绵竹地震伤员康复工作予以了表扬。

通过不同形式加强模式宣传、推广、应用。绵竹市人民医院地震伤员医疗康复分中心接待外来康复医疗机构,如玉树、芦山、鲁甸、绵阳地震灾区的康复医疗机构参观、学习;积极到灾区推广地震伤员康复经验和康复医学科的建设体会,并在本地区承办了灾害医学研讨会,会议均取得圆满成功。

9.**社会评价** 绵竹市人民医院康复医学科和绵竹市人民医院地震伤员医疗康复分中心的工作,受到了来自上级行政部门、康复医疗部门、其他灾区康复医疗机构同行、地震伤病员以及媒体的良好评价,他们对分中心的合作方式、运行机制、康复效果均予以了肯定。

(二)经济效益

绵竹地区康复救援中心采用"低投入、高产出"的康复救援HNV模式。通过对分中心人力、财力、物力的投入,使得大量伤员得到了较为全面的康复治疗,并且使绵竹市人民医院康复医学科成立并快速发展。绵竹市人民医院地震伤员医疗康复分中心从2011年到2013年以每年绵竹市人民医院投入3万元人民币、香港福幼基金会投入27万元人民币的合作方式对绵竹市人民医院康复医学科进行能力提升,其中人才培养费用不低于10万元,购买设备费用每年20万元,减少了灾区医院的学科建设投入。由于有高层次的康复医学专家的支持,缩短了学科建设的时间。

分中心由多家NGO参与,遵守"目标要明确,效益要最大,财务监管最严"的原则。分中心运行服务由参与单位共同协商、制订计划,并由本部门的上级部门审核通过方能实施,实施过程中每月或者一季度向上级主管部门汇报项目进展情况、年底进行年终总结。每年都有上级主管部门人员到绵竹视察项目进展情况。每年要进行项目财务第三方审计,避免资金的使用效益低,以及不合理和违规使用,使社会资金的利用率达到最高。

中心服务属于公益性项目,大量地震伤员均享受一定的免费康复服务。如:门诊或住院康复治疗、辅具适配、居家改造、就业培训等。减少了伤员的投入费用,尽可能地避免因伤致贫,因残致贫的现象出现。

四、绵竹地区康复救援模式的可借鉴性与不足

(一)可借鉴性

绵竹地区地震伤员康复经验为未来灾害发生时康复介入救援提供了一种可借鉴的模式,该模式的可借鉴点在以下几个方面。

1.**该模式是一种以当地政府医疗机构为主导的康复救援模式** 绵竹康复救援模式是以当地政府医疗机构为主导,其他政府医疗部门为辅,对NGO以及外来康复医疗机构的资金、人力、救援物质资源等进行有效整合,实现了

灾后医学"大救援"的一种模式。该模式下政府医疗机构能与 NGO、康复专业志愿者团队达成良好的合作关系，充分体现了"国家基础性权力与社会力量的相互补充"，从而达到获得增大救灾力量的目的。

2. 圆满完成了地震伤员的康复救援，并做到长期、持续的康复关注　本中心从建立至 2012 年底共收治住院康复患者 1378 人次。完成地震伤员二次手术 737 人次，实施地震伤员康复需求调查 3 次。每年对绵竹地区脊髓损伤伤员院内集中随访 1 次，从 2011 年在绵竹地区建立脊髓损伤自助小组开始，每月组织自助小组活动 1 次，对有康复需求而不能到院随访伤员进行居家康复指导数十次。这样大规模、长期、持续的康复关注也是政府医疗机构与 NGO 良好合作的结果。

3. 实现了绵竹地区康复医学的灾后建设和持续发展　绵竹市人民医院地震伤员医疗康复分中心在完成地震伤员康复救援任务的基础上，实现了绵竹地区康复医学的灾后建设。从 2008 年无专门的康复机构、人员，到 2013 年开展现代康复的机构增至 20 家，康复医疗人员增至 90 多人。康复专业人员的理论水平、康复技能得到了提升。康复服务范围得到了扩大。

绵竹地区群众的现代康复理念也得到大幅提升。通过对地震伤员的康复救援，社区康复知识的宣传普及，使绵竹地区人员对现代康复治疗的认识度、接受度也有了质的飞跃。为本地区康复医学科的可持续快速发展奠定了基础。

4. 为灾害医学研究提供了科研平台　绵竹市人民医院地震伤员医疗康复分中心先后与华西医院康复医学科、南京医科大学、中国人民解放军总医院、四川省人民医院开展灾害科研合作。

（二）存在的不足

绵竹地区康复救援模式在康复救援过程中，虽然有许多可以借鉴的优点，但也存在一些不足。

1. 分中心与外来政府医疗机构关系不紧密　外来政府医疗机构往往是具有高水平的上级医院，其专家都在康复理论、技能及学科管理方面具有较高的造诣，与其建立良好的合作关系，会对本地康复医学更好的发展起到极大的推动作用。灾区医疗机构可建立援助专家的联系档案，实现"一天服务，终身为友"的良好关系。

2. 分中心与 NGO 的合作不完善　NGO 对复杂、急迫、多目标与不确定的灾害情境处理能发挥自身的优势，但目前对 NGO 无明确的法律、法规保护，其工作的顺利开展存在很大的困难,政府部门应帮助其树立良好的社会形象。分中心在与 NGO 的合作早期对 NGO 的一些公益活动认识也不足;如:入户康复指导、地震伤员基线调查、居家改造等都没有达到最大化的公益宣传,当时只考虑到地震伤员的住院康复医疗。结果出现彼此的工作开展进度缓慢,服务质量也不高的现象。经过 2~3 个月的合作,中心及时调整工作方式,以地方优势帮助 NGO 进行公益形象的宣传、开展,使其项目得到事半功倍的效果。反之,由于 NGO 有了更多的时间、节约了更多的经费,因而能更进一步介入到院内康复,大力支持学科发展,并长期资助绵竹地区地震致脊髓损伤伤员自助小组的经费。

3. 提升团队能力的方式有待探讨　　在灾区由于繁重的地震伤员康复工作,对当地医务人员精力和工作时间提出了较大挑战,并且绵竹为康复发展滞后地区,灾后为了应对受灾群众的康复需求,往往从原医疗机构抽调人员重组康复团队,康复人员素质较低,早期吸收专业的康复理论和技能的能力较差。建议先进行康复理念的培训,根据工作需要逐步结合临床进行适当的理论和技能培训,提高团队的康复专业能力。为灾区康复医学可持续发展奠定坚实的基础。

(赵正恩)

第二节　合力社区 NGO 在地震灾后康复中的作用

基于国际助残组织 30 多年的国内外全面康复技术经验,结合由世界卫生组织领衔发布的《社区康复指南》内容,同时归纳总结 2008 年至今由国际助残组织、赛诺菲合力社区共同发起的"关助工程"系列项目:汶川、玉树、芦山和鲁甸的震后伤员全面康复的实践经验,我们的项目主要涉及领域如图 8-2-1 所示。

本节从合力社区 NGO 介入灾害伤员康复视角,从四个方面分析其在伤员康复中的作用。

1. 合力社区 NGO 介入灾害伤员康复的优势。
2. 合力社区 NGO 介入灾害伤员康复的流程。
3. 合力社区 NGO 介入灾害伤员康复的成效。
4. 合力社区 NGO 介入灾害伤员康复面临的问题和对策。

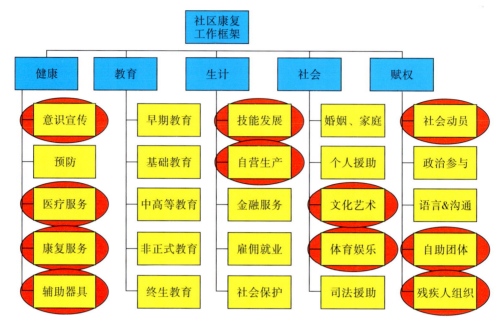

图 8-2-1　社区康复工作框架

合力社区 NGO 介入近年发生的地震灾害的资金、人力资源和受益伤员统计情况见表 8-2-1。

表 8-2-1　合力社区 NGO 介入近年发生的地震灾害的资金、人力资源和受益伤员统计情况

统计项目	投入资金（万元）	项目负责人数	伤员数量
绵竹项目	300	38	780
玉树项目	200	25	790
芦山项目	160	15	272
鲁甸项目	280	16	295

一、合力社区 NGO 介入灾害伤员康复概述

（一）介入的标准和时机

灾害发生后，合力社区 NGO 介入的标准，应遵循需求导向和避免服务重叠的原则。合力社区 NGO 应尽早组织专业评估团队前往灾区一线向当地的医疗管理部门申请参与灾害应急的康复评估。评估内容包括：伤员数量及伤情分类信息，当地医疗康复综合能力，当地经济、教育、文化等综合因素。如果综合评估确认当地综合医疗康复能力不足以及不能有效地满足伤员的紧急康复需求，合力社区 NGO 会派遣专业技术人员支持当地医院的伤员康复。

另一方面，基于既定的需求，我们会及时地与其他有类似专长和愿景的合力社区NGO沟通和联系，确保支持服务不重叠，避免造成资源浪费。

为了及时有效并全面地应对伤员的全面康复需求，合力社区NGO应尽早介入，这样便于跟当地医疗服务机构对接，高效准确地掌握伤员康复需求，并进行针对性的服务跟进。伤员的院内康复需求往往需要半年到一年的时间才能得到满足，其社区康复需求需要2~3年才能得到支持和满足。

另外，合力社区NGO有非限定性资金储备，加上捐赠方往往能及时提供灾害项目的捐款，从而确保合力社区NGO在确定介入方案后，迅速投入到务实的伤员康复工作中。

（二）灵活的专业管理和技术团队

基于多年的灾后伤员康复救援项目经验，合力社区NGO建立了专业管理和技术人员资源库。相比医疗机构的技术人员，合力社区NGO能更灵活地招募专业管理和技术人员。为了确保服务质量，合力社区NGO在招募这些专业人员时，一项硬性规定是要求服务者必须在其工作岗位坚持服务至少3个月。

从具体的团队配置来看，合力社区NGO介入灾害伤员康复的整个过程中，需要配备：项目管理者、行政后勤支持人员、数据库维护人员、康复医生、物理治疗师、作业治疗师、心理咨询师、社会工作者等。合力社区NGO在常规时期，有固定的专业团队成员，灾害发生后再根据具体的需求招募更多的专业人员。

（三）全面康复的介入模式

合力社区NGO介入灾害伤员康复，旨在最大限度地帮助伤员尽早地恢复其生理、心理和社会功能，并促进其尽早地回归家庭和社会。因此，短期来说，合力社区NGO需要关注伤员在医院或机构内的身体功能康复和心理功能康复；长期来说，合力社区NGO需要继续跟进伤员的身体和心理功能康复情况，并重点协助其恢复社会功能。

当今社会，政府职能被高度分割，很难有一个具体部门能全面有效地协调和整合伤员康复的综合需求，当地医院更多的是在院内为伤员提供相应的服务，而合力社区NGO作为独立的社会团体，能够搭建伤员全面康复的服务和转介平台。合力社区NGO希望成为当今公益服务模式"政府主导、部门协同和社会参与"有力的推动者和践行者。

1. 三个层次的介入形式 合力社区NGO从个案、小组和社区三个层面关注和支持伤员的康复需求。

（1）个案层面：合力社区NGO安排物理和作业治疗师跟进个案的肢体功能康复情况，安排心理咨询师跟进个案的心理功能康复进展，安排社会工作者帮助个案重建或改善其家庭和社会关系，帮助个案重新就业或创业。目前来说，心理咨询师相对稀缺，更多的心理疏导和咨询工作由经验丰富的社会工作者完成。

（2）小组层面：部分伤员存在或者面临相似的问题或挑战，比如脊髓损伤伤员，他们都需要学会正确地使用轮椅、有效地预防压疮和尿路感染以及脊髓损伤后如何正确看待性与生殖健康等。合力社区NGO发现这些需求后，会协助伤员建立同伴支持小组，并帮助小组建立明确的愿景、使命、目标和行动计划。

一个小组，从建立到发展成熟，至少需要3~5年的时间。关于建立伤员同伴支持小组的主要经验如下。

①合力社区NGO只是协助和陪伴者，切忌将自己的想法和做法强加给小组。小组需要挖掘自身的需求和适合自己的应对措施。

②给小组提供必要的能力培训，能促进小组尽早地独立发展。比如培训基本的团队管理知识、会议组织能力培训、财务记录知识培训、活动组织方法和技巧等。

③合力社区NGO撤出后，仍需要继续关注同伴支持小组的发展，可行的做法包括：预留部分小组活动支持经费、定期回访小组、与小组成员保持定期沟通和交流。

（3）社区层面：社区层面开展的活动主要包括残障和康复理念倡导、社区集中康复评估和服务等。合力社区NGO在开展社区层面的康复支持活动时，应该尽可能邀请社区的负责人、地震伤员和家属、当地热心的志愿者等参加，让社区更多的人理解和支持伤员的康复，确保伤员能更多地参与社区主流活动，并共同建立伤员全面康复的服务机制。

2. **服务可持续的对策**　伤员的全面康复是一个漫长而艰辛的过程，尤其对于重度伤残的伤员来说，比如完全性脊髓损伤、重度颅脑损伤和截肢伤员，他们往往终身都需要与伤痛为伴，为生计重建和重新参与社区交流等而努力。而作为外来的合力社区NGO，限于资金和人力等因素，其介入的周期是既定的，在完成项目的所有或者大部分指标后，会按照计划撤出。所以从项目设计和实施的初始，直到项目整个周期内，必须认真思考服务可持续的对策。可供参考的经验如下。

（1）尊重项目参与方的知情权：合力社区NGO伤员康复项目的参与方包括：项目团队、合作伙伴、伤员及家属、伤员所在社区的部分人员和代表。从项目实施开始，就要让项目团队和关键的合作伙伴，包括当地的卫生、残联和民政等部门的合作伙伴，充分认识到项目旨在短期内尽量解决伤员迫在眉睫的康复需求，而长期的康复需求，则需要项目团队在工作过程中不断倡导和教育，并主要依托当地合作伙伴后期以主人翁的姿态主动承担相应的服务跟进和相关政策与措施的制订任务。对于伤员及家属，在教会其康复的理念和技能后，鼓励他们主动积极地康复。伤员康复的最终目标是能尽早回归社区，所以也要让社区层面的行动相关者知晓其在伤员长期康复过程中需要扮演的角色和发挥的作用。

（2）能力建设必不可少：大部分地震灾区的公众，对于全面康复的认识水平相对较低，因此合力社区NGO要定期组织针对性的能力建设，从而确保：①相关政府部门更好地解读和实施伤员康复的政策和措施；②项目工作人员掌握更专业和全面的服务技能，确保服务质量；③当地医院能够准确地理解并采纳关于早期康复和多学科合作康复的经验与做法；④伤员能够在家属的支持下主动康复，并积极寻求支持小组的帮助；⑤社区层面能提升对于残障和康复的认知水平，并积极整合当地资源，为伤员做好相应的长期服务。

合力社区NGO针对上述参与方的组织能力建设活动，期望按顺序达到KAP提升的效果［K代表知识（knowledge），A代表态度（attitude），P代表行为（practice）］，期望参与方的康复和残障知识水平、态度和行为得到提升。

（3）签署正式和非正式的撤出协议：所谓正式的撤出协议，是指项目组与当地合作伙伴就项目撤出后如何确保针对伤员的康复需求而建立起来的相关服务能够得到长期发展和应用，双方签署的具有法律效力的文件。所谓非正式的撤出协议，是指项目组与伤员同伴支持小组和（或）其他不具备独立法人资格的团体签署的备忘录，条款围绕如何确保长期开展针对伤员所需的全面康复服务来制订。

从合力社区NGO近年来的项目经验来看，绵竹项目和芦山项目服务的可持续性得到了很好的保证。绵竹项目：绵竹市人民医院和绵竹地区残联遵循撤出协议,在项目撤出后的四年里继续为地震伤员提供免费的定期需求评估、辅具适配和维护、居家环境无障碍改造、生计支持小额贷款等。绵竹的脊髓损伤同伴支持小组和残运制衣厂等小组,都坚持定期独立开展活动。芦山项目的轮椅太极同伴支持小组,也走上了长期独立发展的轨道。

(4) 项目结束后必要的跟进:合力社区 NGO 在项目周期结束后,往往会预留半年到一年继续跟进各项服务的实施情况。对于签署了正式撤出协议的合作伙伴,主要监控和要求服务按照条款执行。对于签署非正式撤出协议的团体,则主要采取督促和支持的做法。

(四) 全面准确的个案资料管理

针对众多的地震伤员和动态变化的康复需求,合力社区 NGO 需要建立诸如 IP data、access 和 excel 等类型的数据库,目的在于全面动态地掌握伤员需求变化,便于对需求进行跟进和统计分析。

针对特定个案,数据库信息包括:个案基本信息(姓名、性别、年龄、住址、联系方式、家庭经济状况、教育水平、婚姻状况等)、个案伤情诊断、个案肢体功能评估和需求信息、个案心理功能评估和需求信息、个案社会支持功能评估和需求信息。合力社区 NGO 强制要求项目工作人员及时录入伤员的相关信息,并确保在项目周期内个案的综合康复需求尽可能得到满足。

二、合力社区 NGO 介入灾害伤员康复的流程

(一) 急性期院内康复

本阶段通常指灾害发生后的 3~6 个月,合力社区 NGO 主要开展的工作包括三个方面。

1. 针对当地医院康复的综合水平,按照需求捐赠必要的设备。

2. 为当地医院康复医务人员提供紧急期伤员康复评估和服务的技术指导和培训。

3. 直接参与伤员在院内康复的评估和服务工作。

(二) 急性期后院内康复

本阶段通常指灾害发生后的三个月到一年,合力社区 NGO 主要开展的工作包括三个方面。

1. 为当地医院康复医务人员提供康复管理和专项技术培训。

2. 在当地医院倡导和培训早期康复与多学科合作的工作方法,培训对象

包括康复科和其他临床科室，比如ICU、骨科、神经内科、神经外科、儿科等。

3. 为住院治疗的伤员提供定期的康复服务指导和跟进。

（三）早期社区康复介入

本阶段通常指灾害发生后的六个月到一年半，合力社区NGO主要开展的工作包括三个方面。

1. 评估伤员的辅具、无障碍改造、生计发展需求。

2. 协助建立伤员同伴支持小组，并协助小组建立明确的愿景、使命、目的和行动计划。

3. 针对伤员、家属和社区提供康复和残障的认知培训。

（四）中长期社区康复介入

本阶段通常指灾害发生后的1~3年，合力社区NGO主要开展的工作包括三个方面。

1. 按照评估的需求，为伤员提供辅具适配和维护、无障碍改造和生计发展的支持服务。

2. 组织能力建设，协助同伴支持小组迅速地提升综合能力，并定期协助其组织小组活动。

3. 继续提供康复和残障认知培训，并协助相关行动者采取针对性的行动，为伤员的全面康复提供助力。

三、合力社区NGO介入灾害伤员康复的成效

合力社区NGO在多年的伤员康复项目中，主要采用ADL、PTSD、生活质量（quality of life，QOL）、生活满意度（life satisfaction scales，LSR）和社会参与水平（social participation，SP）等量表，来监督和评估伤员的康复效果。

综合分析多个灾区伤员的评估结果，伤员的各项指标都得到了显著提升，但是这很难界定在效果提升的过程中，合力社区NGO所起到的作用有多大，因为伤员的全面康复得益于当地政府相关部门、其他合力社区NGO伙伴、当地医院、社区和伤员及家属自身的努力。但是，合力社区NGO在各大灾区相对独立地跟进和支持伤员的社会活动参与，如合力社区NGO采用简易体能状况（short physical performance battery，SPPB）量表，从芦山项目数据库中选取长期接受项目服务的32名伤员，每4个月进行一次定期跟进，结果如图

8-2-2 所示。

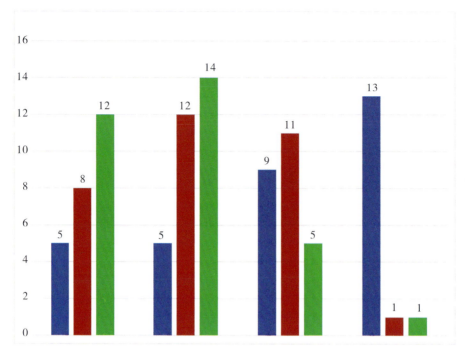

图 8-2-2　2014—2015 年芦山地震 32 名伤员康复介入后 SPPB 变化

本评估从 2014 年 8 月开始，每 4 个月评估一次，到 2015 年 4 月结束。从图中可以看出，被评估伤员社会参与的受限程度得到了明显降低。经总结分析，建立并协助伤员自助小组定期开展活动，并争取伤员家属的支持和参与，是取得该成效的重要途径。

四、合力社区 NGO 介入灾害伤员康复面临的问题和对策

（一）绵竹地震后伤员康复项目

下文以绵竹地震后伤员全面康复项目为例，对合力社区 NGO 介入灾害伤员康复两个阶段鉴定的问题和采取的对策进行总结分析。

1. 紧急期后伤员院内康复（2008 年 8 月至 2009 年 8 月，表 8-2-2）。
2. 伤员社会支持阶段（2009 年 9 月至 2012 年 6 月，表 8-2-3）。

（二）多个伤员灾害康复项目的特点和对策

参考绵竹地震后伤员康复项目，合力社区 NGO 根据不同项目的特点，在采取类似的介入方法和模式的基础上，进行了相应的调整和改进，总结如下。

表 8-2-2　紧急期后伤员院内康复（2008 年 8 月至 2009 年 8 月）

鉴定的问题	对策
如何快速准确地掌握伤员的康复需求	1. 当地行政部门提供支持，将地震伤员集中到乡镇卫生院或村委进行集中式的需求评估 2. 建立专业技术团队，确保评估结果准确可信 3. 建立伤员康复数据库，便于管理和跟进 4. 鼓励志愿者利用节假日和休息时间完成更多的评估和跟进 5. 针对信息闭塞的区域，地毯式搜索上门服务评估需求
整合信息和资源，避免服务重叠和资源浪费	1. 定期发布更新的项目工作进展 2. 定期组织公益机构资源和信息协调会议 3. 建立服务转介机制，机构之间互相转介
县级医院缺乏现代功能康复的技术和人员	1. 针对当地医务人员提供院内康复和社区康复方面的培训 2. 提供基础的康复设备，协助医院在板房区内建立康复科 3. 召开多学科研讨会，明确医务人员的角色和职责以及协调机制
因为缺少政府后续资助，医务人员康复认识水平低下，伤员不来医院进行康复	1. 基线调查和再评估，覆盖 2000 余名地震伤员 2. 由康复专家和医院人员提供康复服务 3. 医务人员和社工提供家庭随访（包括提供辅具） 4. 陪伴或培训地震伤员家属
地方政府和社区缺乏对残疾的认识	1. 针对当地政府提供残疾和社会融合方面的培训（分享调查结果、提倡主流化的方法） 2. 通过实施提高认知水平的策略，将现有服务主流化，包括利用当地报刊和电视节目予以发布 3. 村医培训：认知残疾、基础康复和服务转介知识 4. 加强绵竹地区卫生局、绵竹地区残疾人联合会和国际助残组织之间的协作
伤员和残障人参与社会活动的机会很少，准入程度很低	1. 家庭环境无障碍改造和社区环境无障碍改造 2. 学校环境无障碍调查 3. 协助建立自助小组 4. 在板房区和其他项目服务区开展活动，提升患者的社会价值 5. 建立试点村残疾人协会

表 8-2-3　伤员社会支持阶段（2009 年 9 月至 2012 年 6 月）

鉴定的问题	对策
医务人员缺乏处理复杂病情的技能，比如脊髓损伤和多发性骨折等	1. 提供技术支持，帮助医务人员巩固已学的知识和技能 2. 支持 200 名新的创伤患者接受医院康复治疗 3. 继续为 200 名左右的地震重伤员提供随访服务，包括脊髓损伤、脑外伤和截肢伤员 4. 支持村医进行家访
残障群体不容易获得简单的辅具或者找到辅具的维修服务	1. 支持绵竹市人民医院建立辅具服务点，出售患者有能力购买的辅具和提供简单辅具的维修服务 2. 绵竹市人民医院康复科开展作业治疗服务
残障群体缺少机会和支持，不能积极地参加社区内的社会和经济活动	1. 支持 3 个试点村残疾人协会的发展 2. 继续支持服务对象开展生产盈利活动 3. 支持自助小组的发展 4. 协助建立服务转介体系
项目撤出策略	1. 继续推广和倡导早期康复和多学科合作模式，并且在绵竹市人民医院取得明显成效 2. 总结项目的良好做法，提交给诸如卫生、残联和民政等部门，以期采纳 3. 与合作伙伴签署撤出协议，并在项目结束后进行为期半年左右的跟进

1. 玉树项目的特点和对策（2010 年 5 月至 2012 年 5 月，表 8-2-4）

表 8-2-4　玉树项目的特点和对策（2010 年 5 月至 2012 年 5 月）

当地特殊情况	对策
康复专业人员招募困难	1. 从项目原有技术资源库中筛选和联系，确定人选 2. 大力使用新媒体平台宣传和推广 3. 适当提高专业志愿者的福利待遇
藏族等少数民族居多	1. 聘请当地藏族群众担任项目联系人 2. 充分了解当地少数民族的风俗和文化
残障服务资源稀缺	与玉树残联、玉树州人民医院、西宁市人民医院等建立密切的合作关系

2. 芦山项目的特点和对策（2013年5月至2015年12月，表8-2-5）

表8-2-5 芦山项目的特点和对策（2013年5月至2015年12月）

当地特殊情况	对策
专业康复机构介入较少	与成都市第二人民医院项目组分工协作，他们主要负责雅安市市级的伤员康复，"关助工程"项目以芦山为基地，共同建立服务和转介机制
伤员极为分散	1. 增加项目交通费投入 2. 项目服务人员进行家访
当地伤员及家属对康复的认知水平低	1. 利用当地行政力量宣传倡导 2. 与芦山当地30余家基层服务的公益机构建立转介服务关系 3. 定期或不定期组织伤员及家属开展关于康复的倡导培训
不具备二次手术的条件	与四川省扬康残疾人康复技术指导中心合作，对伤员进行二次手术和术后跟进

3. 鲁甸项目的特点和对策（2014年8月至2016年12月；表8-2-6）

表8-2-6 鲁甸项目的特点和对策

当地特殊情况	对策
行医许可审批更为严格	1. 取得昭通市卫计委行政审批 2. 采用以老带新的方式，即有行医资格的康复人员指导部分实习或应届毕业生进行安全操作
偏远地区更难招募志愿者	1. 借助行政手段鼓励志愿者参加 2. 提高志愿者待遇 3. 借助新媒体广泛宣传
道路条件更具挑战性	寻找当地热心的带路人
当地免费康复政策的特点	启动伤员二次入院治疗项目资助机制
服务效率非常低	将部分伤员的护理、社会工作服务、作业治疗、二次手术等需求转介给其他机构

附：案例

一、在希望的田野上

唐某，绵竹拱星人，汶川大地震时，因为保护和救援自己的女儿，导致

T_{12}平面不完全性的脊髓损伤。

母爱的光辉带给女儿的是健康和安全，留给自己的却是长久的身体伤痛、心理失落、迷茫甚至绝望。因为伤情所致，唐某在外地接受治疗后回家，更多的是选择卧床休息，并不断地与压疮、尿路感染、损伤平面以下感觉和运动功能大幅度减退等问题做斗争。

第一次接触到唐某，是志愿者在社区家访过程中遇到的，当时唐某有压疮和双下肢严重水肿等问题。对比受伤前后生活的改变，唐某这样说道："变了，全变了，以前能做的事情现在不能做了，以前能走家串户，现在极不方便，又不好意思。我好希望自己能够重新站起来。"两年后的一天，在家门口的麦田里，唐某笑着邀请我们给她拍张照，并说这是希望的田野，代表她生活的希望重新被点亮。

如今的唐某，生活自理毫无问题，日常出行不在话下，相夫教子，服务他人，生活好不惬意！

二、轮椅上的自力更生

2008年5月12日，四川省汶川县发生8.0级地震，遇难、受伤人数触目惊心。震后的日子也始终被愁云笼罩着。没有健全的身体，上哪儿找工作？家中的顶梁柱都倒下了，孩子们怎么办？对群居的人类而言，无法融入社会无疑意味着生命的枯萎。

在"关助工程"的推动下，2012年8月，残运制衣厂应运而生。

为什么是制衣厂？这可不是随意做的决定，而是因材制宜的结果。由于致残伤员多数需要靠轮椅生活，他们做手工活儿更方便，制衣厂无疑是最佳的选择。

现在厂子里共有21名员工，大多是脊髓损伤伤员、四肢残障患者、小儿麻痹患者和残疾人家属。工厂虽小，但哪怕只是萤火之光，也给身处困境里的人们带来了活下去的希望，这项援助对他们而言实在是太重要了。

上半年加工成衣，下半年做羽绒服，机器不停运转，设备一应俱全，渐渐地，星星之火形成了燎原之势。一切都会好起来的，这些善良而坚强的人们始终坚信着。

尊严需要"关助"

这里没有残疾人，只有普通员工

没有人会希望活在他人异样的眼光中，没有人愿意被贴上"弱势群体"

的标签，被当成特殊人群对待。做个普通人，这或许是制衣厂员工们的共同心愿，这在别人眼里很简单，但对他们而言却不容易。

而这间制衣厂，不仅解决了生计问题，更是员工们心灵的避风港。为了让坐轮椅的工人可以更自如地工作，残运制衣厂的设施都是"量身定制"的，调整了工作台的高度，改装了部分机器，当然，便于轮椅通行的斜坡也是少不了的。

这些贴心的小细节不仅出现在厂房，也出现在每个员工的家中。在残运制衣厂员工唐永红的家中，厨房的灶台比普通的灶台要低一些，卫生间里多了扶手；为了方便轮椅进出，卫生间的门都比普通的门要宽一些。

正是这些不起眼的细节，正在一点一点地重建着员工的自信，不仅救治了他们的身体，更医好了他们的心灵。这样的细节也来自"关助工程"。在残运制衣厂中，没有残疾人，没有弱者，只有一群努力把握自己命运的普通人。

"如果只是挽救了伤员的生命，而没有使其重新融入家庭和社会，那这个人并没有真正被救活。赛诺菲关注人们的生命和健康，也同样在乎人们的尊严。"赛诺菲中国企业社会责任总监闫家健说。

现在，他们正如常人一样自在地生活在明媚的阳光下。

授人以鱼，更要授人以渔
一技之长傍身，谁的未来都不是梦

如果说，震后前两年，伤者最需要的是身体康复和功能改善，那么震后两年的关注重点，则是生计问题。

从身体康复，到融入社会，一路走来的艰辛，路途中遭遇的坎坷，只有员工们自己知道。生活还在继续，没有理由止步不前，更容不得在这个时候向困难低头。

授人以鱼，更要授人以渔，这是"关助工程"在做的事。残运制衣厂刚开办的时候，"关助工程"在原料采购、设备选用等方面都提供了帮助，还邀请了专业人员给员工进行技术、财务和销售等方面的培训。

在"关助工程"的帮助下，伤员回到社区，放下过往的一切，努力提升自己的就业技能。他们从零开始，哪怕投身于一个陌生的领域，也要咬牙啃下这块硬骨头，积极参与"关助工程"组织的技术培训。一些有想法的伤员，在"关助工程"的帮助下,开始了自己的创业之路,哪怕之前打下的基础在地震中毁于一旦,他们也有勇气重新开始。

雄关漫道真如铁,而今迈步从头越。制衣厂的员工,正通过自己灵巧勤劳的双手,给自己打造一个光明的未来。

(蔡 胜)

第三节 台湾"6·27"粉尘爆炸灾害康复医疗救援实践

我国台湾的医疗技术在国际业界早已享有盛名,在全球排名前 200 名的大型医院中,台湾就占了 14 名,位于世界前列。但台湾又是一个灾害频繁发生的地方,其在灾害应急医疗救援和康复医学中,积累了许多成功的经验,特别是"6·27"特大粉尘爆炸事件的救灾经验,更是值得我们学习和参考。

一、台湾医疗体系概述

(一)台湾医疗体系的构成

台湾医疗的最高等级是台港行政院卫生署,其管理、指导及监督全台湾的医疗行政事务,并与地方卫生局合作。到 2010 年底,台湾总计有 508 家医院和 20 183 家诊所,其中西医医院 492 家(81 家公立医院与 411 家私立医院)、中医医院 16 家(公立医院 1 家、私立医院 15 家),私人医疗机构提供了约 65% 的医院病床。

行政院卫生署将台湾划分为 17 个医疗区,作为医疗网络统一管理,其包括 3 个要素,即分区、分级及转诊,希望均衡医疗资源的地理分布,居民无须赴区外就医。分级是利用医院评鉴制度,将医院分为医学中心、区域医院、地区医院和基层医疗院所 4 个等级,希望各层级能分工合作,均衡发展,并建立分级转诊制度,以减少医疗资源浪费。台湾从 1995 年 3 月 1 日起实施全民健康保险,全台湾民众享有公平的就医权利,可自由选择医疗院所,不论所缴保险费多少,都获得相同医疗给付与保障,投保率 99.1%,全部医疗院所皆可以申请成为全民健保的特约医疗机构。2000 年《经济学人》专家评鉴台湾的健康保险为仅次于瑞典的国民健康保险制度,台湾的医疗支出仅占台湾地区经济总量的 6.1%,而政府支出仅占医疗支出的 25.8%。

(二)私立医院引领医疗市场

20世纪70—90年代台湾地区经济起飞,人民收入倍数提升,逐渐负担得起现代医疗服务的费用,医疗服务市场的需求就更明确。同时,台湾当局逐步开办劳动保障、公共保障等各类医疗保险,涵盖愈来愈多的人口,加上采取宽松的就医制度,既无分级限制,也无须自己支付金额,台湾当局完全承担财务责任,医疗机构乐于配合,让被保险人"物超所值"。

私人医院中无论是财团法人、宗教法人,还是私立医学院校附设,都随着医疗服务市场的扩张,快速成长,尤其是企业财团投资的财团法人医院。1990年至2010年全民健康保险实施,加上床位逐年扩增(台湾2010年每千人病床数为5.9张,较2001年的每千人5.1张提高了0.8张),初期实行论服务量计酬支付制度,医疗费用支出快速增长,每年支出增长约10%,造成健康保险财务入不敷出的窘境,因而于2002年7月实施医院总额支付。此后健康保险医疗费用年增长率控制在5%以下,减缓了健康保险的财务压力。同时也因为医疗财务责任转移由医疗院所承担,导致部分经营体制较弱的私人医院倒闭或转型成为联合门诊中心或慢性长期照护机构。

此外,2004年在医疗法人中增订了"医疗社团法人",这让一般私人医院得以申请为法人,跳脱负责医师为医院唯一法定所有者的限制,以法人制度撇清私人医院之所有权和经营权,让私人医院的财务透明化,到2010年已有25家私人医院完成法人化。值得一提的是,在应全民健康保险压缩医疗利润的冲击之下,走完全自费路线的医学美容、预防性质的健康检查及国际观光医疗产业逐渐蓬勃发展,这也是当前台湾私人医院以及私人基层医疗院所前瞻性的发展项目。

(三)私人医疗机构全覆盖

1. 医学中心级 以长庚纪念医院为例。长庚纪念医院乃台塑集团创办人王永庆为纪念其先严王长庚先生所设立。因导入台塑之企业化管理,长庚纪念医院跳脱传统台湾医界之经营方式,提出高薪专职的要求,员工不得另行兼职开业,亦禁止收受红包,其一开始就俨然为医界一个异数。1978年12月位居桃园龟山林口交流道旁之长庚纪念医院林口医学中心启用,自此台湾医界以财团法人为模式的新兴力量便逐步成形。这给所有传统医疗机构的经营者相当有震撼性的冲击,成为现代医院经营的新显学,往后无论公立、私立或大小医院的经营或多或少都受其影响。至今已有基隆、台北、林口、桃园、嘉义、云林、高雄等院区，并在福建厦门设立长庚医院。目前总病床数已超过7000张，每月门诊人数高达64万人次，无论是就诊治病的人数，还是其所提供的医疗服务的质量，都可以说是已经高于世界性的规模及水平。目前正在进行中的扩建计划，包括：林口医疗专业区，也就是康复分院，内设慢性病床、植物人照护、安宁照护等病床和护理之家共450床；基隆分院435床；嘉义医疗专业区1900床；云林麦寮分院400床；高雄分院精神医学中心560床。

2. **区域医院级**　以光田综合医院为例。光田综合医院是台湾历史最悠久的非集团私人医院。1913年光田综合医院创办人王铜钟医师于台中沙鹿创立"仁声医院"（光田综合医院的前身）。多年来，光田历经台湾医疗蛮荒期、二次大战后的医疗起飞期及与世界先进医疗技术同轨的医疗进步期，并由最初的仅2层楼、3张病床的规模拓展至今日数千张病床、3000名员工的大型现代化医院。

3. **地区医院级**　地区医院急症服务的功能因高不成低不就的尴尬角色而逐年萎缩，纷纷寻求转型之道。应台湾人口增长率逐年减缓（由2000年0.8%下降至2011年0.2%）及台湾人口严重老龄化的问题（65岁以上的人口比例2010年为10.7%，预计2028年达到22.5%），许多配备病床的私人地区医院转型为慢性病长期照护之用。有的成立呼吸治疗中心或康复中心；也有医院外包给相关团体作为早期疗育；有的朝法人化发展，交给专业医疗团队经营，让逐渐萎缩的地区医院有了起死回生的空间。

4. **基层诊所级**　提倡家庭医师制度并积极培养家庭医师是目前台湾基层医疗的核心任务。台湾基层医疗院所主要是提供西医治疗，其次则为牙科、药物与传统中医治疗。除此之外，虽然台湾医院数量过去几年陆续减少（由2000年的617家减少为2010年的508家），但诊所却稳定增长（由2000年17 413家增长为2010年的20 183家）。增加的主要是眼科、美容与整形诊所，获利推升动力来自自费医疗。可见台湾地区除了推动传统基层医疗之外，已开始呈现多元发展的特色。

世界卫生组织于2002年评价台湾的国际医疗服务为亚洲第1，世界第6。截至2012年台湾共有14家医院通过全球医界公认可信度最高的joint commission international（简称JCI，一个非官方的医疗系统认证体系）国际医院评鉴。获得这样的殊荣，证明台湾的医疗拥有与国际水平相比拟的高质量，其中提供近百分之八十医疗服务的私人医疗体系功不可没。台湾的私人医疗服务市场，将企业经营管理的理念与制度应用于医院管理，产生卓越的经营绩效，促使医疗产业蓬勃发展，改善患者就医流程，服务良好，深得患者信赖，成为公立医院仿效的楷模，从而激励公立医疗体系改革，促成政府医疗法规的修改，让法令与环境适合医疗产业发展，使台湾从医疗资源极度贫乏的状态，快速转变成为医疗资源丰富、医疗水平先进的现代化医疗体系。

二、台湾"6·27"大型粉尘爆炸应对经验

2015年6月27日，台湾新北市的八仙乐园意外发生了一场大型粉尘爆炸事故（图8-3-1）。该灾难造成了498人严重烧伤，其中239位为50%以上三度烧伤。该事件的发生带给医疗系统很大的挑战，首先是大量烧伤病患涌入医院需要大批医疗人员投入救治，接着是存活下来的伤患急需接受密集和长期的烧伤复健与功能重建，以便尽早回归家庭与社会。在意外发生后，台湾当局迅速采取了相关医疗措施，积极提供有效医疗并重视康复医学救援，最终使本次意外呈现了十分低的死亡率和残疾率，同时也引起了国际同行的普遍关注。希望通过对该灾难救援的资料汇总，达到学习交流和借鉴的目的。

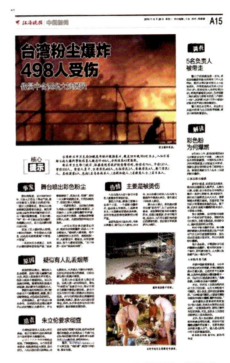

图 8-3-1 "6·27"爆炸相关报道

（一）台湾康复医学的概念

现代康复在大陆被译为康复，在香港则被译为复康，在台湾地区被译为复健。内容包括医学康复、教育康复、职业康复和社会康复。康复不但针对疾病本身，更重视疾病所导致的功能障碍，着重于提高患者生活质量，恢复患者独立生活、学习和工作的能力。

（二）康复医学在粉尘爆炸灾害中的作用

1. 心理关怀服务 事故发生后，相关部门制订了非常详细的"心理关怀服务流程图"。针对烧烫伤住院的患者，由协调部门请收治伤患医院派遣心

理关怀服务人员，负责统筹、指派关怀人力及针对关怀过程家属反应的各项需求进行处理。此外，由医院单一窗口统筹调派心理师，针对每一位患者（含家属）进行关怀和心理压力评估，并根据其需要提供心理咨询或治疗服务。为了使服务患者的心理师和社会工作者能对烧烫伤患者的生理及心理历程有所了解，协调部门于2015年7月14日和15日于台中荣民总医院邀请阳光基金会杜秀秀主任主讲"烧烫伤生心理历程"，两次培训合计共约350人参加。截至2016年1月31日，派出医务社会工作者共计5168人次，向患者和家属提供关怀服务44 454人次；地方政府社会工作者关怀部分，共计派出社会工作者7478人次，就近提供患者家庭慰问关怀服务32 900人次。

2. 灾后康复的实施　该事故发生后，台湾当局成立的专案小组主要通过以下四种方式为事故中的烧烫伤人员提供康复。

（1）机构康复：2015年9月9日，台湾健保署出台《全民健康保险烧烫伤急性期整合照护计划》，有81家医院通过审查，遍布19个县市，其中提供日间照护、住院两种模式服务的医院有45家，仅提供日间照护模式服务的医院有24家，仅提供住院模式服务的医院有12家。医院团队名单以及各医院团队联络窗口均在网络上给予公布。已出院、经过医疗专业评估医疗状况稳定，但因烧烫伤造成功能缺损以致基本日常生活无法自理（巴氏量表分数≤80）或伤口超过两个月复原状况不良者被纳入该计划，患者可选择在居住地附近参与计划医院，接受相应的急性后期照护。通过高强度康复治疗和跨专业团队整合照护，烧烫伤患者有望尽早恢复最大功能及日常生活独立能力。本计划鼓励以日间照护模式为主，但对于出院返家困难或者居家照护困难的患者，有住院医疗需要者亦可采取住院模式进行照护。急性后期照护结束后衔接一般门诊康复。

（2）门诊康复：患者可定期于医院门诊追踪治疗或康复。持有重大伤病卡者（烧烫伤面积达全身20%以上可申请），可申请免付自行分担的费用。

（3）社区康复：新北市与阳光基金会合作办理新北阳光重建中心，提供日间康复重建服务及康复咨询，新北阳光家园还提供短期住宿服务。台北、民生及高雄重建中心提供定点密集康复，并同步在桃竹、台中、台南、高雄、花莲及台东等服务中心强化康复设备，以提供居家康复指导。

（4）居家康复：多数患者可在医院或阳光重建中心进行康复，但仍有部分患者因活动功能受限而不便外出康复。因此，新北市政府卫生局"6·27"

烧烫伤专案管理中心向无法外出或不便外出进行康复治疗者提供居家康复服务，物理或职能治疗师到家中提供康复服务，并在需要的情况下请康复科医生到家为其进行评估，协助其提升身体功能及日常生活自理能力，并提供辅具及居家无障碍环境改善等辅助措施，以使其得到确切的居家康复服务，并减轻家属照护人力和家庭经济负担。

3. **经验总结** 本次粉尘爆炸事件后，台湾当局不仅在急性期住院期已经关注患者的生理、心理问题，针对不同患者给出了适宜的康复方式，而且在极短时间内推动多项相应措施，协助医护人员抢救生命。健保署还进行每日伤情及医疗资源调查，使资源有效调度，并对过去的资料进行大数据分析以作为医疗资源预估的重要依据，为日后发生大量伤患事件提供了良好的灾害应急医学救援经验。在急性期后，卫生部门更是继续配合行政院《八仙乐园粉尘爆燃事件烧烫伤病患一人一案长期陪伴计划》，协助烧烫伤患者尽快恢复身心和功能，使其顺利回归社区正常生活。政府和民间团队的这一系列及时且全面的措施使得意外事故的人员损害降到最低，同时也使康复效果达到最大化，非常值得我们学习和借鉴。

（李　浩　林志峰）

第九章 灾害康复研究

第一节 灾害康复文献综述

针对已经发表的各种灾害伤员康复的文献进行总结简称灾害康复文献综述。它是灾害康复领域、康复医疗专业或健康方面的一个主要课题，是从问题或研究专题出发搜集大量相关资料，通过分析、阅读、整理，发现当前流行课题、问题或研究专题的最新进展、学术见解或建议，做出综合性介绍和阐述的一种学术论文。

灾害康复文献综述方法是在确定并选择了健康问题，在对该选题所涉及的研究领域的文献进行广泛阅读和理解的基础上，对该研究领域的研究现状（包括主要学术观点、前人研究成果和研究水平、争论焦点、存在的问题及可能的原因等）、研究水平、新动态和新发现、发展前景等内容进行综合分析、归纳整理和总结评论，并提出自己的见解和研究思路。

综述研究要求作者既要对所查阅资料的主要观点进行综合整理、选择、比较、分类、分析，还要根据自己的理解和认识，对综合整理后的文献进行比较专业的、全面的、深入的、系统的论述和相应的评价，用自己的语言对某一问题的研究状况进行综合叙述，而不是对相关灾害和健康领域学术研究的"汇集"。

一、健康方面

自然灾害具有突发性的特点，会导致生态破坏，或者破坏力超过了受灾地区自身的承受能力。自然灾害导致的死亡和创伤性伤害，一方面直接影响公共卫生安全,危害公共基础设施,导致卫生保健供给受到破坏和人口流离失所,另一方面间接影响公共卫生安全。自然灾害带来的健康影响包括死亡、创伤性伤害、传染病、心理疾病和痛苦,以及长期残疾,同时,对既存慢性疾病和残疾也可能造成加重的情况。受灾地区的公共卫生系统可通过包括响应、恢复、缓解和准备阶段的周期循环进行灾后重建管理。

自然灾害是突然的生态破坏,或超过灾区的调整能力,需要外部援助。自然灾害可以大致分为地理类,如地震和火山爆发;水文类,如洪水;气象类,如飓风;气候类,诸如高温、低温和干旱;生物学类,如流行病。自然灾害能直接影响人体健康,例如,由于地震中建筑物坍塌造成的人员伤害,也能间接地摧毁公共卫生基础设施和服务而间接影响人体健康,使其基本需求无法得到满足,如饮用水、营养、环境卫生和安全保障,同时可能使得卫生工作者丧生或流离失所。

二、死亡方面

从 2003 年到 2013 年,全世界有超过 110 万人死于自然灾害,其中由地震造成的死亡占死亡人数的一半以上(图 9-1-1)。死亡原因因灾害类型而异,包括直接原因,如建筑物坍塌(地震)或飞行碎片(飓风)造成的创伤和溺水(洪水、飓风);间接原因如车祸等。关于灾害造成死亡的危险因素的证据大多数是不确定的,但儿童、老年人和残疾人应该是弱势群体。据报道,发达国家的男性死亡风险较高,而发展中国家女性面临死亡的风险增加。

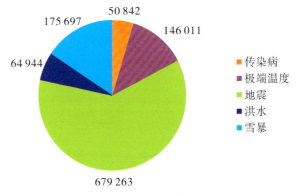

图 9-1-1 2003—2013 年全世界因自然灾害死亡情况

自然灾害导致大量人员伤亡,超过当地的殡葬管理能力,则需要大规模的死亡管理。受伤人群、受害者家属和医疗保健工作者的二次健康风险,包括身体转移或清创和心理困扰时所造成的伤害，可能会因葬礼仪式延迟或不能举行而加剧。卫生工作者的工作模式从幸存者治疗到死亡者管理的转变也可能危及灾后的公共卫生。

三、人员伤亡方面

在大多数自然灾害中，受伤人数超过死亡人数，并且伤亡比随时间的推移显著增加。这一趋势可能主要反映备灾和反应的进展。自然灾害后的人员伤亡主要是由于钝伤、挤压伤、溺水和心理后遗症所致。严重创伤包括骨折、脊髓损伤和创伤性脑损伤；不太严重的软组织损伤如常见的撕裂和肌肉劳损。由于严重损伤的存活概率在24h后显著降低，因此快速救出伤员、现场稳定以及及时把伤员运送到有确定护理设施的地方对于损伤伤员的存活至关重要。适当的手术治疗和医疗干预也有助于确保伤员生存和预防长期影响，包括永久性残疾和精神疾病。

在灾难中有限的医疗资源和其他健康限制条件下，损伤严重程度、生存机会和长期健康预后决定受害者治疗的优先次序，是分类大规模伤亡人员的依据。

四、传染病方面

尸体传播传染病被大量媒体误报，实际上它是一个谣言。自然灾害后的传染病风险可能因中断或不存在的公共卫生服务和有限的额外处理能力而显著增加，特别是在农村地区。缺乏足够的易患病疫情监测和控制计划、灾后计划的延迟制订，以及对疫苗可预防疾病的免疫不足都会导致传染性疾病增加。人口流离失所导致的救灾区域过度拥挤、缺乏清洁的水、营养不足和卫生条件差，是自然灾害中传染病高发的重要因素。与自然灾害相关的传染病分类见表9-1-1。

表9-1-1 与自然灾害相关的传染病分类

分类	原因	举例
水源性疾病	饮用受污染的水，卫生条件差，与老鼠的距离越来越近	腹泻（如霍乱、甲型肝炎或戊型肝炎） 钩端螺旋体病
媒介传播疾病	媒介数量增加（如死水引起新的蚊子繁殖地），由于营养不良导致免疫力下降进而增加了风险	疟疾 登革热 日本脑炎

续表 9-1-1

分类	原因	举例
拥挤成因疾病	过度拥挤的居住地增加人与人之间的疾病传播，缺乏可用疫苗，由于营养不良引起免疫力下降导致患病风险增加	麻疹 流行性脑脊髓膜炎 急性呼吸道感染
其他疫苗可预防的疾病	与传染性物质接触，包括细菌，同时缺乏免疫力	破伤风 小儿麻痹症 白喉 百日咳

五、精神健康

由营养不良、家庭财产损失，以及家庭和朋友死亡造成的心理困扰会导致创伤后应激障碍和其他与灾害有关的精神状况（包括焦虑症、抑郁症、精神病和药物滥用）在灾区人口中有较高的发生率。由于药物和心理治疗计划的中断，以及丧失一般社会支持造成灾害相关的额外影响复杂化，患者预先存在的情况可能会恶化。灾后精神卫生治疗需求较大，对患者进行充分治疗是非常具有挑战性的，因为灾后精神卫生系统结构不完善，灾后重建计划难度大，且治疗计划复杂等。

六、长期身体残疾方面

自然灾害造成的长期身体残疾，主要与灾难中的持续创伤性损伤有关，这些损伤可能存在其他长期影响。其他身体伤害和传染病不能及时治疗以及精神健康状况不良也可能导致长期的身体障碍。虽然灾害的医疗重点主要是外科和初级保健，但从长期来看，慢性的和既存的致残健康状况可能会导致更大的疾病负担。在这种情况下，"残疾"不仅意味着身体结构和功能受损，还包括日常生活活动受限，如步行、梳头和如厕，以及参与社会活动受限，如接受教育、就业和社会化的其他机会。重大的创伤性损伤包括脊髓损伤、创伤性脑损伤、烧伤和肢体损伤（截肢、骨折和周围神经损伤）。现有身体损伤加剧在灾害中是常见的，因为残疾人特别脆弱。灾后长期身体受损的特征取决于受伤类型，该特征也反映受伤的主要机制以及灾害特有的人口变化。例如，2010年海地地震，因为是工作日，人口密集于首都太子港，建筑物大量坍塌，导致死亡惨重、发病率增加和巨大的残疾负担。早期介入康复治疗被证明可以改善健康状况和预防二次致残并发症（包括脊髓损伤和截肢），也可减少自然灾害造成的长期身体损伤。

七、应急管理周期和健康行动方面

自然灾害和其他公共卫生突发事件带来的健康损害问题，可以使用综合的应急管理模式来管理，包括响应、恢复、缓解和准备阶段的周期循环（图9-1-2）。管理大规模死、伤人员，传染病，精神健康状况，取决于灾害的独特特征和医疗资源的可用性等因素。然而，相对不严重的灾难，如果发生在具有强大公共卫生基础设施的发达地区，可能只需通过当地资源就能得到有效管理；相对严重，且对个人和社会造成更大负面健康影响的灾难，如果发生在发展中地区，一般需要国际援助。无论灾害情况如何，都需要在灾害周期内对健康实施有效管理，需要应急人员和应急组织在各级应急管理方面进行有力的协调与合作。

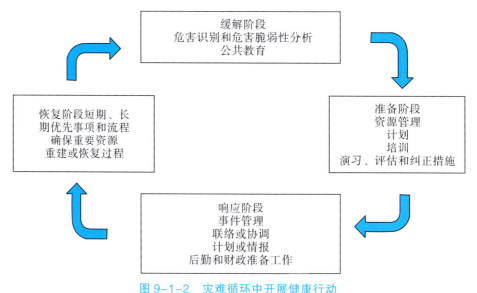

图 9-1-2　灾难循环中开展健康行动

Hoyle J. 卫生保健设施灾害管理 //Koenig K，Schultz C. Koenig and Schultz's Disaster Medicine Comprehensive Principles and Practices. Cambridge University Press，2009：285-311. 版权属 2010 Kristi L. Koenig 和 Carl H. Schultz。经剑桥大学出版社同意转载

在应对阶段，即时医疗管理的优先项目包括拯救性外科手术、严重创伤性损伤现场分诊和让分级医疗机构提供适当的医疗护理。患者接受持续护理，包括根据需要进行身体康复，直到足够稳定才能出院。门诊治疗包括适当的

伤口护理和康复，为功能康复结果最大化和预防并发症创造必要条件。还需要社区支持和服务，包括教育、职业和社会康复，以促进患者融入社区并恢复充分且有意义的生活。在灾难发生的同时必须满足常规人口紧急情况下的卫生需求和初级保健卫生要求，这进一步使灾后健康转诊更加复杂化。伴随着专注于个人护理的临床活动，非临床医疗应对活动可能包括：评估不断变化的伤员模式和医疗资源需求；患者分诊、出院、转诊和追踪系统的管理；数据收集、管理和分析；与其他保健服务提供者合作；与应急系统、主要机构卫生系统和政府管理人员协调。

在灾后恢复阶段，应减少灾害直接造成的额外卫生保健负担，并持续提供日常紧急和初级保健，这必然要求加强卫生保健系统的能力。与灾害相关的传染病、不良心理状况和长期身体障碍也要处理。对长期身体障碍的应对，可以减少总残疾人口数量及其造成的社会负担，对社区康复至关重要。

缓解阶段中的健康影响包括限制严重程度和受灾人群的防灾和紧急情况应对。例如，残疾人的应急计划必须考虑到药物和设备的可用性以及撤离和庇护策略，以减少灾难中的二次伤亡。

防灾措施的重点是改善卫生保健水平和社区康复系统的整体可持续性和灾害应对能力。事实上，缺乏灾害计划和政策，会阻碍卫生保健系统健全相关因素，加重地震严重性。公共卫生灾害应急计划应涉及上述健康影响的主要相关领域，分类政策的梗概，以及战略性计划所需的人力和物力资源，包括扩大或转换指定设施以应付伤亡。应通过模拟练习来完善计划，以最大限度地发挥其在实际灾害中的作用。

通常情况下，发生大规模的自然灾害时，资金可通过捐赠和非政府组织获得，政府行为可能更开放和创新，国家和国际援助机构也可提供技术支持。虽然自然灾害造成了严重的死亡率和发病率，但是也为包括心理健康和身体康复服务在内的卫生系统重建提供了机会，恰恰这些服务在灾害发生之前往往比较落后。

（Jan Reinhardt）

第二节 准实验研究

一、研究方法简介

准实验研究是一项实证研究，它被用来评估干预对其目标群体的因果影响，且不需要随机分配参加研究的对象。准实验研究与传统的实验设计或随机对照试验具有相似之处，但它缺乏对治疗或控制的随机赋值。相反，准实验设计通常允许研究员控制治疗条件，但使用一些标准以外的随机分配（例如，一个合格的纳入和截止标准）。

由于治疗组和对照组在基线上可能不具有可比性，因此，准实验的内部有效性受到关注。随机分配，即研究对象被分配到干预组或比较组的概率相同。因此，组间观察到的和未观察到的特征之间的差异将是偶然的，而不是与治疗有关的系统因素（例如疾病严重程度）。随机化本身并不能保证各个组在基线上是相同的。干预特征的任何变化都可能归因于干预。

二、论文范例

NHV康复服务对2008年"5·12"汶川大地震伤员长期机体功能的改善

【纵向准实验研究背景】自然灾害造成伤员长期残疾和生活受到影响，成为社会的重大负担。然而，救灾规划中康复医疗历来都被忽视。"NHV"是一个康复服务计划，由非政府组织（non-governmental organizations，N）、地方卫生部门（local health departments，H）和专业康复志愿者（professional rehabilitation volunteers，V）组成，旨在改善2008年"5·12"汶川大地震伤员的长期功能。该研究的目的是评估NHV方案实施的有效性。

【方法或结果】在登记的591名地震伤员中有510人参与了这个纵向实验研究（86.3%）。早期介入组（the early intervention group，NHV-E）由298名先后进行机构康复（IBR）和社区康复（CBR）的伤员组成；晚期介入组（the late intervention group，NHV-L）由101名一年后开始进行康复的伤员组成；对照组由111名没有在IBR或CBR进行康复的地震伤员组成。使用巴特尔指数（Barthel index，BI）评估机体功能，采用多水平纵向（Tobit）回归模型分析数据。对性别、年龄、疾病分类和从地震到评估的时间进行统计校正后发现，NHV-E和NHV-L组的机体功能较对照组有显著改善。我们

《桥梁工程 BIM 技术标准化应用指南》

编审委员会

主　　任：刘四昌

副 主 任：王　屹　李　杰

委　　员：任康秀　杨小宁　李　可　郝　岭

　　　　　杨　晟

编　写　组

主　　编：朱　明

副 主 编：肖春红　郝　岭

编　　委：敖维林　但　晨　高　超　胡唯哲

　　　　　金　瑞　罗吉忠　孙中秋　吴方会

　　　　　杨体旺　范宇丰　高　超

前言

交通运输是国民经济中基础性、先导性、战略性产业，是重要的服务性行业。构建现代综合交通运输体系，是适应把握引领经济发展新常态，推进供给侧结构性改革，推动国家重大战略实施，支撑全面建成小康社会的客观要求，是完成"一带一路"建设、京津冀协同发展、长江经济带发展等规划的重要组成部分。

当前，随着以信息技术为代表的新一轮科技革命持续推进，BIM（建筑信息模型）技术作为实现建设项目全生命周期信息化、协同化、智能化的重要手段，已成为工程建设管理行业创新发展的强大动力。在交通运输部发布的"十大重大技术方向和技术政策"文件中，BIM技术被列在了首位，BIM技术的应用可以贯穿交通基础设施的规划、勘察、设计、施工、运营维护等各阶段，实现项目全生命周期各参与方在同一多维建筑信息模型基础上的数据共享，为精细化设计、工业化建造和产业链贯通提供技术保障；支持对工程环境、能耗、经济、质量、安全等方面的分析、检查和模拟，为项目全过程的方案优化和科学决策提供依据；支持各专业协同工作、项目的虚拟建造和精细化管理，为交通运输行业的提质增效、节能环保创造条件。近年来，我国的BIM技术逐渐由建筑行业延伸到交通运输行业，在轨道交通、桥梁设计等方面取得了较好的应用效果。

本书编委会成员均为四川省交通勘察设计研究院有限公司BIM技术研究中心一线工程师。编委会对近年来四川省各等级公路进行调研，确定公路工程勘察设计各阶段常用桥梁构件类型，根据构件类型特点明确构件相关参数、构件制作标准，并依托多个高速公路项目，完成常规桥梁BIM标准构件库的建立以及桥梁自动建模程序的编写工作。四川省交通勘察设计研究院有限公司作为交通运输部认定的首批建筑信息模型（BIM）技术应用交通运输行业研发中心，将BIM技术应用经验毫无保留地凝结于本书，旨在推动BIM技术在交通运输行业的应用发展。

本书分为7章，第1章介绍BIM构件库标准化研究的必要性，第2章介绍软件应用基础，第3章介绍桥梁构件库的相关标准及规则，第4章介绍桥梁主要BIM构件参数设置及功能，第5章介绍桥梁自动建模程序，第6章介绍桥梁BIM构件及自动程序在实际案例中的具体使用，第7章为思考与展望。

在本书撰写过程中，我们得到了众多行业专家的支持和帮助。四川省交通运输厅沈柳法主任、四川省公路规划勘察设计院有限公司陈应忠主任、中国中铁科学研究院有限公司杨咏漪博士、四川省交通职业技术学院杨甲奇教授、Autodesk（中国）有限公司技术总监罗海涛，均给予了大力支持，对本书主要内容提出了宝贵的意见，在此，对他们致以诚挚的感谢！

限于编者技术水平及经验，书中难免存在错误及纰漏之处，请读者不吝指正。

编　者

目 录

前言

四川省交通勘察设计研究院有限公司 BIM 技术应用介绍 1

第 1 章 概述 6

1.1 BIM 技术对交通运输行业发展作用 6
1.2 BIM 技术在交通运输行业发展展望 7
1.3 桥梁 BIM 构件标准化的意义 9
1.4 主要内容 10

第 2 章 软件平台及基础操作 11

2.1 软件平台简介 11
2.2 Revit 基本术语 12
2.3 自定义族基础 13
    2.3.1 族类别和族参数 13
    2.3.2 几何图形创建 14
    2.3.3 族参数及族类型 16
    2.3.4 布尔运算 17
    2.3.5 族的嵌套 18
    2.3.6 小结 18

第 3 章 桥梁 BIM 构件标准化配置 19

3.1 桥梁 BIM 构件库内容 19
    3.1.1 上部结构 19

3.1.2　下部结构 ··· 20
　　　3.1.3　附属结构 ··· 22
　3.2　桥梁 BIM 构件命名规则 ··· 23
　3.3　桥梁 BIM 构件参数命名规则 ··· 25
　3.4　材质库应用规则 ··· 27

第 4 章　常规桥梁 BIM 标准构件分类说明 ·· 29

　4.1　T 梁 ··· 29
　　　4.1.1　零件 ··· 30
　　　4.1.2　组件 ··· 37
　　　4.1.3　关键技术 ··· 38
　4.2　小箱梁 ·· 38
　　　4.2.1　零件 ··· 40
　　　4.2.2　组件 ··· 44
　4.3　盖梁组合 ·· 44
　　　4.3.1　零件 ··· 46
　　　4.3.2　组件 ··· 50
　　　4.3.3　关键技术 ··· 52
　4.4　圆柱式桥墩 ·· 53
　　　4.4.1　零件 ··· 55
　　　4.4.2　组件 ··· 59
　4.5　空心薄壁墩 ·· 61
　　　4.5.1　零件 ··· 61
　　　4.5.2　组件 ··· 67
　　　4.5.3　关键技术 ··· 69
　4.6　重力式桥台 ·· 69
　　　4.6.1　零件 ··· 70
　　　4.6.2　组件 ··· 77
　　　4.6.3　关键技术 ··· 77
　4.7　肋板式桥台 ·· 78
　　　4.7.1　零件 ··· 79
　　　4.7.2　组件 ··· 82
　4.8　桩柱式桥台 ·· 83
　　　4.8.1　零件 ··· 83
　　　4.8.2　组件 ··· 86

4.9 连续刚构桥上部结构 ··················· 86
4.10 附属结构 ··················· 97
4.10.1 四氟滑板支座 ··················· 97
4.10.2 异形钢单缝式桥梁伸缩装置 ··················· 98

第 5 章 参数化桥梁布设 ··················· 100

5.1 Dynamo 基础 ··················· 100
5.1.1 Dynamo 软件概述 ··················· 100
5.1.2 Dynamo 几种主要类型节点介绍 ··················· 105
5.1.3 Dynamo 桥梁主要节点介绍 ··················· 108
5.2 Dynamo 简支梁桥建模 ··················· 114
5.2.1 桥梁建模数据处理 ··················· 116
5.2.2 上部结构参数化建模 ··················· 123
5.2.3 桥墩参数化建模 ··················· 126
5.2.4 桥台参数化建模 ··················· 129
5.3 Dynamo 连续刚构桥建模 ··················· 129
5.3.1 连续刚构上部结构特点 ··················· 130
5.3.2 上部结构体转族建模方法 ··················· 131

第 6 章 BIM 建模示例 ··················· 139

6.1 简支 T 梁桥 ··················· 139
6.1.1 简支 T 梁桥的特点 ··················· 139
6.1.2 简支 T 梁桥 BIM 建模要点 ··················· 139
6.1.3 案例项目简介及建模步骤 ··················· 141
6.1.4 简支 T 梁桥模型成果展示 ··················· 146
6.2 连续刚构桥 ··················· 148
6.2.1 连续刚构桥的特点 ··················· 148
6.2.2 连续刚构桥建模要点 ··················· 148
6.2.3 案例项目简介及建模步骤 ··················· 148

第 7 章 思考与展望 ··················· 155

四川省交通勘察设计研究院有限公司 BIM 技术应用介绍

四川省交通勘察设计研究院有限公司（以下简称"四川交通院"）是以公路、水运勘察设计为主营业务，科研、咨询、监理、检测等专业齐全的交通运输行业综合性勘察设计研究院，持有国家公路、水运和市政相关专业的 14 项甲级资质和 9 项乙级资质，现有从业人员 1400 余人。自 1957 年建院以来，相继完成了大中型水运工程项目 700 余项和公路勘测设计 20000 余 km，先后荣获国家、部、省级优秀勘察设计奖和科技进步奖 100 余项，建立了适应现代企业创新发展的管理体系和营运模式。

四川交通院于 2012 年启动 BIM 项目应用研究，2014 年组建院 BIM 中心建设筹备领导小组，2015 年正式成立院 BIM 中心，至今已累计投入资金约 3000 万元。现有 BIM 技术核心研究人员近 50 人，现已形成覆盖公路、水运、市政、建筑、航测、地质、软件、计算机等相关专业的 BIM 技术核心开发团队，平均年龄 31 岁，95% 以上具有硕士及以上学历。2017 年 11 月，四川交通院被交通运输部认定为首批"建筑信息模型（BIM）技术应用交通运输行业研发中心"。

四川交通院结合公路、水运、市政领域项目开展了 10 余项 BIM 相关技术攻关，实现了与现代信息技术（如航测、GIS、三维地质、云平台、互联网等）的融合创新发展。BIM 技术应用研发工作基本覆盖了交通项目全生命期，航道整治工程已实现 100% BIM 正向设计，并完成基于高速公路工程的建设管理系统研发工作（表 0-1）。

表 0-1 四川交通院 BIM 技术研究成果

研究领域	研究成果
基础专业	机载三维激光数据采集与数据处理
	钻孔管理与三维地质建模平台
公路工程	公路勘察设计 BIM 标准化构件库研究
	智能化路线方案决策技术
水运工程	航道整治设计平台
全生命期管理	数字化施工管理平台

桥梁工程 BIM 技术标准化应用指南

1. 公路勘察设计 BIM 标准化构件库研究

为贯彻落实"十三五"规划以及交通运输部"智慧化交通"信息化建设的需要，四川交通院承担四川省交通运输厅科技项目——《公路勘察设计 BIM 标准构建库研究》，研究内容包括：

1）结合四川省内公路项目的发展建设，积极开展有针对性、实用性强的技术研究，建立基于 BIM 平台的标准化构件库。

2）结合标准化构件库的建立，定制基于公路和常规桥梁设计的标准化模板。

3）通过标准化构件库和模板的创建，实现公路设计和常规桥梁设计的标准化、参数化、信息化、智能化。

4）建立符合公路行业设计流程的 BIM 技术相关流程和标准。

5）项目研究建立的交通运输行业 BIM 标准构件库为四川省交通运输行业 BIM 应用打下基础，为后续智慧交通和互联网＋的应用提供技术支撑，如图 0-1、图 0-2 所示。

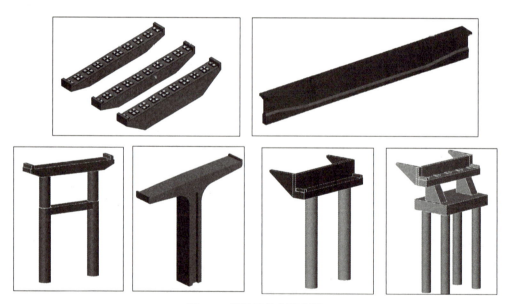

图 0-1 桥梁标准库研究图

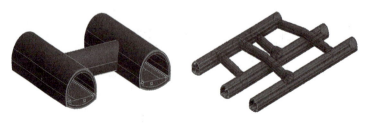

图 0-2 隧道标准库研究图

2. 钻孔管理与三维地质建模平台研究

四川交通院研究钻孔数据管理及三维地质平台可整合不同阶段、不同工点、多种类型地质数据，有效解决了地质数据综合管理难题，快速生成三维地质模型，实现数据实时查看、精确查找，地质体全方位、多视角展示，如图 0-3 所示。

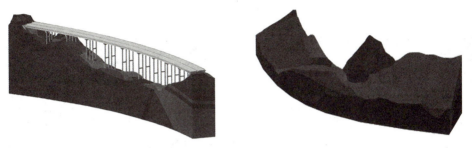

图 0-3　三维地质模型

3. 智能化路线方案决策技术

智能化路线方案决策技术可高效解决诸如大走廊带选择、路线优化等复杂的路线规划问题，填补了基础设施规划阶段自动优化的空白。自动优化生成满足工程、环境、社会、文化等边界条件的一系列路线，为规划师对走廊带的选择分析提供支撑，进行线路的比选和优化，如图 0-4 所示。

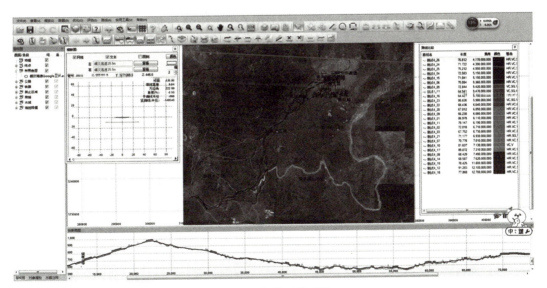

图 0-4　智能选线系统

4. 航道整治设计平台的研发

四川交通院开发的航道工程BIM设计平台，实现航道工程BIM模型自动创建、智能设计出图、大幅提高设计效率和设计质量。四川交通院于2016年1月21日举办了"航道整治全新设计平台"发布会，将该设计平台正式推向生产设计，生产效率提高10倍以上，提升了勘察设计质量，如图0-5、图0-6所示。

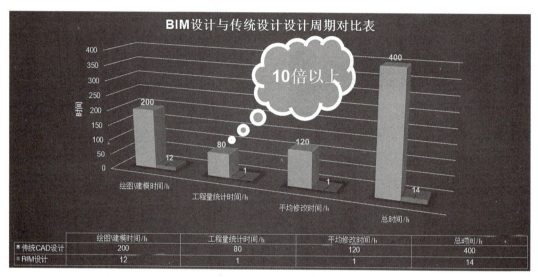

图0-5　BIM技术为航道整治设计带来效率

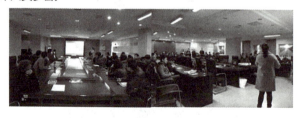

图0-6　航道整治全新设计平台发布会现场照片

5. 研发数字化施工管理平台

四川交通院自主研发的数字化施工管理平台基于BIM、GIS及互联网＋等技术，深度挖掘设计数据，有效解决了国内施工信息传递滞后、施工过程监管薄弱、管理资料繁多无序、信息共享不畅等难题，轻松实现施工模拟、进度管理、资源调配、成本控制、质量安全、场地管理、项目管理等。目前该平台已应用于仁沐新高速公路建设管理阶段，并将继续服务于运营维护阶段，如图 0-7 所示。

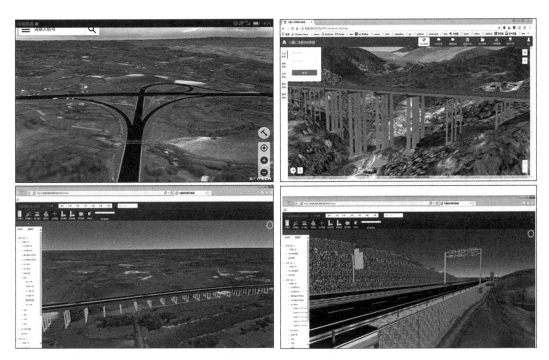

图 0-7 数字化施工管理平台

未来，四川交通院将以建筑信息模型（BIM）技术应用行业研发中心为依托，建立西南片区的引导优势，广泛收集、整合大片区交通运输行业综合数据资源，不断完善项目全生命期 BIM 数据库，借助大数据解析与研究能力，推动西部地区交通基础设施建管养全面升级。

第 1 章 概述

1.1 BIM 技术对交通运输行业发展作用

BIM（Building Information Modeling）是 21 世纪初出现的一种全新工程技术手段，它以工程项目的各项相关信息数据作为模型基础，建立建筑模型并通过数字信息仿真技术模拟项目所具有的真实信息。近年来，我国的 BIM 技术逐渐由建筑行业延伸到交通运输行业，在轨道交通、桥梁设计等方面取得了较好的应用。

BIM 技术的应用可以贯穿交通基础设施的规划、勘察、设计、施工和运营养护等各阶段，实现项目全生命周期各参与方在同一多维建筑信息模型基础上的数据共享，为精细化设计、工业化建造和产业链贯通提供技术保障；支持对工程环境、能耗、经济、质量、安全等方面的分析、检查和模拟，为项目全过程的方案优化和科学决策提供依据；支持各专业协同工作、项目的虚拟建造和精细化管理，为交通运输行业的提质增效、节能环保创造条件，如图 1-1 所示。

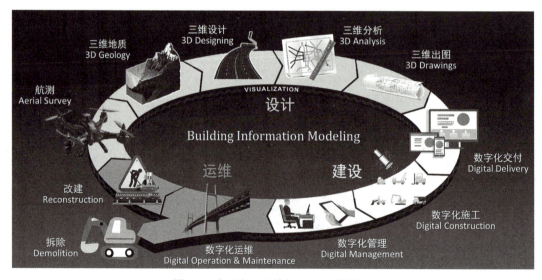

图 1-1　交通交通运输行业 BIM 价值链

综合来看，BIM 技术在交通运输行业中具备如下作用：

1. 实现项目全生命期信息共享

利用 BIM 技术可得到与实际一致的"可以感知的虚拟空间"的全景展示平台，实现项目全生命期各阶段、多参与方、各专业间的信息共享、协同工作和精细管理。BIM 技术的深度应用，能让参与各方更好地理解设计概念，共同解决设计问题；能够避免信息转换的错误和损失、减少错漏碰缺，提升各专业的协作效率与质量，降低项目建设成本。

2. 实现项目全生命期的可预测和可控制

规划、设计阶段建立 BIM 模型除了对工程对象进行三维几何信息和拓扑关系的描述，还包括完整的工程信息描述，可做到"所见即所得"，预测施工成果，实现工程规模可控。此外，BIM 技术还支持环境、经济、安全等多方面的分析模拟，实现全生命期全方位的预测和控制。

3. 促进行业生产方式的转变

BIM 技术可以实现项目设计阶段的协同，施工阶段的建造全程一体化和运营阶段的智能化维护和设施管理，从根本上打破设计单位、施工单位与运营方之间的隔阂和界限，实现设计、施工管理一体化，依托 BIM 技术自身特点，促进交通运输行业生产方式的转变。

4. 推动行业工业化发展

当前交通运输行业处于转型的特殊时期，一改以往高能耗低效益的粗放模式，走集约节能的工业化道路是我国交通运输基础设施建设行业的必然选择。BIM 信息化技术凭借其在项目生命期各阶段深化专业合作、整合阶段数据、动态施工管理、促进行业产业链贯通等方面的优势，通过与工厂标准化预制相结合，将大大提高交通运输基础设施的工业化程度，为我国交通运输业工业化发展提供巨大推力。

1.2 BIM 技术在交通运输行业发展展望

就国内交通运输行业而言，编者预测 BIM 技术应用具有广阔的前景，主要体现在以下三个方面：

1. 国家积极推动 BIM 技术在交通运输中的应用

近年来，交通运输部就交通运输行业 BIM 技术应用出台了一系列政策和指导意见，2015 年《交通运输重大技术方向和技术政策》中，BIM 技术位列十大新技术之首；2016 年 8 月《关于实施绿色公路建设的指导意见》中鼓励应用 BIM 技术；2017 年 1 月，

《推进智慧交通发展行动计划（2017—2020年）》中指出，在基础设施智能化方面，推进建筑信息模型（BIM）技术在重大交通基础设施项目规划、设计、建设、施工、运营、检测维护管理全生命期的应用，基础设施建设和管理水平大幅度提升；2017年2月发布《关于推进公路水运工程应用BIM的指导意见》征求意见稿，该意见对交通运输领域中BIM的具体应用措施做出了较为明确的表述，如图1-2所示。

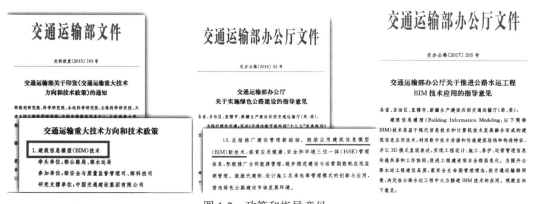

图1-2　政策和指导意见

2. 交通基础设施建设需求巨大

目前我国交通运输行业基础设施具有体量大、周期短的建设特点，未来20年公路、水运建设发展速度仍呈上升态势。根据《国家公路网规划》（2013—2030年）显示，国家公路网规划总规模40.1万km，其中国家高速公路规划总计11.8万km，目前已建成7.1万km，在建约2.2万km，待建约2.5万km，分别占60%、19%和21%。截至"十二五"规划末，内河高等级航道里程已达到1.36万km，到2020年，长江黄金水道等内河高等级航道功能显著提升，区域港口和主要货类专业化码头布局更加完善，新增和改善航道里程4500km。

3. 交通行业建设主体认可

BIM技术提供三维可视化影像，可以帮助设计单位快速抉择出合理的工程方案，实现复杂结构的自动出图以及全模型的自动联动更新，彻底解决设计人员专业协同问题，使得工程结构的仿真数值模拟工作量大大降低，设计人员绘图时间缩短，增加工程设计占比，提升设计水平和核心竞争力。同时，作为全生命周期建设项目管理的首要环节，设计单位可通过BIM为业主及施工方提供项目管理技术服务，实现跨界资源整合，创造新的业务增长点和业务领域。

通过BIM技术良好的三维呈现效果，施工单位从多方位剖切工程对象，全面了解工程设计意图，缩短施工人员学习图纸时间，有效控制施工准确度；根据工程建设场地条件进行施工模拟，有效降低因施工组织不当而增加的时间成本和管理成本，减少资源浪费，提高企业利润；在复杂项目结构施工过程中，通过BIM技术模拟施工方法及过程，控制施工进度，降低施工风险，保证施工安全。BIM 技术在施工单位中的使用，能够极大提升施工组织水平和技术实力，增强自身的国际竞争力，增强企业的可持续发展能力。

交通运输行业工程项目线长面广、环境复杂多变，导致工程进展信息反馈迟钝，进度控制困难，投资成本难以把握。业主单位可应用 BIM 技术对建设项目进行管理，实现各建设阶段的工程计量支付的实时统计，实现工程信息化、批量化、规范化管理，有效控制工程信息传递的错误率。

国内交通建设项目后期运营维护跨越时间长，业主同时管理项目数量多，资料管理及信息收集非常困难。随着新的建设项目数量不断增加，传统的交通建设管理模式已难以满足日渐增长的项目信息管理。纵观全局，BIM 技术可以帮助业主单位实现从设计、施工到后期运营维护的多方位综合管理，提升管理效率、节约管理成本、提高管理水平。

在国家及行政主管部门积极推动下，在交通行业各大建设主体的支持下，BIM 技术在交通基础设施领域将具有广阔的市场前景及发展空间。

1.3 桥梁 BIM 构件标准化的意义

BIM 作为贯穿全生命周期的信息技术，是所有信息活动的载体，其实现需要建立外部平台环境标准和内部信息属性标准，为交通行业全生命周期的信息资源传递和共享提供有效保证。桥梁构件作为桥梁 BIM 建模的基础，其标准化的价值主要体现在以下五个方面：

1. 实现桥梁模型建立的标准化

公路常规桥梁由构件组装而成，并通过程序对构件进行尺寸参数和位置参数驱动，构件命名、参数和定位点等的标准化有助于通用程序的编写，从而提高桥梁建模效率。

2. 公路行业 BIM 标准化的基础

桥梁构件是桥梁建模的基础，桥梁 BIM 构件的标准化是公路行业 BIM 标准化的基础，公路行业 BIM 标准化体系的重要组成部分。

3. 实现项目全生命期的控制

BIM 技术可为项目的全生命周期管理提供可能，过程中需要大量的数据交互传输，一方面要求数据类型的标准化，另一方面需要对构件位置参数、属性参数等信息做统一规定。因此，桥梁 BIM 构件的标准化将有效提高数据交互水平，为全生命周期管理奠定坚实基础。

4. 推动数据协同

BIM 技术的应用需要多领域多专业协同工作，在项目不同阶段，各专业工程师需按当前阶段 BIM 应用标准规定的深度和广度完成工作，保证系统间的数据与信息的传输与共享。从构件层级建立标准化编码体系，可有效推动不同专业不同阶段的数据协同。

1.4 主要内容

随着桥梁工业化与标准化的发展，交通行业 BIM 技术应用范围越来越广，应用层次越来越深，而桥梁工程 BIM 技术应用尚不完善，BIM 标准化问题日益突出。本书基于 Revit 软件，针对常规桥梁，讲解桥梁 BIM 标准构件库及其应用，主要包括以下内容：

1）Revit 介绍，重点讲解 Revit 软件特点及自定义族要点。

2）介绍桥梁 BIM 标准构件库的内容及相关规则。

3）详细介绍桥梁上部结构、下部结构、附属结构相关标准构件的制作方法及关键技术。

4）简要介绍 Dynamo 桥梁常用节点功能，重点讲解简支梁桥及连续刚构桥梁自动化建模程序编写。

5）以实际工程为例，系统讲解以桥梁标准构件库为基础，结合 Dynamo 编程技术实现简支 T 梁桥和连续刚构桥梁自动化建模的思路与方法。

第 2 章 软件平台及基础操作

2.1 软件平台简介

Revit 软件是美国 Autodesk 公司为建筑信息模型（Building Information Modeling）专门设计的一款软件。Revit 软件所创建的 BIM 模型，所有的图纸、二维视图和三维视图以及明细表都是同一基本建筑模型数据库的信息表现形式，并可在模型中记录材料的数量、施工阶段、造价等工程信息。

Revit 是 BIM 技术体系中使用最广泛的软件之一，其主要功能特点如下：

1. 可视化效果好

Revit 模型为三维可视化模型，在软件建立好模型后，可以直观地反映桥梁构件与地形、构件与构件之间的空间位置关系。此外，通过渲染功能可直接生成桥梁建成后的效果图，通过漫游功能可进行成果动画展示。

2. 桥梁 BIM 模型创建速度快

基于 Revit 软件平台，结合可视化编程软件 Dynamo，根据桥梁构件布置原理及构件空间位置关系编写桥梁 BIM 模型创建程序，自动生成桥梁 BIM 模型，程序开发难度低，通用性强，BIM 模型创建速度快、精度高。

3. 视图自动生成

Revit 软件根据模型自动生成工程所需的平面图、立面图、剖面图及三维视图，自动化程度高。

4. 信息提取及数据计算自动化

基于 Revit 模型可提取项目中涉及的构件数量、材料等信息，表格样式可根据单位风格自定义，模型更新后，统计内容自动更新。

5. 关联修改，避免人为低级错误

Revit 软件中所有的图纸、视图、明细表均来源于同一建筑信息模型的数据库，图纸文档的生成和修改维护简单，模型、统计表及图纸之间具有关联性，可实现一处

修改、处处修改,提高生产效率的同时避免了人为修改可能产生的低级错误。

基于 Revit 软件构建常规桥梁 BIM 标准构件库,编写相关桥梁程序,可实现桥梁 BIM 模型的快速创建,为公路工程 BIM 在设计、施工阶段的应用奠定基础。

2.2 Revit 基本术语

用于标识 Revit 中的对象的大多数术语都是常见的行业标准术语。部分术语属于特定术语,了解专用术语对于使用软件至关重要。

1. Revit 标高

标高是相对于水平面某一竖直距离处的无限水平平面,可作为屋顶、楼板和顶棚等以层为主体的图元的参照,大多用于定义工程的垂直高度或楼层。

2. Revit 图元

在创建项目时,可在设计中添加参数化图元。Revit 按照类别、族和类型对图元进行分类,图 2-1 为以柱为例说明类别、族、类型间的关系。

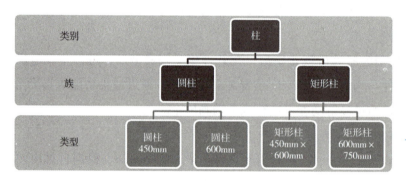

图 2-1 Revit 图元关系

3. 族类别

族类别是构件在行业中的分类,如门属于一种类别。Revit 模型包含一系列族类别,在软件中可对族类别进行管理和标记,并创建不同的明细表。同一族类别中可包含多个族。

4. Revit 族

族是类别的细分类,根据参数在使用上和图形表示的相似性对图元进行分组,族是参数信息的载体。一个族的属性值可能不同,但是属性的设置相同。在 Revit 软件中,族分为系统族、标准族、内建族三大类。

(1)系统族 系统族由 Revit 软件预定义,只能在项目中修改和调整,不能作为单个文件保存或载入。墙体、门窗、楼梯、顶棚、楼板均属于系统族。

（2）标准族　标准族基于族样板创建，可自定义，文件格式为 *.rfa，通常用于重复使用率较高的几何图形。标准族可以单独保存，并在多个项目中使用。标准族具有高度可自定义的特征，是用户最常创建和修改的族。标准族除包括梁、柱等构件族外还包括符号和标题栏等注释图元。

（3）内建族　内建族通常用于定义项目中重复使用率低却与其他几何图形存在相互关联关系的几何图形对象。与标准族不同，内建族只能在当前项目中使用，不能作为独立的文件保存或载入。

5. 族类型

族类型是族的细分类，同属一个族的族类型，其属性相同，族类型参数不同。

6. 族实例

族实例是族类型在项目实例化后的实际图元，通过同一族类型可创建若干族实例，同一族类型创建的实例，其类型参数相同，实例参数不同。

7. 项目样板

Revit 项目样板是项目创建的基础，其文件格式为 *.rte，项目样板中包含视图样板、已载入的 Revit 族、相关设置（如单位、填充样式、线样式、线宽、视图比例等）。项目样板是 BIM 标准化的重要组成部分，不同的项目类型可以使用不同的项目样板，以满足其特定需求。

8. 视图样板

Revit 视图样板是一系列视图属性，如视图比例、规程、详细程度及可见性设置。使用视图样板可以为视图应用标准设置，实现相关视图及文档的标准化表达。

9. 族样板

族样板是族的创建基础，文件格式为 *.rft，族样板中包含族类别和族参数、基本图元参数、主体对象等。

2.3 自定义族基础

Revit 软件自身提供了大量建筑领域所需构件，桥梁专业需创建大量的标准族，以满足专业需求。本小节仅介绍桥梁自定义族的主要功能，对 Revit 软件基本操作不做详细介绍。

2.3.1 族类别和族参数

根据族的用途和类别不同，Revit 提供了多种族样板。创建族前首先需选择合适的族样板，族样板预设族所属的族类别和包含的族参数。族类别和族参数可以在创建族的过程中重新进行设置。表 2-1 列出族参数及其作用。

表 2-1　Revit 族参数表

编号	族参数	作用
1	基于工作平面	勾选后族实例只能放在工作平面或实体表面
2	总是垂直	勾选后族将保持垂直状态
3	加载时剪切的空心	勾选此项后，族导入到项目后会附带可剪切的空心信息
4	钢筋附着到主体	勾选此选项后，可在族剖面中添加钢筋
5	部件类型	设置"部件类型"后系统自动匹配部件类别
6	共享	勾选"共享"选项，嵌套族可在项目中单独调用

2.3.2　几何图形创建

几何图形是族的重要组成部分，包括实心形状和空心形状两种类型。其中实心形状用来创建实体模型，空心形状则用来剪切洞口。实心形状和空心形状都包括拉伸、融合、旋转、放样、放样融合五项创建方式，如图 2-2 所示。

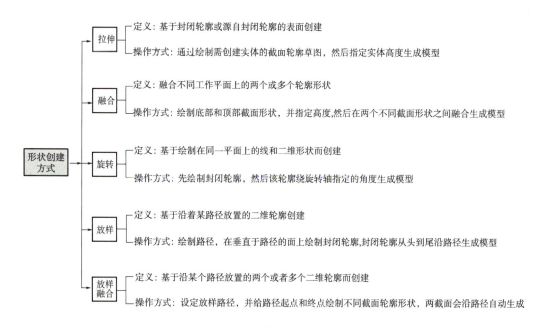

图 2-2　创建几何图形常用方法

1. "拉伸"命令

1）单击功能区中的"创建"→"形状"面板→"拉伸"按钮。

2）绘制封闭草图轮廓。

3）"属性"对话框设定拉伸长度。

4)单击完成"拉伸"命令,如图 2-3 所示。

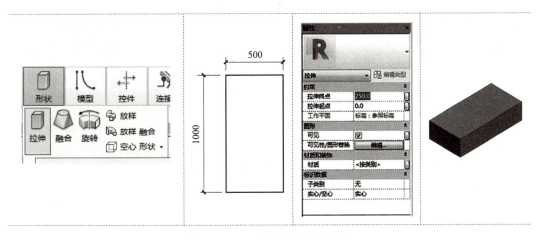

图 2-3　Revit 拉伸命令使用方法

2. "放样"命令

1)单击功能区中的"创建"→"形状"面板→"放样"按钮。

2)绘制路径。

3)绘制放样轮廓或选择已载入的轮廓。

4)单击完成"放样"命令,如图 2-4 所示。

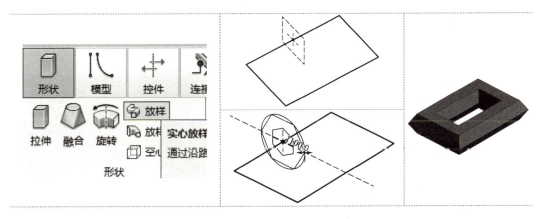

图 2-4　Revit 放样命令使用方法

3. "旋转"命令

1)单击功能区中的"创建"→"形状"面板→"旋转"按钮。

2)绘制几何封闭草图。

3)绘制或者拾取轴线,并在"属性"对话框中设置旋转角度等参数。

4)单击完成"旋转"命令,如图 2-5 所示。

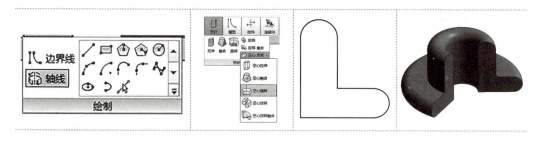

图 2-5　Revit 旋转命令使用方法

4. "融合"命令

1）单击功能区中的"创建"→"形状"面板→"融合"按钮。

2）编辑底部封闭轮廓。

3）编辑顶部轮廓，设定两端点的距离。

4）单击完成"融合"命令，如图 2-6 所示。

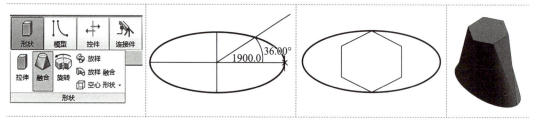

图 2-6　Revit 融合命令使用方法

5. "放样融合"命令

1）单击功能区中的"创建"→"形状"面板→"放样融合"按钮。

2）在功能区选择"绘制路径"或"拾取路径"。

3）选择轮廓 1，绘制或选择第一个端面轮廓。

4）选择轮廓 2，绘制或选择第二个端面轮廓。

5）单击完成"放样融合"命令，如图 2-7 所示。

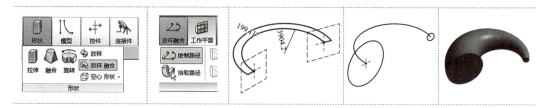

图 2-7　Revit 放样融合命令使用方法

2.3.3　族参数及族类型

参数化驱动是 Revit 的精髓，在族中添加相关参数，可以驱动族的几何形状并为构件添加工程所需的信息，实现参数化设计和信息化管理。

根据参数的功能不同，可分为族参数和共享参数，其特点详见表 2-2。

第 2 章　软件平台及基础操作

表 2-2　Revit 族参数分类一

编号	参数类型	特点
1	族参数	可驱动实例，不能在明细表中进行统计
2	共享参数	可在不同项目和族中共享 可添加到明细表或添加标记

根据参数的驱动对象不同，可分为类型参数和实例参数，其特点详见表 2-3。

表 2-3　Revit 族参数分类二

编号	参数类型	特点
1	类型参数	驱动同一类型的所有实例
2	实例参数	驱动单一实例对象

根据参数值类型不同，可分为文字、整数、数值、长度等参数，其特点详见表 2-4。

表 2-4　Revit 族参数分类三

编号	参数类型	说明	编号	参数类型	说明
1	文字	定义文字类参数	8	坡度	用于定义坡度的参数
2	整数	始终表示为整数的值	9	货币	用于货币参数
3	数值	用于数字依据，是实数	10	URL	提供至用户定义的 URL 的网络链接
4	长度	用于建立图元或子构件长度	11	材质	可在其中制定特定材质的参数
5	面积	用于建立图元或子构件面积	12	是/否	使用"是"或"否"定义参数，可与条件判断连用
6	体积	用于建立图元或子构件体积	13	〈族类型…〉	用于嵌套构件，不同的族类型可匹配不同的嵌套族
7	角度	用于建立图元或子构件角度			

2.3.4　布尔运算

Revit 的布尔运算包括"连接"和"剪切"两种，如图 2-8 所示，可通过功能区中的"修改"选项卡中相关命令实现。

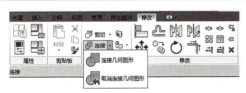 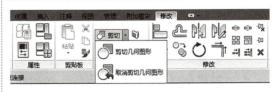

图 2-8　布尔运算使用方法

1. 连接

"连接"命令可将多个实心几何图形连接成一个几何图形，并在连接处产生相贯线。单击"连接"下拉列表中的"取消连接几何图形"，可以将连接的几何图形重置到未连接的状态。

2. 剪切

"剪切"命令用于实心几何图形减去空心几何图形形成"镂空"的效果。单击"剪切"下拉列表中的"取消剪切几何图形",可以将已剪切的几何图形重置到未剪切的状态。

2.3.5 族的嵌套

族的嵌套是指将一个族载入到另一个族中使用。通过族的嵌套可基于子族进行组合形成新族,通常用于较复杂构件。勾选子族族参数中的"共享"选项,可在项目中实现子族的调用共享,如图 2-9 所示。

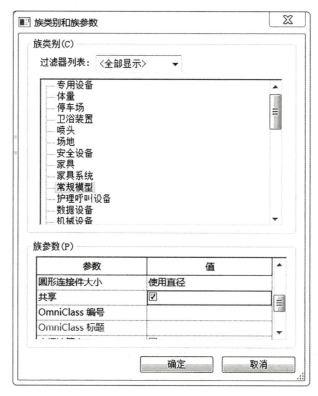

图 2-9 族共享设置

2.3.6 小结

本节简要阐述 Revit 族相关概念和创建过程中的关键操作,便于读者对后续章节的理解。

第 3 章
桥梁 BIM 构件标准化配置

BIM 信息技术可以促进设计标准化和施工标准化的良好衔接，提高工程质量，在交通领域的应用得到了行业主管部门及参建各方的高度重视。为了有效提高建模效率，加强常规桥梁模型质量，本章旨在对四川省高速公路常规桥梁常用构件参数化建模的相关命名方式及编码规则进行统一。

构件库的建立是 BIM 推广应用的关键，构件开发的质量直接关系到 BIM 应用深度。构件库管理与参数标准化研究是一项重要的工作。本章对桥梁标准族库的构件分类、构件命名规则、参数命名规则、编码规则和材质库应用规则进行介绍。

3.1 桥梁 BIM 构件库内容

常规桥梁根据结构功能不同可以分为上部结构、下部结构、附属结构三个部分。标准化族库按照此分类对相关构件进行管理。

3.1.1 上部结构

上部结构是指在线路遇到障碍而中断时，跨越这类障碍的主要承载结构。梁桥以其简单的结构、方便快捷的施工工艺，在公路工程的建设中占据了重要的地位。为加快建造速度、降低工程造价，山区修建的公路桥梁大多采用现场拼装预制梁板的上部结构形式。预制拼装简支梁桥具有可以大规模提前预制施工、吊装梁板速度快、结构稳定性好、施工工艺简单等多种优点，能够有效缩短施工工期、保证施工质量及安全（图 3-1）。

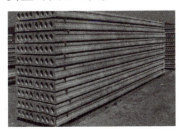
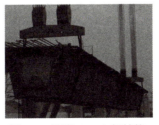
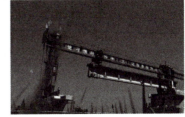

图 3-1 族库——上部结构一

依据《四川省高速公路标准化设计导则》，高速公路大中小跨径常规简支梁桥上部结构形式主要有装配式钢筋混凝土空心板、装配式预应力混凝土 T 梁及装配式预应力混凝土小箱梁。装配式钢筋混凝土空心板有 6m、8m、10m 三种跨径，主要适用于高速公路上跨机耕道、农村公路的小桥；装配式预应力混凝土小箱梁有 13m、16m、20m、25m 四种跨径，主要适用于平原区、丘陵区高速公路墩高小于 25m 的大中小桥；装配式预应力混凝土 T 梁一般有 25m、30m、40m、50m 四种跨径，主要适用于平原区、丘陵区和山区高速公路墩高大于 20m 的特大、大中桥。

根据上述分类，结合对四川省近年来高速公路桥梁上部构造的梳理归纳，在梁桥上部结构标准族库中对应建立三种标准族，分别为装配式钢筋混凝土空心板族、装配式预应力混凝土小箱梁族及装配式预应力混凝土 T 梁族（图 3-2），其中，装配式钢筋混凝土空心板族包括 6m、8m、10m 三种跨径类型；装配式预应力混凝土小箱梁族包括 13m、16m、20m、25m 四种跨径类型；装配式预应力混凝土 T 梁族包括 25m、30m、40m 三种跨径类型。根据不同项目标准图，可在上部结构标准族中，预设相应结构类型，便于使用。

上部结构的基本要求：

1）包含完整的预制上部结构几何信息。

2）结构关键尺寸应参数化，以适应不同标准图和跨径尺寸的要求。

3）梁体长度、梁体横坡、梁端首尾夹角、边梁翼缘悬臂等尺寸，需要根据实际布梁情况实现调整匹配。

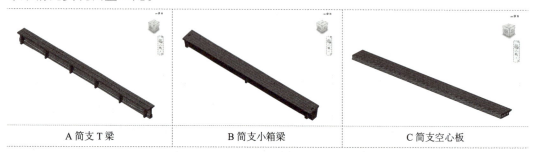

A 简支 T 梁　　　　　B 简支小箱梁　　　　　C 简支空心板

图 3-2　族库——上部结构二

3.1.2　下部结构

下部结构指的是支承桥梁上部结构并将其荷载传递至地基的桥墩、桥台和基础的总称。依据《四川省高速公路标准化设计导则》，桥墩桥台形式主要受地形、地质和墩台高度的影响，桥墩主要包括圆柱墩、矩形空心（实心）墩和空心薄壁墩，桥台主要包括桩柱式桥台、肋板式桥台及重力式桥台；各形式的墩台尺寸与跨径、墩高、地震烈度密切相关。

根据上述分类，结合对四川省近年来高速公路桥梁下部构造的梳理归纳，在下部

第 3 章 桥梁 BIM 构件标准化配置

结构标准族库中对应建立各类下部结构标准族库,主要包括桥墩族库和桥台族库。其中,桥墩族库主要包括双柱圆形墩、双柱矩形墩、双柱空心薄壁墩和独柱空心薄壁墩四种,桥台族库主要包括桩柱式桥台、肋板式桥台及重力式桥台三种。每种桥墩桥台族可根据跨径、墩高和地震烈度的变化设置一系列桩柱尺寸不同的族类型(图 3-3)。

下部结构的基本要求:

1)包含完整的结构几何信息,结构关键尺寸应参数化,以适应不同标准图和跨径尺寸的要求。

2)下部结构应适应不同的横坡设置要求,斜交角度、背墙前倾后仰、耳墙侧墙纵坡等尺寸均需按照桥梁实际设计参数调整匹配。

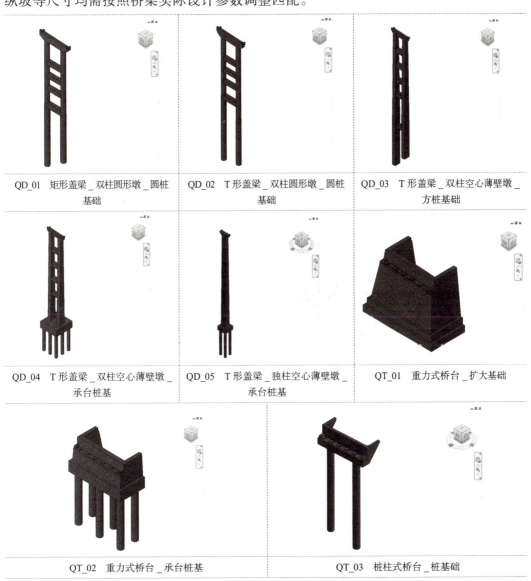

图 3-3 族库——下部结构

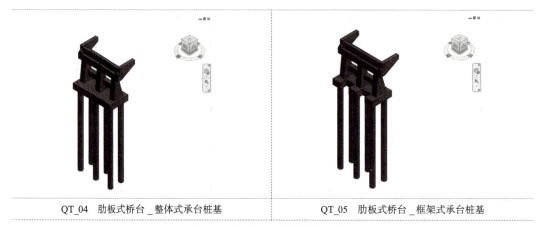

| QT_04 肋板式桥台_整体式承台桩基 | QT_05 肋板式桥台_框架式承台桩基 |

图 3-3 族库——下部结构 (续)

3.1.3 附属结构

桥梁附属构造主要包括支座系统、伸缩缝、桥面铺装、桥面排水系统、防撞护栏、灯光照明系统等。

支座系统是连接桥梁上下部结构的重要构件，将上部结构的各种荷载传递到墩台上，并能够适应活荷载、温度变化、混凝土收缩徐变等因素产生的变位（图 3-4）。

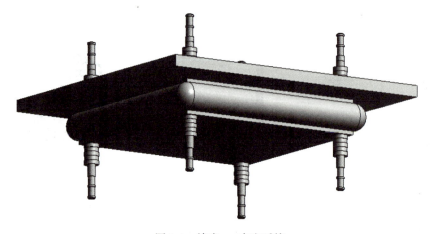

图 3-4 族库——支座系统

空心板、T 梁、小箱梁一般采用 GJZ 系列（矩形）、GYZ 系列（圆形）的板式橡胶支座和四氟滑板支座。支座的尺寸参数包括横桥向尺寸、顺桥向尺寸、直径和厚度，根据具体桥梁跨径、支座受力及各联长度和伸缩量计算值等参照选用。

支座系统的基本要求：

1）支座构件需要包含支座本身及支座调平钢板等相关的附属部件。

2）支座的关键尺寸需要参数化。

桥梁伸缩装置是为适应温度变化、混凝土收缩、徐变以及车辆行驶引起的位移和转角。结合高速公路所经过地区的气温情况，考虑混凝土的收缩、徐变影响，同时兼顾伸缩装置的抵抗能力和行车舒适要求，一般伸缩量小于 80mm 采用异型钢单缝式伸缩装置，伸缩量大于 80mm 采用模数式伸缩装置或单元式多向变位伸缩缝装置（图 3-5）。

伸缩缝装置的基本要求：

1）伸缩缝装置需要包含伸缩装置本身及预埋钢筋等相关的附属部件。

2）伸缩缝装置的关键尺寸需要参数化。

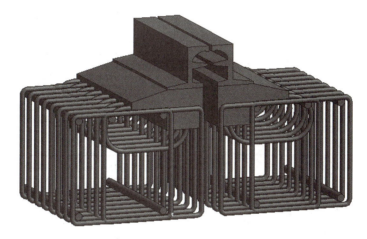

图 3-5　族库——伸缩缝装置

其他桥梁附属构造如桥面铺装、防撞护栏、桥面排水系统、灯光照明系统等，需要根据项目实际情况设置。这些附属构造主要服务于桥梁主体结构，布设都是基于主体结构或与路线相关，建议采用自适应的构件或基于 Dynamo 建模。

3.2 桥梁 BIM 构件命名规则

桥梁构件分为零件、组件、构件三个结构层次。底层模型为"零件层"，层次代码为 LTLJ（梁体零件）、QDLJ（桥墩零件）、QTLJ（桥台零件），是桥梁结构的最基本元素，零件的命名均按照传统设计习惯命名并冠以相关编码，零件命名规则为："层次代码——编号及构件名称——补充信息"，命名编码见表 3-1~ 表 3-3。

表 3-1　梁体零件命名编码

层次代码 _ 编号及构件名称 _ 补充信息
LTLJ_01 顶板
LTLJ_02 腹板及马蹄
LTLJ_03 箱体 _ 小箱梁
LTLJ_03 箱体 _ 空心板
LTLJ_04 横隔板

表 3-2　桥墩零件命名编码

层次代码 _ 编号及构件名称 _ 补充信息
QDLJ_01 支座垫石 _ 矩形
QDLJ_01 支座垫石 _ 圆形
QDLJ_02 横向挡块
QDLJ_03 纵向挡块
QDLJ_04 盖梁 _ T 形
QDLJ_04 盖梁 _ 矩形
QDLJ_04 盖梁 _ 帽梁
QDLJ_05 墩柱 _ 圆形
QDLJ_05 墩柱 _ 矩形
QDLJ_05 墩柱 _ 空心薄壁墩通用节段
QDLJ_05 墩柱 _ 空心薄壁墩顶部节段
QDLJ_06 墩系梁 _ 矩形
QDLJ_06 墩系梁 _ 工字形
QDLJ_07 地系梁 _ 矩形
QDLJ_08 承台
QDLJ_09 桩基 _ 圆形
QDLJ_09 桩基 _ 矩形

表 3-3　桥台零件命名编码

层次代码 _ 编号及构件名称 _ 补充信息
QTLJ_01 支座垫石 _ 矩形
QTLJ_01 支座垫石 _ 圆形
QTLJ_02 横向挡块
QTLJ_03 纵向挡块
QTLJ_04 背墙 _ 重力式
QTLJ_04 背墙 _ 桩柱式
QTLJ_05 耳墙
QTLJ_06 侧墙 _ 侧墙上
QTLJ_06 侧墙 _ 侧墙下
QTLJ_07 台帽
QTLJ_08 台身
QTLJ_09 扩大基础
QTLJ_10 肋板
QTLJ_11 肋板系梁
QTLJ_12 地系梁
QTLJ_13 承台
QTLJ_14 桩基

"组件层"为零件的嵌套组合，形成具有一定功能的嵌套族，组合按照"编号+XX 组件"的格式命名，命名编码见表 3-4。

表 3-4　组件命名编码

编号 _ 组件名称
01_ 盖梁组件
02_ 空心墩柱组件
03_ 群桩基础组件

第3章 桥梁 BIM 构件标准化配置

"构件层"为具有完整工程功能的构造物，上部结构按照"构件编号_构件名称_跨径"命名，例如："LT——01T梁——40m"（表3-5）；下部结构按照"构件编号_构件名称_基础形式"的格式命名，例如"QT_02重力式桥台_承台桩基"（表3-6）；支座按照"支座型号_尺寸"的格式命名，例如"GJZF4_350×300"。

表3-5 上部结构构件命名编码

构件编号 _ 构件名称 _ 跨径
LT_01T梁_25m
LT_01T梁_30m
LT_01T梁_40m
LT_02小箱梁_13m
LT_02小箱梁_16m
LT_02小箱梁_20m
LT_02小箱梁_25m
LT_03空心板_6m
LT_03空心板_8m
LT_03空心板_10m

表3-6 下部结构构件命名编码

构件编号 _ 构件名称 _ 基础形式
QT_01重力式桥台_扩大基础
QT_02重力式桥台_承台桩基
QT_03桩柱式桥台_桩基础
QT_04肋板式桥台_整体式承台桩基
QT_05肋板式桥台_框架式承台桩基
QD_01矩形盖梁_双柱圆形墩_圆桩基础
QD_02 T形盖梁_双柱圆形墩_圆桩基础
QD_03 T形盖梁_双柱空心薄壁墩_方桩基础
QD_04 T形盖梁_双柱空心薄壁墩_承台桩基
QD_05 T形盖梁_独柱空心薄壁墩_承台桩基

3.3 桥梁 BIM 构件参数命名规则

构件参数分为六个类型：材质参数、尺寸参数、属性参数、定位参数、设计编号、其他参数。

材质参数：表达各零件的材质类型。材质参数命名以"构件名称_材料"的格式命名，例如"背墙_材料"，见表3-7。

表3-7 材质参数命名编码

材质参数	材质参数
梁体_材料	侧墙_上部_材料
背墙_材料	侧墙_下部_材料
承台_材料	台帽_材料
挡块_材料	台身_材料
地系梁_材料	系梁_材料
垫石_材料	枕梁_材料
墩柱_材料	桩基_材料
耳墙_材料	肋板系梁_材料
盖梁_材料	扩大基础_材料
肋板_材料	

尺寸参数：表达各零件的几何尺寸参数。为统一表达方式，预先规定顺桥向尺寸为长度，横桥向尺寸为宽度，竖向尺寸为高度，部分斜向尺寸可依据设计习惯调整。尺寸参数命名以"构件名称_尺寸"的格式命名，例"背墙_长度"。

属性参数：表达零件的非尺寸的几何参数，包含放坡坡度、横坡坡度、斜交角度、耳墙设置情况、倒角设置情况、桩基个数、垫石个数等。

定位参数：为提高模型的可利用性，对桥梁模型中的每一个独立构件，均需要设置定位参数，主要包含："左右幅""墩台号""行号""列号""层号"。行号、列号、层号分别表达了顺桥向、横桥向、竖向的构件编号，例如左幅1号墩2号桩基需以如下代码表达："100001001002001"。

设计编号：由于各设计院、设计人员的设计习惯并不一致，桥梁各构件编号形式较多，但为便于构件的二次利用，定位参数需要保证唯一性，故预留设计编号参数，与设计文件保持一致。

其他参数：主要用于零件定位的参数或由其余参数计算获得的中间参数。

第3章 桥梁 BIM 构件标准化配置

3.4 材质库应用规则

对材质按照"桥梁构件 + 材料类别"的方式命名，方便后期区别分类，例如，T 梁预制 C40 混凝土、T 梁现浇 C40 混凝土、防撞护栏现浇 C30 混凝土等。

对于每种材质着色和填充予以规定。例如，T 梁预制 C40 混凝土，着色采用 RGB 191 179 173，截面采用斜线填充，投影不填充。T 梁现浇 C40 混凝土，着色采用 RGB 191 191 191，截面与投影均采用斜线填充。由于材料类别较多，此处不再一一赘述。表 3-8 为桥梁工程部分常见材料类型及其对应的类别。

表 3-8 桥梁工程部分常见材料类型及其对应的类别

材料类型	材料类别	材料类型	材料类别
钢筋	HPB300 光圆钢筋	圆形板式橡胶支座	GYZ 200mm×35mm
	HRB400 带肋钢筋		GYZ 200mm×41mm
	HRB400 环氧树脂涂层带肋钢筋		GYZ 300mm×52mm
钢筋网	D6 钢筋网		GYZF4 300mm×54mm
	D8 钢筋网		GYZ 400mm×54mm
	D10 钢筋网		GYZF4 600mm×93mm
钢材	Q235		GYZ 500mm×70mm
	Q345		GYZ 500mm×90mm
现浇混凝土	现浇 C15 混凝土		GYZ 600mm×110mm
	现浇 C20 混凝土		GYZ 700mm×125mm
	现浇 C25 混凝土		GYZ 800mm×125mm
	现浇 C30 混凝土		GYZ 800mm×148mm
	现浇 C35 混凝土	盆式支座	GPZ（Ⅱ）2.0DX
	现浇 C40 混凝土		GPZ（Ⅱ）2.0SX
	现浇 C45 混凝土		GPZ（Ⅱ）3.5DX
	现浇 C50 混凝土		GPZ（Ⅱ）3.5SX
	现浇 C55 混凝土		GPZ（Ⅱ）4.0DX
	现浇 C60 混凝土		GPZ（Ⅱ）4.0SX
预制混凝土	预制 C20 混凝土		GPZ（Ⅱ）4.0GD
	预制 C25 混凝土		GPZ（Ⅱ）5.0DX
	预制 C30 混凝土		GPZ（Ⅱ）5.0SX
	预制 C35 混凝土		GPZ（Ⅱ）5.0GD
	预制 C40 混凝土		GPZ（Ⅱ）6.0DX
	预制 C45 混凝土		GPZ（Ⅱ）6.0SX

（续）

材料类型	材料类别	材料类型	材料类别
预制混凝土	预制 C50 混凝土	盆式支座	GPZ（Ⅱ）6.0GD
	预制 C55 混凝土		GPZ（Ⅱ）7.0DX
	预制 C60 混凝土		GPZ（Ⅱ）7.0SX
细石混凝土	C40 细石混凝土		GPZ（Ⅱ）7.0GD
片石混凝土	C15 片石混凝土		GPZ（Ⅱ）8.0DX
	C20 片石混凝土		GPZ（Ⅱ）8.0SX
	C25 片石混凝土		GPZ（Ⅱ）8.0GD
浆砌片石	M7.5 浆砌片石		GPZ（Ⅱ）9.0DX
UPVC 排水管	ϕ100		GPZ（Ⅱ）9.0SX
	ϕ150		GPZ（Ⅱ）9.0GD
	ϕ200		GPZ（Ⅱ）10.0DX
	ϕ300		GPZ（Ⅱ）10.0GD
矩形板式橡胶支座	GJZ250mm×450mm×52mm		GPZ（Ⅱ）12.5DX
	GJZ300mm×450mm×74mm		GPZ（Ⅱ）12.5SX
	GJZ300mm×350mm×63mm		GPZ（Ⅱ）12.5GD
	GJZ350mm×450mm×69mm	防振橡胶垫块	防振橡胶垫块
	GJZF4250mm×450mm×54mm	模数式伸缩装置	D50 伸缩缝
	GJZF4300mm×450mm×76mm		D80 伸缩缝
	GJZF4350mm×450mm×76mm		D160 伸缩缝
	GJZ350mm×400mm×69mm		无缝构造
	GJZ400mm×450mm×84mm	预应力	预应力钢筋
	GJZF4350mm×400mm×71mm		预应力钢绞线
	GJZF4400mm×450mm×86mm		
	GJZ450mm×450mm×84mm		
	GJZF4450mm×450mm×86mm		

第4章
常规桥梁 BIM 标准构件分类说明

本章对常规桥梁标准族库中的相关构件，包括零件建模过程、组件过程及关键技术节点进行详细介绍。

4.1 T梁

装配式 T 梁是四川地区高速公路常规桥梁最常用的上部结构形式，主要适用于高速公路墩高大于 20m 的特大、大中型桥，跨径通常有 25m、30m、40m、50m 四种，如图 4-1 所示。

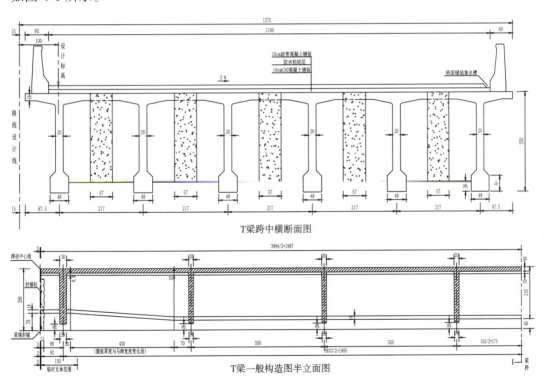

图 4-1 T梁一般构造示意图

根据梁片横桥向位置不同，分为左边梁、中梁、右边梁。单片 T 梁主要由翼缘、腹板及马蹄和横隔板组成。

1）翼缘：直线桥采用 T 梁布设时，梁片长度为标准长度，翼缘宽度为标准宽度；曲线桥采用 T 梁布设时，以折线代替曲线，并设置首尾夹角，每跨各梁片的预制长度不等长，边梁外翼缘预制时，通过控制跨径八等分处的翼缘宽度适应设计线型变化，如图 4-2 所示。

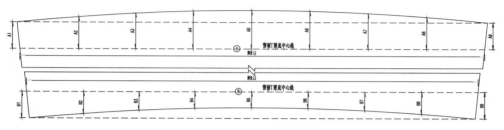

图 4-2　曲线桥边 T 梁翼缘八等分宽度示意

2）腹板及马蹄：考虑 T 梁内预应力钢束竖曲线的影响，T 梁腹板厚度与马蹄宽度在梁端需加大。

3）横隔板：为了保证结构的整体稳定性，主梁梁片间需要设置横隔板。横隔板间距一般为 3~6m，分为中横隔板和端横隔板。

根据以上 T 梁的特点，归纳总结 T 梁族需要实现以下功能：

1）通过参数驱动实现左边梁、中梁和右边梁三种形式。

2）通过参数实现对梁长的控制。

3）实现边梁外翼缘宽度的曲线拟合输入。

4）实现横隔板位置及数量调整。

5）当为斜交桥梁及曲线桥梁时，实现对梁端首尾夹角的控制。

4.1.1　零件

根据各组成部分实现的功能和使用的建模方式不同，将 T 梁划分为以下零件，见表 4-1。

表 4-1　T 梁零件 / 组件示意表

零件	示意图	零件	示意图
翼缘		横隔板	
腹板及马蹄			

第4章 常规桥梁 BIM 标准构件分类说明

以下分别介绍翼缘族、腹板及马蹄族和横隔板族的创建思路及关键技术。

1. T 梁翼缘

（1）主要功能　通过翼缘首尾端部宽度与跨中宽度、高度及左右横坡、首尾端部夹角实现几何图形参数化驱动。

（2）主要参数（表4-2）

表4-2　T梁翼缘主要参数表

参数名称	参数类型	分组方式	参数名称	参数类型	分组方式
翼缘_左侧端部_宽度	长度	尺寸标注	翼缘_右侧_横坡	数值	模型属性
翼缘_右侧端部_宽度	长度	尺寸标注	梁体_高度	长度	尺寸标注
翼缘_左侧跨中_宽度	长度	尺寸标注	梁体_梁尾_夹角	角度	模型属性
翼缘_右侧跨中_宽度	长度	尺寸标注	梁体_梁首_夹角	角度	模型属性
翼缘_高度	长度	尺寸标注	翼缘_跨中_宽度	长度	尺寸标注
翼缘_左侧_横坡	数值	模型属性	梁体_类型判断	整数	常规

（3）制作思路　基于"公制结构框架-梁和支撑.rft"族样板，通过放样融合方式创建几何图形。

【提示】　"公制结构框架-梁和支撑.rft"创建的结构框架，在项目环境中，可以被"梁"工具调用，通过拾取起点和终点确定位置及构件长度。

1）建立参数化的翼缘轮廓族（图4-3）。放样融合前，基于"公制轮廓.rft"族样板，创建参数化的轮廓族，并预设翼缘轮廓族端部和跨中两种族类型。由于需实现左右横坡的参数化，创建轮廓族时需将左右翼缘横坡设置为不同参数。

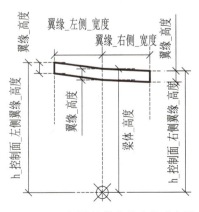

图4-3　T梁翼缘轮廓族建模示意图

【提示】 轮廓族用于确定轮廓截面，用轮廓族辅助建模，可以简化操作，减少重复工作。

2）梁轴线方向分节段放样融合（图 4-4）。在设计中，主要通过控制关键点位置处的翼缘宽度来近似模拟边梁翼缘曲线，本书使用二分法。沿梁轴线方向均分为两段分别进行放样融合，放样路径线为梁轴线，根据梁体的位置选取轮廓族端部类型或跨中类型。

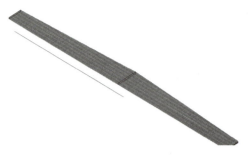

图 4-4　翼缘分段放样融合建模示意

3）控制翼缘类型。为控制翼缘类型，在参数公式栏中使用 if 语句判断跨中截面左右两侧宽度：

翼缘 _ 右侧跨中 _ 宽度 = if(梁体 _ 类型判断 < 0, 翼缘 _ 跨中 _ 宽度, 翼缘 _ 右侧跨中 _ 宽度)

翼缘 _ 左侧跨中 _ 宽度 = if(梁体 _ 类型判断 > 0, 翼缘 _ 跨中 _ 宽度, 翼缘 _ 左侧跨中 _ 宽度)

其中参数"梁体 _ 类型判断"为整数类型，通过 –1、0 和 1 实现翼缘类型切换；参数"翼缘 _ 右侧端部 _ 宽度"和"翼缘 _ 左侧端部 _ 宽度"根据实际情况输入，计算值"翼缘 _ 右侧跨中 _ 宽度"和"翼缘 _ 左侧端部 _ 宽度"与跨中截面相应参数关联，实现对翼缘类型的控制，如图 4-5 所示。

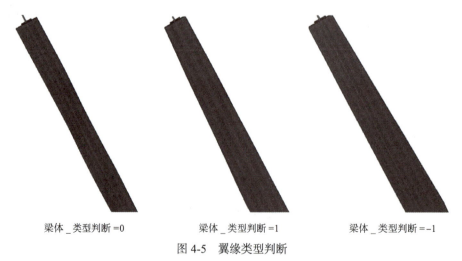

图 4-5　翼缘类型判断

4）建立空心拉伸，控制斜交角度。斜交桥梁及曲线桥梁的 T 梁梁片在梁端存在

第4章 常规桥梁 BIM 标准构件分类说明

首尾夹角。在梁端补充长度并基于翼缘轮廓族端部类型进行放样，创建空心形式进行布尔运算形成首尾夹角，如图 4-6 所示。

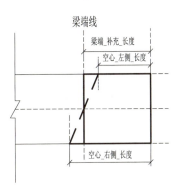

图 4-6　翼缘端部夹角空心剪切

　Revit 不支持长度为 0 的直线，采用三角形拉伸空心体，当夹角为 90° 时，将出现长度为 0 的边，故采用梯形空心体，如图 4-7 所示。

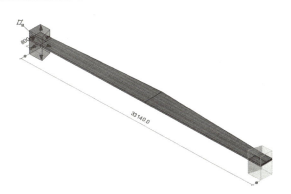

图 4-7　翼缘首尾夹角空心剪切实现示意

2.1 梁腹板及马蹄

（1）主要功能　实现梁轴线方向腹板厚度与马蹄宽度的参数化驱动。T 梁腹板及马蹄两端适应梁首尾夹角。

（2）主要参数（表 4-3）

表 4-3　T 梁腹板及马蹄主要参数表

参数名称	参数类型	分组方式	参数名称	参数类型	分组方式
腹板_跨中_宽度	长度	尺寸标注	马蹄_跨中_高度	长度	尺寸标注
腹板_端部_宽度	长度	尺寸标注	马蹄_端部_高度	长度	尺寸标注
马蹄_倒角_尺寸	长度	尺寸标注	梁体_腹板变宽段_长度	长度	尺寸标注
马蹄_底部倒角_尺寸	长度	尺寸标注	梁体_跨中等截面_长度	长度	尺寸标注

（3）制作思路 T梁腹板及马蹄族的制作思路与T梁翼缘族类似。基于"公制结构框架 – 梁和支撑.rft"族样板，通过放样融合的方式创建。

1）建立参数化轮廓族（图4-8）。放样融合前，预先用"公制轮廓.rft"族样板，创建参数化的轮廓族，预设跨中和支点两种族类型。

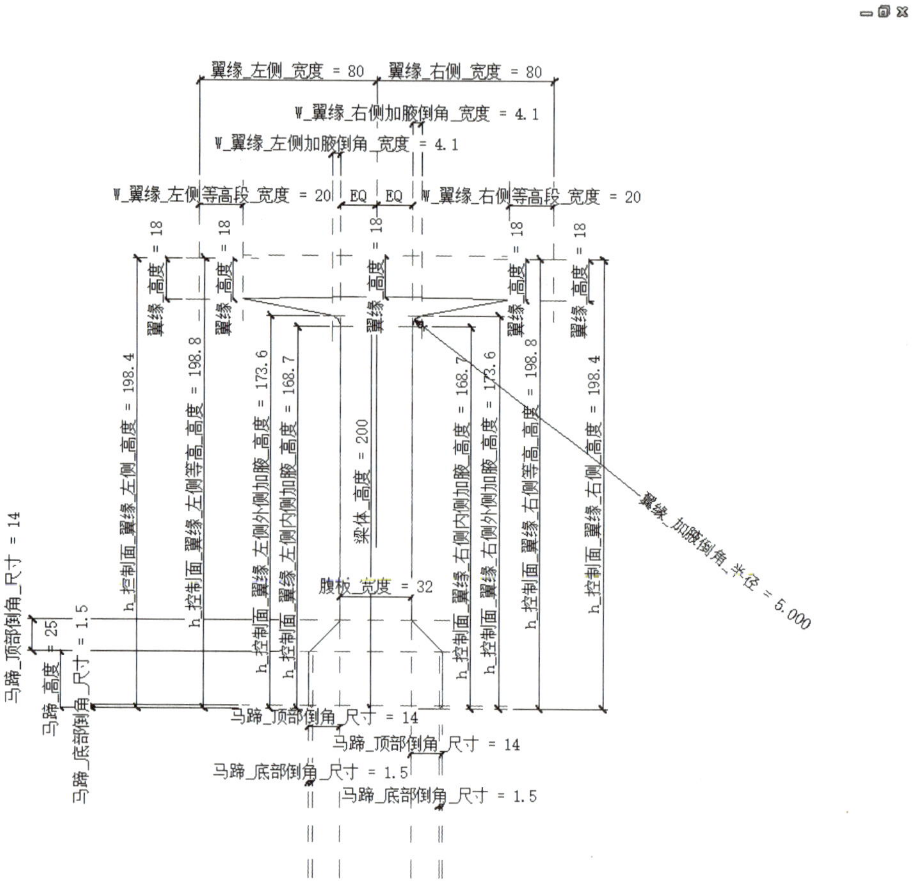

图4-8 腹板及马蹄轮廓族建模示意图

2）控制关键截面建立梁族（图4-9）。在梁轴线方向，腹板厚度、马蹄宽度的变化规律与翼缘板宽度的变化规律不一致，导致放样融合划分的位置不同，该族实心几何形状划分为加厚段、变化段、标准段，分别根据所处位置选择对应的轮廓族类型融合创建。

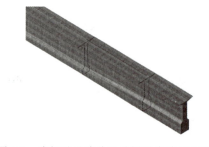

图4-9 腹板及马蹄分段放样融合建模示意图

3）建立空心拉伸，形成目标形状（图4-10）。首尾夹角的实现方法与T梁翼缘实现方法一致。

第4章 常规桥梁 BIM 标准构件分类说明

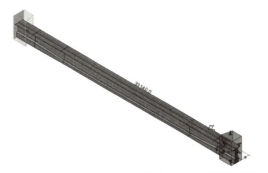

图 4-10　腹板及马蹄首尾夹角空心剪切实现示意图

3. 预制横隔板

（1）主要功能　实现横隔板顶部长度与底部长度参数化驱动。实现参数驱动创建端横隔板与中横隔板两种族类型。通过参数控制端横隔板相对于中横隔板的位置、中横隔板的数量及间距。

（2）主要参数（表 4-4）

表 4-4　T 梁预制横隔板主要参数表

参数名称	参数类型	分组方式	参数名称	参数类型	分组方式
横隔板_左侧_宽度	长度	尺寸标注	横隔板_高度	长度	尺寸标注
横隔板_右侧_宽度	长度	尺寸标注	翼缘_左侧_横坡	数值	模型属性
横隔板_顶部_长度	长度	尺寸标注	翼缘_右侧_横坡	数值	模型属性
横隔板_底部_长度	长度	尺寸标注			

（3）制作思路

1）融合建立横隔板零件（图 4-11）。横隔板零件基于"公制常规模型 .rft"族样板，采用融合命令创建。

融合命令可以在两个平行平面上创建不同断面轮廓并进行融合建模。横隔板零件在顺桥向顶部厚度和底部厚度不一致，顺桥向不存在平行的平面；在横桥向两端存在平行的铅垂面，因此以横桥向铅垂面作为融合工作平面。

横隔板零件族中需添加端横隔板和中横隔板两种族类型。

【提示】　横隔板融合时，考虑到左右侧横坡不一致，应分为两次融合；为便于组件拼接定位，建议将横隔板零件的基点放在翼缘板的顶部中心。

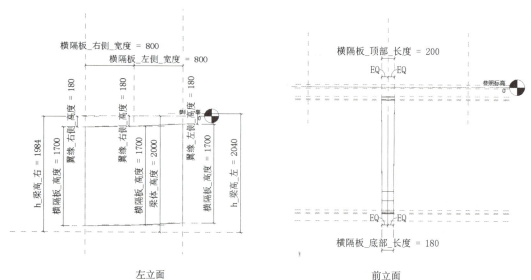

左立面　　　　　　　　　前立面

图 4-11　横隔板零件融合建模示意

2）T 梁空心放样剪切横隔板零件（图 4-12）。导入 T 梁腹板及马蹄轮廓族，建立空心放样，完成剪切。

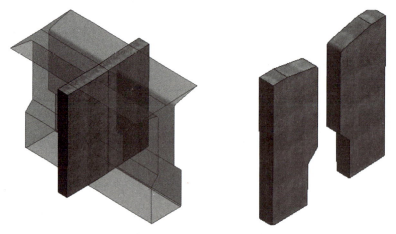

图 4-12　横隔板用 T 梁轮廓空心放样实现示意图

　创建横隔板零件时，预留腹板及马蹄的空间位置，在主体族中嵌套定位时只考虑将梁轴线及纵桥向中心线与相应控制参照面对齐。

3）横隔板组件（图 4-13）。横隔板组件通过横隔板零件嵌套实现。

基于"公制常规模型 .rft"族样板新建横隔板组件族，并载入横隔板零件族。

创建梁两端端横隔板实例，通过尺寸参数控制端横隔板位置。中横隔板通常存在多组，且等间距，可先阵列中横隔板零件，添加中横隔板数量参数实现。

第4章 常规桥梁BIM标准构件分类说明

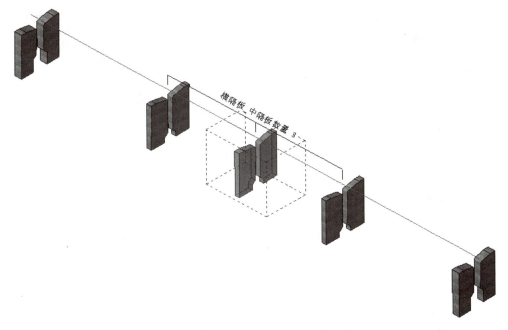

图 4-13 端横隔板、中横隔板组件生成

4）控制横隔板类型。为控制横隔板类型,通过在参数公式栏中使用 if 语句判断并计算跨中截面左右两侧宽度:

横隔板_右侧_宽度 = if(梁体_类型判断 < 0, 50mm, 翼缘_右侧端部_宽度)

横隔板_左侧_宽度 = if(梁体_类型判断 > 0, 50mm, 翼缘_左侧端部_宽度)

参数"梁体_类型判断"为整数类型,可输入 -1、0 和 1 控制横隔板类型

参数"翼缘_右侧端部_宽度"和"翼缘_左侧端部_宽度"根据实际情况输入。

计算值"翼缘_右侧跨中_宽度"和"翼缘_左侧跨中_宽度"关联跨中截面对应参数,实现对横隔板类型的参数的驱动。

4.1.2 组件

1. 操作要点

1)建立零件模型时充分考虑各零件间的相对位置关系,嵌套子族的"定义原点"即族的插入点,且位置相同,因此载入各嵌套族后只需放置在主体族的原点,并把定义原点的参照面与对应参照平面对齐锁定。

2)在翼缘和横隔板零件族创建时存在共同参数"梁体_类型判断",在主体族中新建该参数并与子族中的参数关联。

2. 成果展示

通过以上建模步骤,创建 T 梁族如图 4-14 所示。

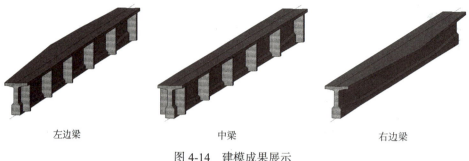

左边梁　　　　　中梁　　　　　右边梁

图 4-14　建模成果展示

4.1.3　关键技术

技术一　轮廓倒角处理

在腹板及马蹄轮廓族建立时，部分位置需要利用倒圆角功能实现，但 Revit 中该功能存在缺陷，当以一定半径建立好倒角后修改倒角半径，其倒角与相邻直线的切点位置并不随之改变，如下图所示：

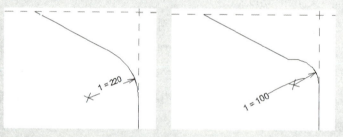

针对这种现象，建议将圆弧的两个切点位置的坐标算出，采用圆心端点弧的方式绘制倒角。

4.2　小箱梁

装配式小箱梁（图 4-15、图 4-16）是四川地区高速公路常规桥梁最常用的上部结构形式之一。主要适用于平原区、丘陵区高速公路中墩高小于 25m 的大中小桥。有 13m、16m、20m、25m 四种跨径。

根据横桥向位置的不同，小箱梁分为左边梁、中梁和右边梁。单片箱梁由翼缘、箱体和横隔板组成。

第4章 常规桥梁BIM标准构件分类说明

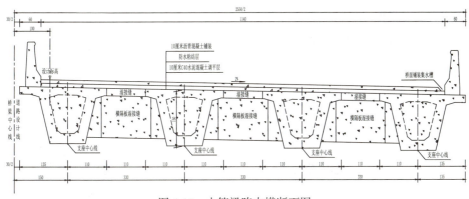

图 4-15 小箱梁跨中横断面图

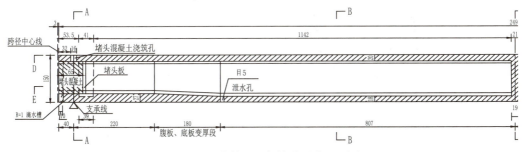

图 4-16 小箱梁一般构造图半立面图

1）翼缘：与T梁类似，直线桥采用小箱梁布设时梁片长度均为标准长度，翼缘宽度均为标准宽度；曲线桥采用小箱梁布设时，以折线代替曲线，并设置首尾夹角，梁片预制长度不等长，边梁外翼缘预制通过控制跨径等分处的翼缘宽度逼近曲线，如图 4-17 所示。

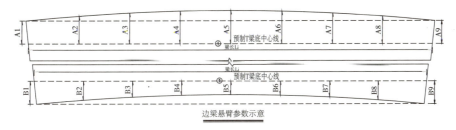

图 4-17 曲线边梁翼缘八等分宽度示意图

2）箱体：受小箱梁内预应力钢束竖曲线和平曲线的影响，腹板和底板的厚度在靠近梁端位置尺寸需加大。

3）横隔板：为了保证结构的整体稳定性，主梁梁片间需设置中横隔板和端横隔板。根据小箱梁形式，归纳总结小箱梁族需要实现以下功能：

1）实现左边梁、中梁、右边梁等形式参数控制。

2）实现梁长的参数化控制。

3）实现边梁外翼宽度的曲线拟合控制。

4.2.1 零件

根据各组成部分需要实现的功能和使用的建模方式不同,将小箱梁划分为以下零件,见表 4-5。

表 4-5 小箱梁梁零件/组件示意图

零件/组件	示意图	零件/组件	示意图
翼缘		箱体	
横隔板			

小箱梁翼缘族使用 T 梁翼缘族,以下主要介绍小箱梁箱体族和横隔板族。

1. 小箱梁箱体

(1)主要功能　实现腹板和底板在梁轴线方向的厚度变化。箱体两端通过参数控制驱动首尾夹角。

(2)主要参数(表 4-6)

表 4-6 小箱梁箱体主要参数表

参数名称	参数类型	分组方式	参数名称	参数类型	分组方式
梁体_高度	长度	尺寸标注	底板_厚度_跨中	长度	尺寸标注
梁底_宽度	长度	尺寸标注	底板_厚度_支点	长度	尺寸标注
腹板_角度	长度	尺寸标注	空心_顶板倒角_宽度	长度	尺寸标注
底板_倒角_半径	长度	尺寸标注	空心_顶板倒角_高度	长度	尺寸标注
顶板_倒角_宽度	长度	尺寸标注	空心_底板倒角_宽度	长度	尺寸标注
顶板_倒角_高度	长度	尺寸标注	空心_底板倒角_高度	长度	尺寸标注
腹板_厚度_跨中	长度	尺寸标注	梁体_腹板变宽段_长度	长度	尺寸标注
腹板_厚度_支点	长度	尺寸标注	梁体_跨中等截面_长度	长度	尺寸标注

(3)制作思路　基于"公制结构框架-梁和支撑.rft"族样板通过实心放样创建箱体外形,空心放样融合形成箱室。腹板和底板在梁轴线方向的厚度变化通过分段空心放样融合创建实现。

1)建立参数化的轮廓族(图 4-18、图 4-19)。放样融合前,基于"公制轮廓.rft"族样板创建参数化的箱室外轮廓族和内轮廓族。内轮廓族预设两种跨中和支点两种族类型。

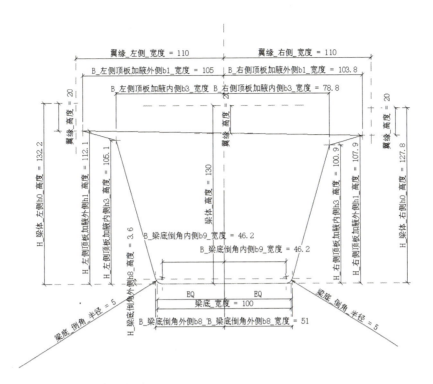

图 4-18 箱体实心外轮廓族建模示意图

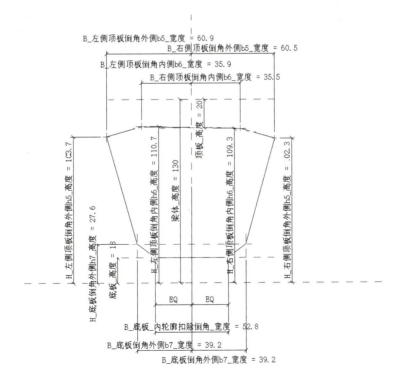

图 4-19 箱体空心内轮廓族建模示意图

【提示】
①轮廓族中可以同时绘制内外轮廓，创建形状时，自动形成内轮廓对外轮廓的空心剪切，但两轮廓不能相交。箱体的外轮廓与内轮廓在顶面相交，创建轮廓族时应分别创建内外轮廓族。

②箱室的外轮廓和内轮廓本身存在几何关系，内外轮廓族存在重复的参照平面和参数约束，建议先创建一个包含内外轮廓的轮廓族，通过复制族和删除线，分别得到内轮廓族和外轮廓族。

2）创建箱室实心族（图4-20）。基于箱体实心外轮廓沿梁轴线方向放样，创建箱室实心三维形状。

3）控制关键截面，形成腹板与底板厚度变化的箱室（图4-21）。在梁轴线方向，根据腹板与底板厚度变化规律，确定箱体空心放样融合的分段位置，分别基于跨中类型或支点类型内轮廓族进行放样融合生成加厚段、变化段和标准段。

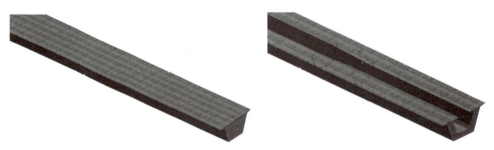

图4-20 箱室实心放样建模示意图　　图4-21 箱体分段空心放样融合建模示意图

4）建立空心拉伸，形成目标形状（图4-22）。首尾夹角实现方法与T梁实现方法一致。

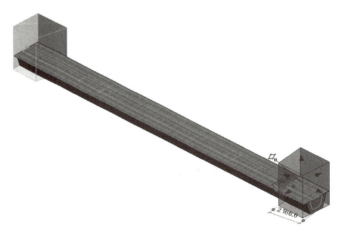

图4-22 箱体首尾夹角空心剪切实现示意图

第4章 常规桥梁BIM标准构件分类说明

2. 横隔板族

（1）主要功能　实现横隔板顶部长度与底部长度的分别输入。建立端横隔板与中横隔板两种族类型。可以调整端横隔板相对于梁端的位置。

（2）主要参数（表4-7）

表4-7　小箱梁横隔板主要参数表

参数名称	参数类型	分组方式	参数名称	参数类型	分组方式
横隔板_左侧_宽度	长度	尺寸标注	横隔板_高度	长度	尺寸标注
横隔板_右侧_宽度	长度	尺寸标注	翼缘_左侧_横坡	数值	模型属性
横隔板_顶部_长度	长度	尺寸标注	翼缘_右侧_横坡	数值	模型属性
横隔板_底部_长度	长度	尺寸标注			

（3）制作思路　可使用部分，基于小箱梁箱体轮廓族创建空心拉伸并剪切横隔板实体族，小箱梁横隔板族实体族与T梁横隔板实体族可通用。

1）小箱梁梁空心放样剪切横隔板实体（图4-23）。导入箱体轮廓，创建空心放样，完成剪切。

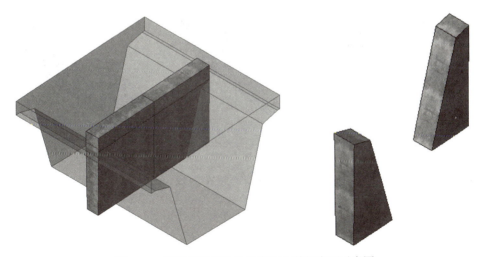

图4-23　横隔板用箱体外轮廓空心剪切实现示意图

2）建立横隔板组件（图4-24）。横隔板组件通过横隔板零件嵌套实现。基于"公制常规模型.rft"族样板新建横隔板组件族，并载入横隔板零件族。创建梁端横隔板和中横隔板实例，通过尺寸参数控制横隔板位置。

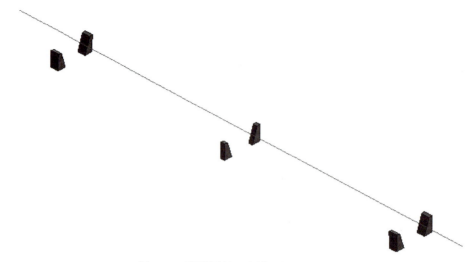

图 4-24 端横隔板、中横隔板组件建立

3）控制横隔板类型。小箱梁横隔板类型的控制方法和 T 梁的一致。

4.2.2 组件

小箱梁组件拼接过程及要点与 T 梁一致，成果展示如图 4-25 所示。

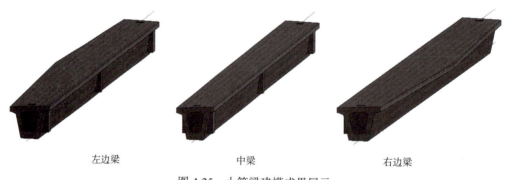

左边梁　　　　　　中梁　　　　　　右边梁

图 4-25 小箱梁建模成果展示

4.3 盖梁组合

盖梁是排架桩墩顶部设置的横梁，又称帽梁，它与垫石组件、挡块和枕梁形成盖梁组合，共同支承、分布和传递上部结构的荷载。按照盖梁形状及使用功能的不同，盖梁组合主要存在以下四种情况，如图 4-26 所示。

第4章 常规桥梁BIM标准构件分类说明

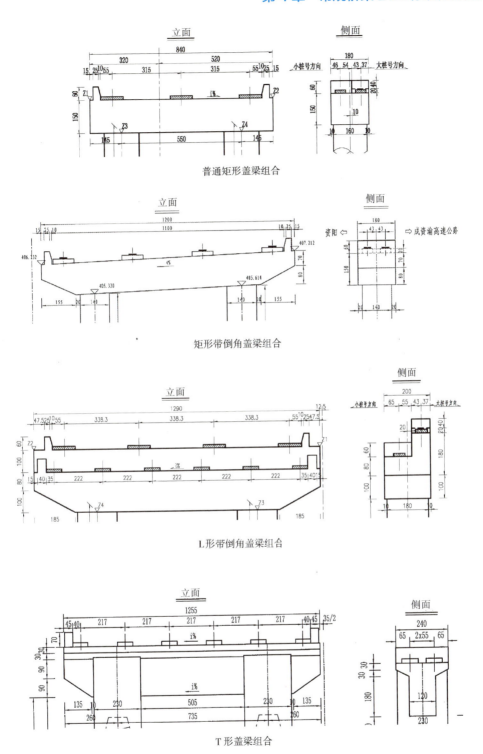

图 4-26 盖梁常见组合形式

根据以上盖梁常见组合形式，归纳总结盖梁组合族需要实现以下功能：

1）实现以上盖梁形式之间的相互转换。

2）实现垫石个数和间距的随意控制，以满足中垫石间距和边垫石间距不同等特殊情况。

3）实现挡块梯形与矩形的切换且当盖梁形式由普通变为 L 形时，两侧挡块可由单个变为两个。

4）实现对各个构件及整个盖梁组合的参数化驱动。

4.3.1 零件

根据构件组成特点和建模方式的不同，将盖梁组合划分为以下零件/组件进行分别建模，见表 4-8。

表 4-8 盖梁组合零件/组件示意图

零件/组件	示意图	零件/组件	示意图
垫石组件		盖梁零件	
挡块		枕梁	

本章节中主要对垫石组件、盖梁零件和挡块进行重点介绍。

1. 垫石组件

（1）主要功能　调整垫石构件自身几何尺寸及底部横坡。调整垫石组件个数、相邻垫石间距。

（2）主要参数（表 4-9）

表 4-9 垫石组件主要参数表

参数名称	参数类型	分组方式	参数名称	参数类型	分组方式
垫石_中心距	长度	尺寸标注	垫石_中心距_插入值	长度	数据
垫石_宽度	长度	尺寸标注	垫石_数量	整数	其他
垫石_长度	长度	尺寸标注	垫石_横坡	数值	其他
垫石_高度	长度	尺寸标注			

（3）制作思路

1）制作垫石零件（图 4-27）。选用"公制常规模型.rft"族样板，首先采用拉伸形成垫石零件实体，然后通过空心剪切控制底部横坡。

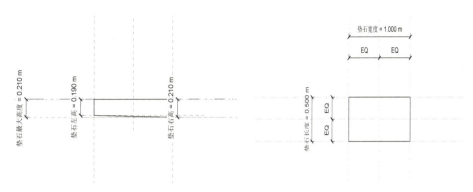

图 4-27　垫石零件参数化建模

2）创建垫石组件。首先将多个（大于常见垫石个数）垫石零件与参照平面绑定，通过控制参照平面的间距控制垫石间距；然后计算每个垫石自身偏移量与垫石间距关系，确保垫石组件横坡与盖梁横坡匹配，最后利用空族替换垫石零件获得指定个数垫石组件。

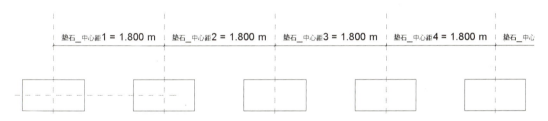

垫石零件绑定参照平面

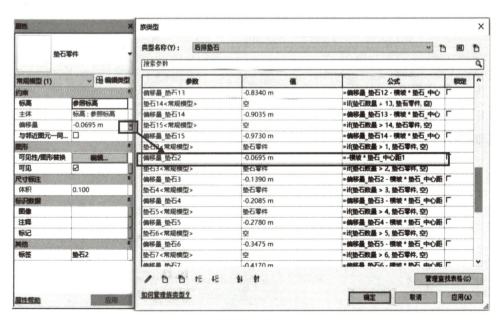

偏移值控制横坡

图 4-28　垫石零件参数化建模

垫石8<常规模型>	垫石零件	=if(垫石数量 > 7,垫石零件,空)
垫石9<常规模型>	空	=if(垫石数量 > 8,垫石零件,空)
垫石数量	8	=
垫石零件<常规模型>	垫石零件	=
空<常规模型>	空	=

空族替换控制垫石个数

图 4-28 垫石零件参数化建模（续）

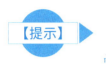【提示】 此处不采用阵列方式是由于阵列仅适用于垫石间距相同的情况，而在具体桥梁设计中垫石间距较为灵活，族参数需要适应各种情况。

2. 盖梁零件

（1）主要功能 实现矩形盖梁、T形盖梁之间的相互转换。实现盖梁横桥向倒角、宽度、长度、横坡等参数的控制。

（2）主要参数（表 4-10）

表 4-10 盖梁基础构件主要参数表

参数名称	参数类型	分组方式	参数名称	参数类型	分组方式
盖梁_中部_高度	长度	尺寸标注	翼缘_根部_高度	长度	尺寸标注
盖梁_变高段_宽度	长度	尺寸标注	翼缘_端部_高度	长度	尺寸标注
盖梁_宽度	长度	尺寸标注	盖梁_形式	整数	数据
盖梁_端部_高度	长度	尺寸标注	盖梁_横坡	数值	其他
盖梁_长度	长度	尺寸标注			

（3）制作思路

1）创建盖梁基础构件（图 4-29）。选用"公制常规模型.rft"族样板拉伸形成盖梁基础构件实体。盖梁横坡通过控制拉伸轮廓两侧的高差实现。

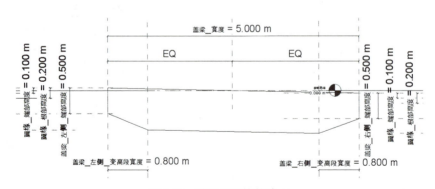

图 4-29 盖梁基础构件建立

第 4 章 常规桥梁 BIM 标准构件分类说明

【提示】 由于 Revit 不支持负长度，因此需通过在较远处建立一参照面，以盖梁横坡值计算出相对高差。

2）盖梁形式切换控制（图 4-30）。矩形盖梁与 T 形盖梁转换：首先采用融合功能新建一组空心剪切，然后通过 if 函数对约束的两个端点赋予不同的值，来控制是否剪切盖梁基础构件实体及剪切的尺寸。

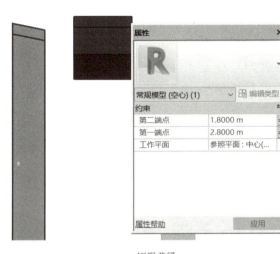
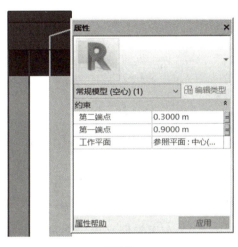

矩形盖梁　　　　　　　　　　　T 形盖梁

图 4-30　矩形盖梁与 T 形盖梁切换

L 形盖梁与其他盖梁转换：通过控制枕梁高度实现 L 形盖梁与非 L 形盖梁转换。

普通矩形盖梁与带倒角矩形盖梁转换：通过改变"盖梁_变高段_宽度"参数数值控制矩形盖梁倒角的有无。

3. 挡块

（1）主要功能　实现梯形挡块与矩形挡块相互转换。实现挡块尺寸的自由控制。

（2）主要参数（表 4-11）

表 4-11　挡块主要参数表

参数名称	参数类型	分组方式	参数名称	参数类型	分组方式
挡块_长度	长度	尺寸标注	挡块_左侧_坡率	数值	其他
挡块_顶部_宽度	长度	尺寸标注	挡块_右侧_坡率	数值	其他
挡块_高度	长度	尺寸标注	挡块_横坡	数值	其他

（3）制作思路　选用"公制常规模型.rft"族样板编辑轮廓拉伸形成挡块实体，利用参数实现对挡块尺寸的控制，如图 4-31 所示。

49

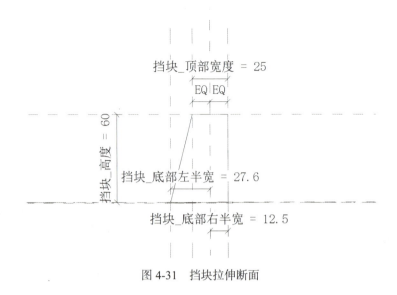

图 4-31 挡块拉伸断面

4.3.2 组件

1. 操作要点

（1）族载入　首先通过【族】→【新建】选择"公制常规模型.rft"创建新族，然后通过【插入】→【载入族】选择以上零件载入新族。

（2）布置参照平面　首先在【参照标高】视图模式下，根据需求合理布置参照平面用以确定各构件位置，然后通过【对齐尺寸标注】标注相应参照平面间距，最后通过【标签】将以上标注绑定到相应参数上。参照平面布置和参数绑定如图 4-32 所示。

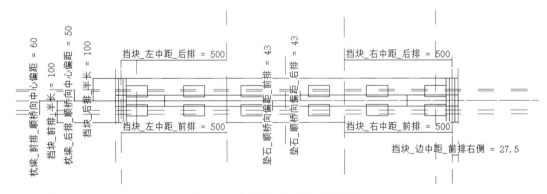

图 4-32 参照平面布置与参数绑定

（3）零件绑定参照平面　通过【构件】选择载入的各个零件，通过对齐和锁定命令将每个零件对齐并锁定至相应的参照平面上。

为了实现左右挡块个数随盖梁形式改变，两侧均放置距中心距离可控制的两个挡块，挡块初始长度与盖梁长度相等，然后通过空族替换实现单双挡块切换。实现该功能主要语句为：

if（枕梁_前排_高度＝0 m, if（枕梁_后排_高度＝0 m, 0, 1）, 1）

（4）族参数传递　在新族中新建所有零件的控制参数，单击需要参数传递的零件，若零件的参数为"实例参数"则在左侧【属性】栏中单击相应参数的右侧▇按钮进行参数传递，若参数为"类型参数"则需在【属性】栏中单击【类型参数】再进行参数传递。

（5）调试族　首先整理族参数，对新建族参数中存在几何关系的参数通过公式进行关联，然后通过改变各个族参数测试是否实现既定功能及是否存在报错情况。

　由于每个零件在新族中参数变化引起的几何图形变化均和族基点有关系，因此在创建每个零件时需根据组件需求确定基点位置，如将盖梁基础构件基点定在顶部中心，挡块则应将基点定在底部中心。

2. 成果展示

经过以上步骤，创建盖梁组件模型如图4-33所示。

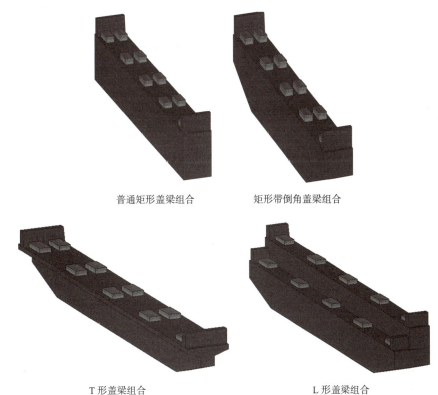

普通矩形盖梁组合　　　　矩形带倒角盖梁组合

T形盖梁组合　　　　L形盖梁组合

图4-33　建模成果展示

4.3.3 关键技术

在创建支座垫石组件过程中，考虑到可能出现垫石间距不一致的情况，阵列已不能满足使用要求。解决方案是通过预先放置足够多的垫石，对垫石间距分别赋值，垫石数量的控制则通过空族替换来实现。

【提示】嵌套族载入主体族时，单击实例，属性中有可见性设置，可以设置条件参数控制嵌套族的显示。但可见性设置，仅仅控制了嵌套族视图上的不可见，主体族仍然包含该嵌套族的体积，故这里未采用可见性设置的方法。

技术二 空族替换

通过添加<族类型…>参数与对应的嵌套族实例关联，配合 if 函数的使用，实现不同垫石数量输入时，"垫石零件.rfa"与"空.rfa"两个嵌套族实例间的替换。

（1）操作步骤

1）新建族参数（参数名为"垫石零件"）→参数类型选择"<族类型…>"→参数类别选择"常规模型"→确认后在参数赋值下拉列表中选择"垫石零件"。

2）打开"垫石零件.rfa"，将垫石零件实体删除后另存为"空族.rfa"，并按照上述方法建立参数名为"空"的"<族类型…>"参数，并在参数赋值下拉列表中选择该空族。

3）以第 14 块垫石零件的为例，新建参数名为"垫石 14"的"<族类型…>"参数，并在公式一列加入判断语句：If（垫石数量>13,垫石零件,空）。

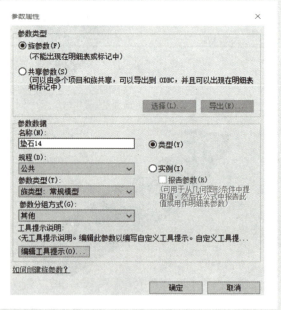

第4章 常规桥梁 BIM 标准构件分类说明

4）在绘图区域单击第 14 块垫石实例，在选项栏"标签"的下拉列表中，选择"垫石 14"，将这个族实例和"垫石 14"这个"<族类型…>"参数进行关联，当垫石数量大于 13 时，显示该垫石零件，否则用空族替换。

（2）注意事项

1）用于替换的空族应包含被替换族的所有参数，以免族调试过程中空族与原族相互替换中丢失参数绑定关系。

2）用于替换的空族采用的族模板必须与被替换族一致，否则替换将不能成功。

基于以上两点，建议直接使用被替换族删除实体的方式建立空族。

4.4 圆柱式桥墩

当桥墩高度小于 30m 时，下部宜采用圆柱式桥墩，圆柱式桥墩由盖梁、墩柱、桩基和系梁组成。按照形状及使用功能的不同，主要存在以下 5 种组合情况，如图 4-34 所示。

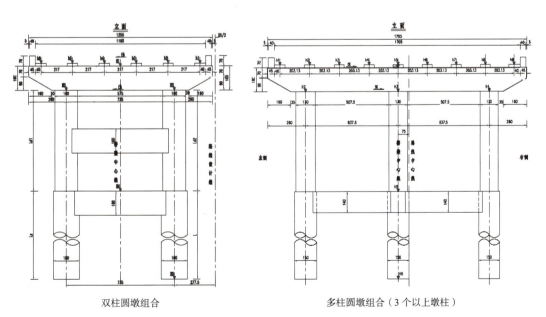

图 4-34 常见圆柱式桥墩组合形式

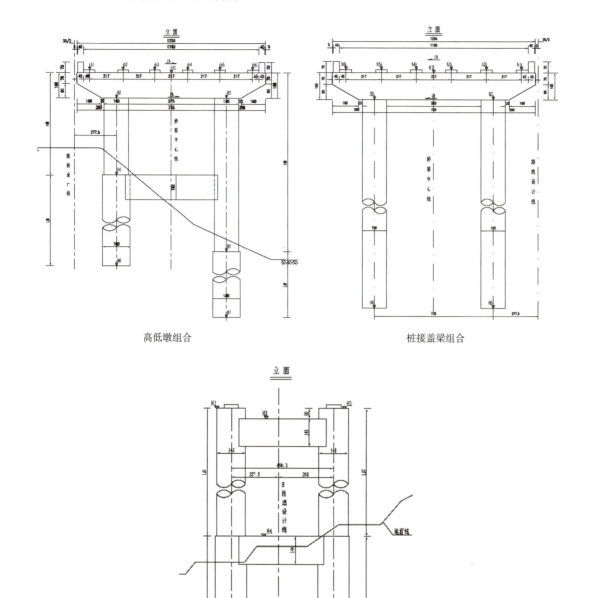

图 4-34 常见圆柱式桥墩组合形式（续）

根据以上圆柱式桥墩常见组合形式，归纳总结圆柱式桥墩组合族需要实现以下功能：

1）桥梁宽度不同，需要设置不同的墩柱数量，组合族需实现多种形式的参数化驱动。

第4章 常规桥梁BIM标准构件分类说明

2）山区地形经常出现横断面较陡的情况，组合族应满足高低墩形式时不同墩高与桩长的参数化驱动。

3）地系梁及墩系梁设置规则：地系梁顶部高程取两桩基顶部高程的大值；墩系梁通过输入数量，均匀布置于墩高范围内（取墩高较小者），组合族应满足墩系梁与地系梁设置规则的实现和数量的输入。

4）连续梁桥墩可不设置盖梁，组合族应满足盖梁有无的实现。

5）桩基顶部与墩柱相接处，可设置过渡段。

4.4.1 零件

根据构件组成特点和建模方式不同，将圆柱式桥墩划分为以下零件/组件，见表4-12。本章节中主要介绍圆形墩柱、圆形桩基和系梁。

表4-12 圆柱桥墩零件/组件示意图

零件/组件	示意图	零件/组件	示意图
盖梁组合		圆形墩柱	
圆形桩基		系梁	

1. 圆形墩柱

（1）主要功能 实现对墩柱长度、直径、墩顶盖梁横坡参数控制。

（2）主要参数（表4-13）

表4-13 圆形墩柱主要参数表

参数名称	参数类型	分组方式	参数名称	参数类型	分组方式
圆形墩_直径	长度	尺寸标注	盖梁_中部_高度	长度	尺寸标注
圆形墩_长度	长度	尺寸标注	盖梁_横坡	数值	其他

（3）制作思路 基于"公制常规模型.rft"族样板，通过拉伸的方式创建圆形墩柱。

圆形墩柱顶部与不同的盖梁形式组合，如与矩形盖梁、T形盖梁组合，对应的墩柱顶部形式不同，如图4-35所示。将零件族中墩柱顶部延伸到盖梁顶面，同时考虑盖梁横坡，在组合层面对圆形墩柱零件族与盖梁组合族进行连接操作实现墩柱与盖梁组合。

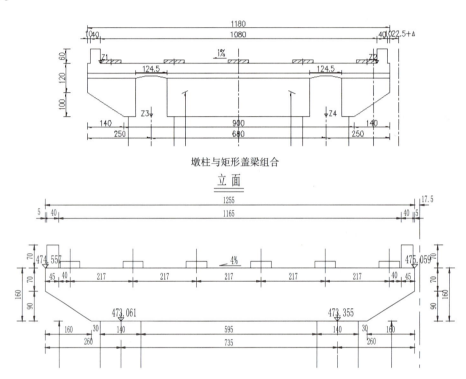

图4-35 圆形墩柱与不同盖梁形式组合

1）建立参数化的圆形墩柱。通过拉伸的方式创建圆柱体，圆柱体高度为圆形墩长度、盖梁_中部_高度、空心高度之和。

2）墩柱顶部实现盖梁横坡。通过创建空心拉伸并与墩顶剪切实现墩顶的盖梁横坡，如图4-36、图4-37所示。

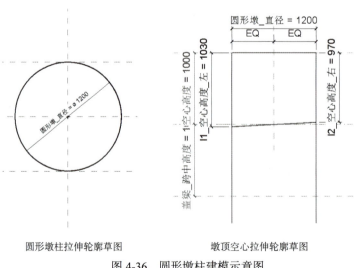

图4-36 圆形墩柱建模示意图

第 4 章 常规桥梁 BIM 标准构件分类说明

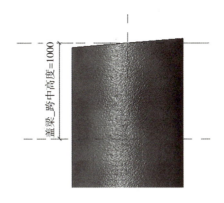

图 4-37 圆形墩柱墩顶空心剪切实现示意

2. 圆形桩基

（1）主要功能　实现对桩基长度、直径参数控制；可设置墩桩过渡段的有无。

（2）主要参数（表 4-14）

表 4-14　圆形桩基主要参数表

参数名称	参数类型	分组方式	参数名称	参数类型	分组方式
桩基_直径	长度	尺寸标注	地系梁_高度	长度	尺寸标注
桩基_长度	长度	尺寸标注	墩桩过渡段_设置	数值	其他

（3）制作思路　基于"公制常规模型.rft"族样板，通过拉伸的方式创建圆形桩基。

桩基顶部在系梁高度范围，墩桩可设置过渡段，如图 4-38 所示。在系梁高度范围内控制旋转空心体是否剪切桩顶实现墩桩过渡段设置。

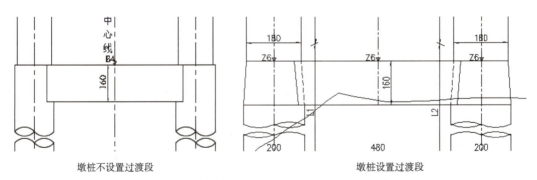

墩桩不设置过渡段　　　　　　　　　　　墩桩设置过渡段

图 4-38　桩顶系梁高度范围墩桩设置过渡段情况

1）建立参数化的圆形桩基。通过拉伸的方式创建圆柱体，圆柱体高度为桩基长度。

2）桩基顶部是否设置墩桩过渡段。通过空心旋转体是否对桩基顶部剪切实现是否设置墩桩过渡段。添加"墩桩过渡段_设置"整数参数，参数值为 1 时，设置墩桩过渡段，参数值为 0 时，不设置墩桩过渡段，如图 4-39、图 4-40 所示。

空心剪切直径 = if（墩桩过渡段 _ 设置 = 1，墩柱 _ 直径，桩基 _ 直径）

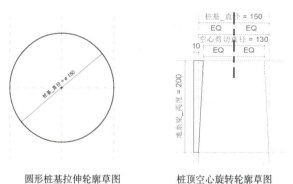

圆形桩基拉伸轮廓草图　　桩顶空心旋转轮廓草图

图 4-39　圆形桩基建模示意图

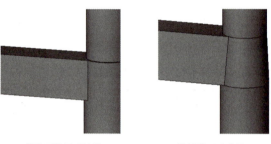

墩桩不设置过渡段　　　　墩桩设置过渡段

图 4-40　圆形墩柱墩顶空心剪切实现示意

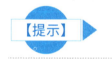
桩顶墩桩过渡段可采用过渡段上下平面实心融合方法创建。

3. 系梁

（1）主要功能　实现系梁横桥向宽度、顺桥向宽度和高度参数驱动；实现系梁的显示参数化驱动。

（2）主要参数（表 4-15）

表 4-15　系梁主要参数表

参数名称	参数类型	分组方式	参数名称	参数类型	分组方式
系梁 _ 横桥向 _ 宽度	长度	尺寸标注	系梁 _ 高度	长度	尺寸标注
系梁 _ 顺桥向 _ 宽度	长度	尺寸标注	系梁 _ 设置	数值	其他

（3）制作思路　基于"公制常规模型 .rft"族样板，通过矩形拉伸的方式创建系梁。系梁的显示通过创建空心拉伸，并控制拉伸高度对系梁剪切实现。

1）系梁零件的建立。基于矩形轮廓拉伸创建系梁实体。

2）系梁的显示与否。在系梁零件上方创建空心拉伸，如图 4-41 所示。添加"系梁_设置"整数参数，参数值为 1 时，显示系梁，参数值为 0 时，不显示系梁。

空心高度 = if（系梁_设置 = 0，辅助参数 + 墩系梁_高度，辅助参数）

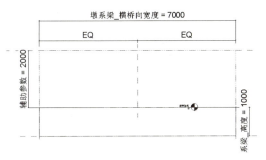

图 4-41　系梁零件族空心剪切示意

4.4.2　组件

1. 操作要点

（1）墩柱与盖梁、系梁与墩桩间的连接操作　主体族中的族类别相同的嵌套子族之间可以进行连接操作，如图 4-42 所示。

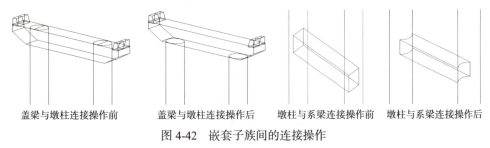

图 4-42　嵌套子族间的连接操作

（2）地系梁与墩系梁的设置规则　地系梁零件族顶部高程的定位方法如下：

h_地系梁顶 = if（h_桩基顶_0 < h_桩基顶_1，h_桩基顶_0，h_桩基顶_1）

墩系梁零件中部高程定位方法如下：

系梁高度设置参照的墩高 = if（桥墩_高度_0 > 桥墩_高度_1，桥墩_高度_1，桥墩_高度_0）

墩系梁_与地系梁距离_1 = if（墩系梁_个数 = 1，系梁高度设置参照的墩高 / 2，if（墩系梁_个数 = 2，2 * 系梁高度设置参照的墩高 / 3，if（墩系梁_个数 = 3，3 * 系梁高度设置参照的墩高 / 4，0 cm）））

墩系梁_与地系梁距离_2 = if（墩系梁_个数 = 2，系梁高度设置参照的墩高 / 3，if（墩系梁_个数 = 3，2 * 系梁高度设置参照的墩高 / 4，0 cm））

墩系梁_与地系梁距离_3 = if（墩系梁_个数 = 3，系梁高度设置参照的墩高 / 4，0 cm）

系梁零件族定位如图 4-43 所示。

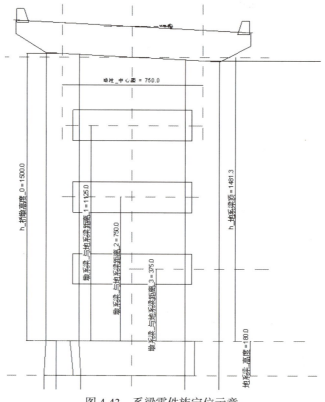

图 4-43　系梁零件族定位示意

（3）地系梁与墩系梁的显示　添加"地系梁_设置""墩系梁1_设置""墩系梁2_设置""墩系梁3_设置"四个整数类型参数，分别链接到已完成定位的4个系梁中的"系梁_设置"参数，并添加如下公式：

墩系梁1_设置 =if（墩系梁_个数 > 0，1，0）

墩系梁2_设置 =if（墩系梁_个数 > 1，1，0）

墩系梁3_设置 =if（墩系梁_个数 > 2，1，0）

2. 成果展示

成果展示如图 4-44 所示。

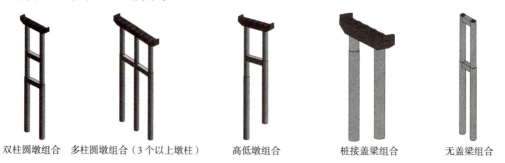

图 4-44　圆柱式桥墩组合形式建模成果展示

4.5 空心薄壁墩

四川地区受地形条件限制，跨越河流、峡谷桥梁多，墩高常达到30～60m，甚至更高。空心薄壁墩可以以较少的材料获得较大的截面抵抗矩，结构整体性好，适用于对抗震设防有较高要求的山区，成为常选用的墩型。按照基础形式的不同，最常见的空心薄壁墩形式如图4-45所示。

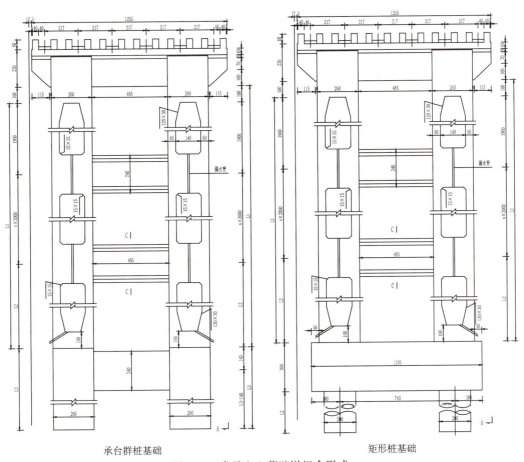

承台群桩基础　　　　　　矩形桩基础

图4-45 常见空心薄壁墩组合形式

4.5.1 零件

空心薄壁墩在顺桥向通常设置1:80的坡度，截面形式为矩形或箱形，每隔20~40m设置一道横隔板。桥墩施工至横隔板位置时，需要拆除内膜、重新拼装模板，在浇筑完横隔板后继续向上施工。依照横隔板位置，划分节段，每个节段作为一个零件。空心薄壁墩一般接T形盖梁，空心薄壁墩向上延伸，包裹盖梁腹板范围。基于以上考虑，应创建墩顶部节段和通用节段两种族。

根据构件组成特点和建模实现的方式不同,将空心薄壁墩组合划分为以下零件/组件进行分别建模(表4-16)。本节中主要介绍空心薄壁墩顶部节段和通用节段。

表4-16 空心薄壁墩零件/组件示意图

零件/组件	示意图	零件/组件	示意图
盖梁组合		系梁	
空心薄壁墩顶部节段		承台群桩基础	
空心薄壁墩通用节段		矩形桩基础	

1. 空心薄壁墩通用节段

(1)主要功能 实现对节段高度、截面尺寸和桥墩顺桥向坡度的控制;实现箱形空心几何体及其倒角等参数控制;实现对节段自身有无的控制。

(2)主要参数(表4-17)

表4-17 空心薄壁墩通用节段主要参数表

参数名称	参数类型	分组方式	参数名称	参数类型	分组方式
节段_底部倒角_宽度	长度	尺寸标注	节段_顶部倒角_高度	长度	长度标注
节段_底部倒角_长度	长度	尺寸标注	节段_顶部实心段_高度	长度	长度标注
节段_底部倒角_高度	长度	尺寸标注	节段_高度	长度	长度标注
节段_底部实心段_高度	长度	尺寸标注	节段_顶部_宽度	长度	长度标注
节段_顶部倒角_宽度	长度	尺寸标注	节段_顶部_长度	数值	长度
节段_顶部倒角_长度	长度	尺寸标注	节段_顺桥向_坡比	数值	常规

（3）制作思路　通用节段的几何形体可以由四个部分组成，均可采用融合方式创建，如图 4-46 所示。

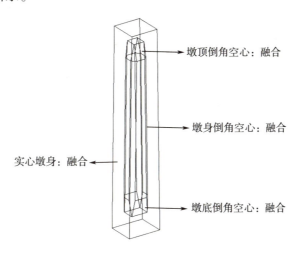

图 4-46　空心薄壁墩通用节段各部分建模方式

1）实心墩身节段融合。在"节段_高度"参数约束下的上下两个平行的参照平面上创建实心墩身节段融合，如图 4-47 所示。

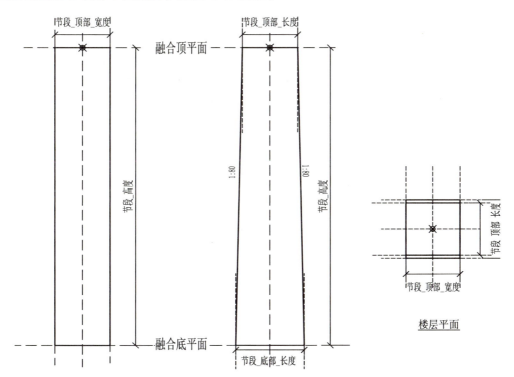

图 4-47　实心墩身节段融合建模示意

2）墩身中段空心融合。墩身中段空心几何体采用融合的方式建立，用"节段_墩顶实心段_高度""节段_墩顶倒角_高度""节段_墩底实心段_高度""节段_

墩底倒角_高度"四个参数约束上下两个平行的参照平面，如图4-48所示。

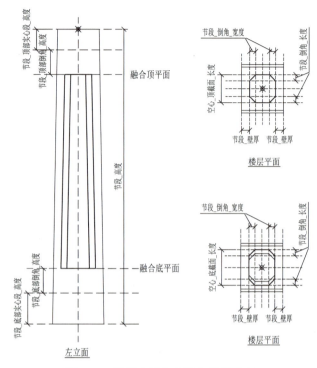

图4-48　墩身中段空心融合建模示意

3）墩顶空心融合。使用"节段_墩顶倒角_高度"参数控制上下平行的参照平面并基于该平面使用创建融合形式空心体，如图4-49所示。

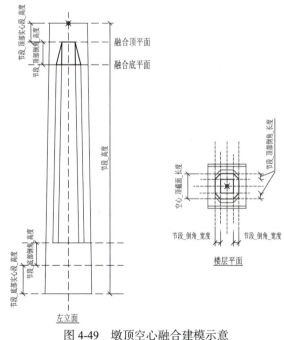

图4-49　墩顶空心融合建模示意

第4章 常规桥梁 BIM 标准构件分类说明

4）墩底空心融合。使用"节段_墩底倒角_高度"参数控制上下平行的参照平面并基于该平面使用创建融合形式空心体,如图 4-50 所示。

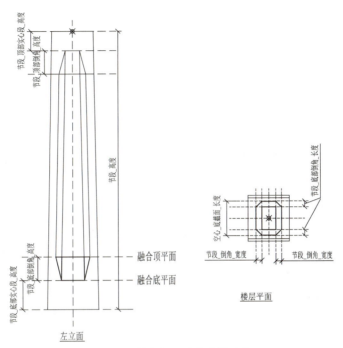

图 4-50 墩底空心融合建模示意

参数汇总如图 4-51 所示。

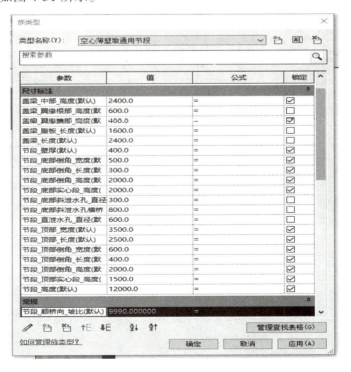

图 4-51 空心薄壁墩通用节段族参数汇总

65

1）墩顶空心融合时，底部断面可以直接拾取墩身中段空心融合的顶部断面的八边形轮廓；墩底空心融合时，顶部断面可以直接拾取墩身中段空心融合底部断面的八边形轮廓。

2）单个的空心薄壁墩墩柱一般包含若干个通用节段，可以通过新建不同的族类型或者是将所有的参数设置为实例参数实现。

2. 空心薄壁墩顶部节段

（1）主要功能 在空心薄壁墩通用节段的基础上，创建顶部节段，实现对盖梁的包裹。

（2）主要参数（表4-18）

表4-18 空心薄壁墩顶部节段主要参数表

参数名称	参数类型	分组方式	参数名称	参数类型	分组方式
盖梁_高度_中部	长度	尺寸标注	盖梁_横坡	数值	数据

（3）制作思路 打开已创建完成的空心薄壁墩通用节段族，另存为空心薄壁墩顶部节段。采用融合方式在顶部创建实心几何体，其高度为盖梁高度，如图4-52所示。

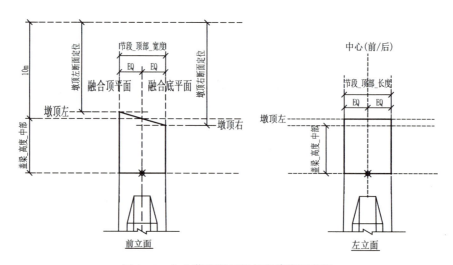

图4-52 空心薄壁墩顶部节段建模示意图

 考虑到组件组合时，空心薄壁墩顶部节段族需要与盖梁族进行连接操作，以实现墩顶对盖梁的包裹，在创建墩顶几何体融合时，应考虑盖梁的横坡参数。

4.5.2 组件

1. 操作要点

（1）空心薄壁墩单墩组件　为了保证组件的通用性，单墩组件族需嵌入1个顶部节段族和4个通用节段族。从上到下，命名为节段1到节段5，如图4-53所示。

（2）节段数的控制　单个节段有无的控制，采用if函数和空心剪切来实现。在"空心薄壁墩通用节段.rfa"中创建空心拉伸，"空心_高度"参数控制空心拉伸并与墩身节段剪切，如图4-54所示。

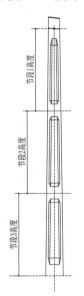 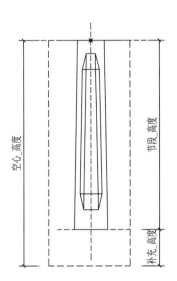

图4-53　空心薄壁墩单墩组件建模示意图　　图4-54　空心薄壁墩通用节段空心剪切示意图

在主体族中，添加"第2节段空心_高度"至"第5节段空心_高度"4个长度类型参数，分别链接已完成定位的第2～5个节段中的"空心_高度"参数，并添加如下if公式：

第2节段空心_高度 = if(节段个数 < 2, 盖梁_中部_高度 + 节段_高度, 5 mm)
第3节段空心_高度 = if(节段个数 < 3, 盖梁_中部_高度 + 节段_高度, 5 mm)
第4节段空心_高度 = if(节段个数 < 4, 盖梁_中部_高度 + 节段_高度, 5 mm)
第5节段空心_高度 = if(节段个数 < 5, 盖梁_中部_高度 + 节段_高度, 5 mm)

当需要显示此节段时，空心高度赋值为0.5cm，不对墩身节段进行剪切。

当不显示时，赋值3000cm（空心薄壁墩单节段高度一般小于3000cm），将墩身全部剪切。

（3）主体族参数与嵌套子族参数链接　节段定位及个数控制完成后，应对每个节段的参数与单墩族参数进行关联。

通过对四川近年空心薄壁墩结构尺寸的梳理，单墩设计中参数可分为墩顶段、系梁实心段和墩底段三类，对应在单墩组件族中添加参数（表 4-19）。

表 4-19　空心薄壁墩单墩组件主要参数表

参数名称	参数类型	分组方式	参数名称	参数类型	分组方式
空心薄壁墩_顶部实心段_高度	长度	尺寸标注	空心薄壁墩_中横隔倒角_长度	长度	尺寸标注
空心薄壁墩_顶部倒角_宽度	长度	尺寸标注	空心薄壁墩_中横隔倒角_高度	长度	尺寸标注
空心薄壁墩_顶部倒角_长度	长度	尺寸标注	空心薄壁墩_底部实心段_高度	长度	尺寸标注
空心薄壁墩_顶部倒角_高度	长度	尺寸标注	空心薄壁墩_底部倒角_宽度	长度	尺寸标注
空心薄壁墩_中横隔实心段_高度	长度	尺寸标注	空心薄壁墩_底部倒角_长度	长度	尺寸标注
空心薄壁墩_中横隔倒角_宽度	长度	尺寸标注	空心薄壁墩_底部倒角_高度	长度	尺寸标注

参数的关联过程中发现，当节段数变化时（单墩节段数一般在 2～5 个），第 2～4 节段底部参数的关联分为两种情况，以第 3 节段的"空心薄壁墩_底部倒角_长度"为例，当节段数大于 3 时，该节段为中间节段，参数应与"空心薄壁墩_中横隔倒角_长度"关联；否则该节段为墩底节段，参数应与"空心薄壁墩_底部倒角_长度"关联。各节段"空心薄壁墩_底部倒角_长度"参数的关联设置如下：

L_空心薄壁墩_节段1底部倒角_长度(默认)	40.00	=if(空心薄壁墩_节段_数量 = 1, 空心薄壁墩_底部倒角_长度, 空心薄壁墩_中横隔倒角_长度)
L_空心薄壁墩_节段2底部倒角_长度(默认)	40.00	=if(空心薄壁墩_节段_数量 = 2, 空心薄壁墩_底部倒角_长度, 空心薄壁墩_中横隔倒角_长度)
L_空心薄壁墩_节段3底部倒角_长度(默认)	40.00	=if(空心薄壁墩_节段_数量 = 3, 空心薄壁墩_底部倒角_长度, 空心薄壁墩_中横隔倒角_长度)
L_空心薄壁墩_节段4底部倒角_长度(默认)	40.00	=if(空心薄壁墩_节段_数量 = 4, 空心薄壁墩_底部倒角_长度, 空心薄壁墩_中横隔倒角_长度)
L_空心薄壁墩_节段5底部倒角_长度(默认)	40.00	=if(空心薄壁墩_节段_数量 = 5, 空心薄壁墩_底部倒角_长度, 空心薄壁墩_中横隔倒角_长度)
L_空心薄壁墩_节段6底部倒角_长度(默认)	40.00	=if(空心薄壁墩_节段_数量 = 6, 空心薄壁墩_底部倒角_长度, 空心薄壁墩_中横隔倒角_长度)

【提示】　主体族和嵌套族参数关联时，由于桥墩顺桥向一般要设置放坡，第 $n+1$ 个节段的【节段_顶部_长度】参数要链接到第 n 节段的【节段_底部_长度】参数，才能实现坡度的衔接。

2. 成果展示

成果展示如图 4-55 所示。

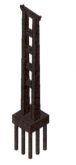 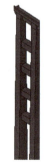

承台群桩基础　　　矩形桩基础

图 4-55　空心薄壁墩建模成果展示

4.5.3 关键技术

根据模型使用阶段的不同，需要灵活控制各个节段的有无：

设计阶段模型显示节段个数控制的全部节段。

施工阶段模型，依照施工进度自下而上显示所需的节段。

技术三　空心薄壁墩节段控制

嵌套族自身的空心剪切和主体族中 if 函数的灵活应用，可实现多个嵌套族实例在主体中的灵活显示。

模型展示阶段，节段个数对节段显示的控制，已在4.5.2组件讲解中详述。

模拟施工进度阶段，只需添加"当前施工节段"整数参数，并对 if 函数进行重新编写，如下：

第 1 节段空心高度 = if(当前施工节段 < 2, if(节段个数 > 0, 5 mm, 盖梁_中部_高度 + 节段_高度), 盖梁_中部_高度 + 节段_高度)

第 2 节段空心高度 = if(当前施工节段 < 3, if(节段个数 > 1, 5 mm, 盖梁_中部_高度 + 节段_高度), 盖梁_中部_高度 + 节段_高度)

第 3 节段空心高度 = if(当前施工节段 < 4, if(节段个数 > 2, 5 mm, 盖梁_中部_高度 + 节段_高度), 盖梁_中部_高度 + 节段_高度)

第 4 节段空心高度 = if(当前施工节段 < 5, if(节段个数 > 3, 5 mm, 盖梁_中部_高度 + 节段_高度), 盖梁_中部_高度 + 节段_高度)

第 5 节段空心高度 = If(当前施工节段 <6, if(节段个数 > 4, 5mm, 盖梁_中部_高度 + 节段_高度), 盖梁_中部_高度 + 节段_高度)

4.6　重力式桥台

桥台是桥梁的重要结构，其作用为支承桥梁上部结构的荷载，并将它传给地基基础。主要由台帽、背墙、台身、侧墙和基础组成。根据对四川省内多条高速公路项目设计图的梳理，重力式桥台主要存在如图 4-56 所示几种形式：

桥梁工程 BIM 技术标准化应用指南

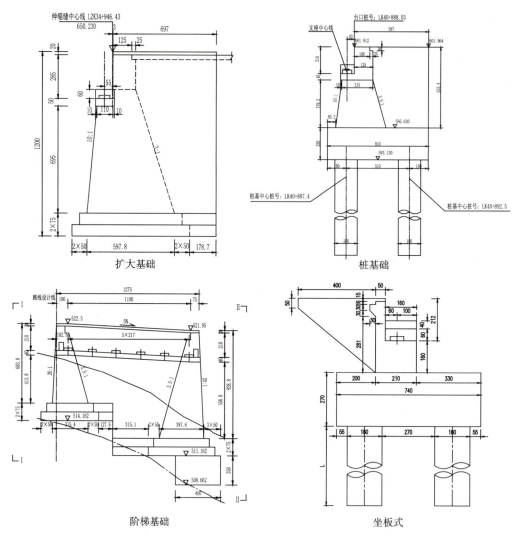

图 4-56 重力式桥台常见形式

根据以上重力式桥台的常见组合形式可知,在同一个族中实现以上基础替换操作困难,因此分别建立四个不同基础类型的族。本书主要讲解扩大基础和桩基础两种常见形式,这两个族要实现的功能如下:

1)实现对重力式桥台各个参数的控制。

2)实现左右侧墙有无的切换,且保证在无侧墙时扩大基础与墙身对齐。

3)实现对桩基础设计编号的灵活修改。

4.6.1 零件

根据构件组成特点和建模实现的方式不同,将重力式桥台划分为以下零件/组件进行分别建模,见表 4-20。

第4章 常规桥梁 BIM 标准构件分类说明

表 4-20 重力式桥台零件/组件示意图

零件/组件	示意图	零件/组件	示意图
台身		背墙	
侧墙上		侧墙下	
扩大基础		台帽	
承台接桩基		垫石组件	

在上一节中已经对垫石组件和挡块进行了介绍，本节中主要对台身、扩大基础和承台接桩基进行介绍，台帽、背墙和侧墙的建模过程类似，不再赘述。

1. 台身

（1）主要功能　实现对台身横坡、前后放坡、左右放坡的控制；实现对台身宽度和高度等参数的控制。

（2）主要参数（表 4-21）

表 4-21 台身主要参数表

参数名称	参数类型	分组方式	参数名称	参数类型	分组方式
台身_底部_长度	长度	尺寸标注	台身_后侧_坡比	数值	其他
台身_高度	长度	尺寸标注	侧墙_左侧外侧_坡比	数值	其他
桥台_宽度	长度	尺寸标注	侧墙_右侧外侧_坡比	数值	其他
台身_前侧_坡比	数值	其他	台身_横坡	数值	其他

（3）制作思路　基于"公制常规模型 .rft"族模板，通过融合方式创建基本实体。通过对轮廓尺寸参数进行融合来控制台身前后放坡，通过参数化的空心剪切来控制台身左右侧放坡，如图 4-57 所示。

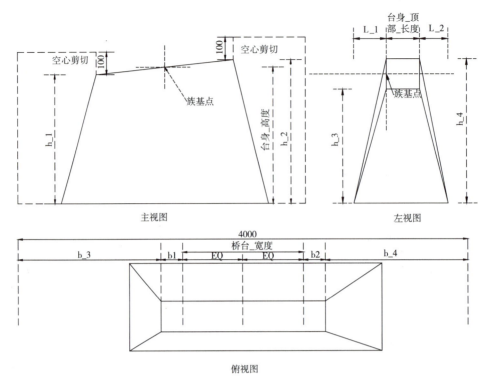

图 4-57 台身融合建模示意

上图中除了【台身_底部_长度】、【台身_高度】和【桥台_宽度】三个控制参数外，其余均为中间参数，它们将通过公式与控制参数关联，其相互关联关系如图 4-58 所示。

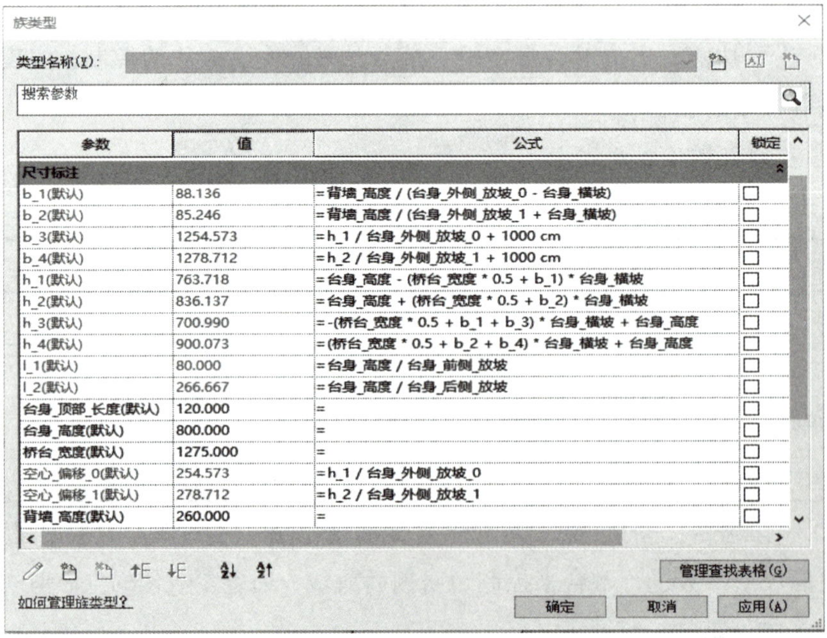

图 4-58 台身控制参数与中间参数关联关系

第4章 常规桥梁 BIM 标准构件分类说明

1)相对于放样融合,融合不需要指定放样路径,操作更具灵活性,对复杂建模(如斜交)的适应性更强。

2)台身左右侧放坡是通过参数化的空心剪切体来实现的,其高度参数的数值应在台身高度基础上加上一任意补充高度,以避免台身达到一定高度时不能被完全剪切。

2. 扩大基础

(1)主要功能 实现扩大基础单层和双层自由切换(图 4-59);实现左右侧墙有无的切换,且保证在无侧墙时扩大基础与墙身对齐;实现扩大基础尺寸随台身尺寸变化而变化。

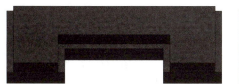 

图 4-59 单双侧墙基础变换

(2)主要参数(表 4-22)

表 4-22 扩大基础主要参数表

参数名称	参数类型	分组方式
扩大基础_左/右侧加宽_宽度	长度	尺寸标注
扩大基础_左/右侧_宽度	长度	尺寸标注
扩大基础_台身底部_长度	长度	尺寸标注
扩大基础_第一层襟边_宽度	长度	尺寸标注
扩大基础_第二层襟边_宽度	长度	尺寸标注
扩大基础_第二层襟边_宽度	是/否	常规
扩大基础_左/右侧侧墙_设置	是/否	常规
扩大基础_第二层_设置	是/否	常规

(3)制作思路

1)创建基础构件。

2)基于"公制常规模型 .rft"族模板,通过拉伸方式创建两层基础实体,然后通过空心剪切实现无侧墙时扩大基础与墙身对齐,如图 4-60 所示。

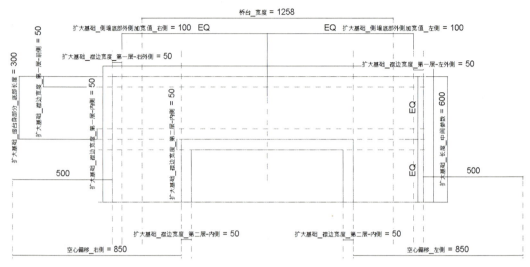

图 4-60　扩大基础参数化示意图

3）单双侧墙切换、单双层基础切换。添加"扩大基础_右侧侧墙_设置""扩大基础_左侧侧墙_设置"及"扩大基础_第二层_设置"三个"是否"类型参数，通过 if、and 或 or 判断语句来驱动扩大基础襟边宽度、空心偏移距离等参数，实现对单双侧墙、单双层基础的切换。具体的实现公式如图 4-61 所示。

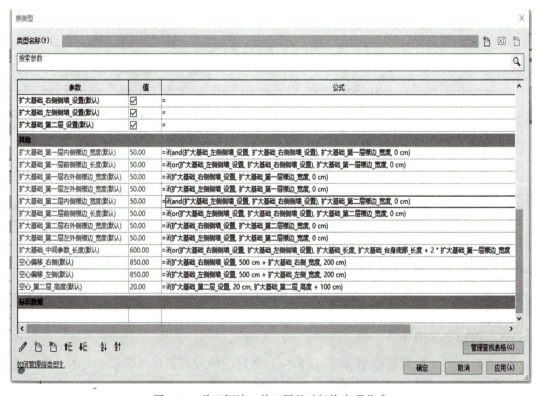

图 4-61　单双侧墙、单双层基础切换实现公式

第4章 常规桥梁 BIM 标准构件分类说明

【提示】　单双侧墙基础变换的关键在于由双侧墙形式转换为单侧墙形式时第二层基础的内侧和右/左侧襟边宽度变为零。

3. 承台接桩基

（1）主要功能　控制桩基的行数和列数并可对每一根桩进行设计编号，控制每一根桩基长度、直径；控制桩基顺/横桥中心距和襟边宽度。

（2）主要参数（表4-23）

表 4-23　扩大基础主要参数表

参数名称	参数类型	分组方式	参数名称	参数类型	分组方式
承台_宽度	长度	尺寸标注	桩基_直径	长度	尺寸标注
承台_长度	长度	尺寸标注	桩基_长度	长度	尺寸标注
承台_襟边_宽度	长度	尺寸标注	桩基_列数	整数	常规
承台_襟边_长度	长度	尺寸标注	桩基_行数	整数	常规
桩基_中心距_宽度	长度	尺寸标注	桩基_插入长度_nn	长度	其他
桩基_中心距_长度	长度	尺寸标注			

（3）制作思路

1）创建桩基零件。基于"公制常规模型.rft"族模板，通过拉伸方式创建桩基零件，然后通过空心拉伸创建用于剪切桩基的空心。

【提示】　通过设置类型为"是/否"的参数"桩基_设置"来控制桩基实体是否被剪切，当参数值为"否"时，空心拉伸剪切整个桩基零件。

2）创建群桩基础。为保证该组件的通用性，通过放置单个族的方式创建横纵向间距均可参数化控制的 6×6 群桩基础。

【提示】　为了保证对每根桩长度和编码的控制，此处未使用阵列方式建立模型。

3）桩基数量控制。添加"桩基_列数"和"桩基_行数"的整数类型参数用于控制桩基的数量，添加"桩基_设置_0101"至"桩基_设置_0606"的"是/否"类型参数用于控制每个桩基的存在性。具体操作步骤如下：

①依次单击每根桩实例，将其"桩基_设置"参数与对应的桩基设置参数（如桩基_设置_0101）关联，如图4-62所示。

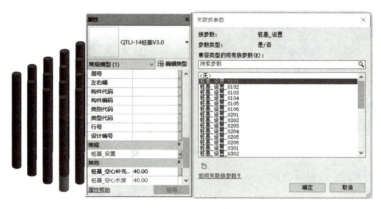

图 4-62 桩基存在性参数关联

② 通过 and 语句判断每根桩的存在性,如图 4-63 所示。

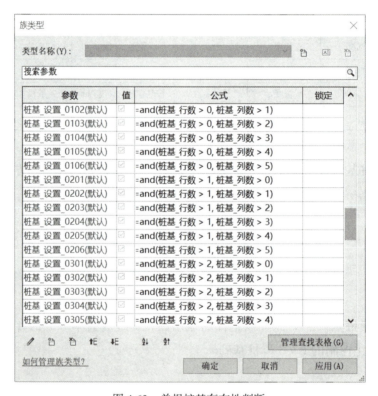

图 4-63 单根桩基存在性判断

4)单根桩基长度控制。一般情况下,群桩基础的桩长均相等,但在地形较为复杂的山区桥梁中也会出现桩长不同的情况。因此,需要对每根桩基长度进行控制,为了能在控制个别桩长的情况下又不增加输入参数的数量,采用插入值方法来解决,操作方法详见关键技术。

5)创建承台接桩基组件。在上述群桩基础上通过拉伸形成承台构件,通过控制定位条件形成承台接桩基组件。

4.6.2 组件

1. 操作要点

1）重力式桥台台帽会伸入背墙一部分，为避免增加背墙零件建模的参数，可通过在主体族中对台帽和背墙进行连接操作来实现。

2）考虑到不同项目设计编号规则不同的情况，在群桩基础族中添加桩基编号的"插入值"参数，并将桩基编号传递至组件层。插入值使用方法详见关键技术。

  群桩基础载入组件层后是一个整体，为了能选中每根桩分别进行参数关联，须在单个桩基零件族的族参数中勾选"共享"，然后通过"Tab"键选择每根桩基。

2. 成果展示

创建的重力式桥台族模型如图 4-64 所示。

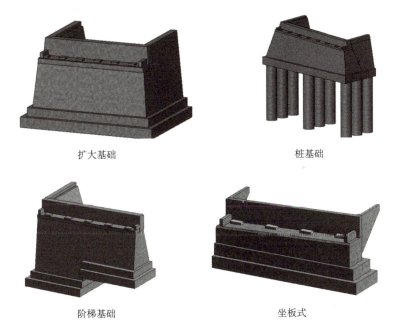

扩大基础   桩基础

阶梯基础   坐板式

图 4-64 重力式桥台建模成果

4.6.3 关键技术

在重力式桥台族建立过程中，一般情况下桩基础长度和编号均具有一定的规律性和普遍性，但考虑到部分山区高速公路高低桩和项目编号规则的不同等因素影响，又要求族可对个别桩基础长度和编号进行输入。为了能在保证普遍性的基础上又可满足个性要求，需要灵活运用"插入值"来满足以上要求。下面就以桩长插入值设置为例讲解如何使用"插入值"。

技术四　巧用插入值

（1）操作步骤

1）首先在单个桩基零件族中将"桩基长度"参数设置为实例参数，并在族参数中勾选"共享"。

2）在群桩基础族中，添加"桩基_长度_11"至"桩基_长度_66"的桩基长度参数、"桩基_插入长度_11"到"桩基_插入长度_66"的桩基长度插入值参数。其中所有桩基插入长度参数值默认为0。

3）按"Tab"选中每个单桩实例，在"属性"对话框中，单击"桩基长度"参数最右边的"关联族参数"按钮，打开"关联族参数"对话框，选择对应的桩基长度参数（如桩基_长度_11）关联。

4）通过if语句控制每根桩基的长度，如下：

桩基_长度_11=if（桩基_插入长度_11＞0cm，桩基_插入长度_11，桩基_默认长度）

（2）设置效果。群桩桩基长度一致时，仅需输入一次长度。若存在不同长度桩基，则需对该桩基插入值进行编辑。

（3）注意事项　由于桩基个数较多，在参数绑定过程中必须注意做到一一对应。

4.7　肋板式桥台

根据对四川省内多条高速公路项目设计图的梳理，肋板式桥台主要存在如图4-65所示两种常见形式。

根据以上肋板式桥台常见组合形式，归纳总结肋板式桥台族需要实现以下功能：

1）实现对肋板式桥台各个参数的控制。

2）实现对左右耳墙、肋板系梁有无的控制。

3）实现对桩基和肋板个数的控制。

第 4 章 常规桥梁 BIM 标准构件分类说明

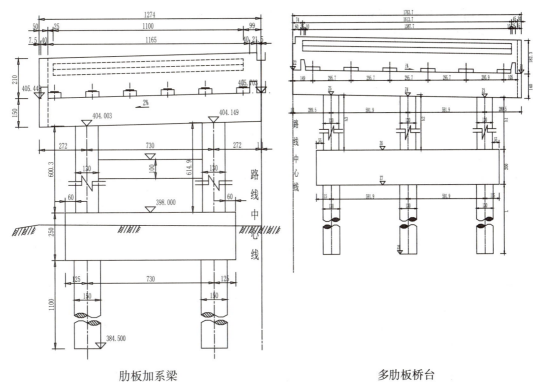

肋板加系梁　　　　　　　　　　多肋板桥台

图 4-65　肋板式桥台常见形式

4.7.1　零件

根据构件组成特点和建模实现的方式不同，将肋板式桥台划分为以下零件/组件进行分别建模（表 4-24）。

表 4-24　肋板式桥台零件/组件示意图

零件/组件	示意图	零件/组件	示意图
背墙		耳墙	
台帽		肋板	
垫石组件		肋板系梁	
承台接桩基		挡块	

79

在之前章节中已经对垫石组件、挡块和承台接桩基进行了介绍，本节中主要对背墙、耳墙进行重点介绍。

1. 背墙

（1）主要功能　实现对背墙和牛腿的长度、高度、边距等参数的控制；实现对左右通信槽口有无的控制。

（2）主要参数（表4-25）

表4-25　背墙主要参数表

参数名称	参数类型	分组方式	参数名称	参数类型	分组方式
背墙_长度	长度	尺寸标注	牛腿_端部_高度	长度	尺寸标注
背墙_高度	长度	尺寸标注	牛腿_根部_高度	长度	尺寸标注
牛腿_长度	长度	尺寸标注	通信槽口_设置	是/否	其他
牛腿_边距	长度	尺寸标注	背墙_横坡	数值	其他

（3）制作思路　肋板式桥台背墙基于"公制常规模型.rft"族样板，通过融合方式创建。

1）融合创建背墙形体。通过对顶底部轮廓进行融合的方式生成背墙主体和牛腿的几何形体。

【提示】　由于牛腿和背墙相连，编辑顶底部轮廓时，重合的轮廓线应分别锁定到参照平面而非相互锁定，这样能有效避免部分参数输入错误时造成的报错。

2）控制通信槽口的有无。左右通信槽口的有无通过控制空心剪切和背墙主体的相对关系实现。添加参数名为"通信槽口_左侧_设置"的"是/否"类型参数，结合 if 语句确定"通信槽口_左侧中间参数"的值，进而计算获得参数"h_左侧通信槽口"的值来控制空心剪切体是否对背墙主体剪切，如图4-66、图4-67所示。

2. 耳墙

（1）主要功能　实现对耳墙长度、宽度、横坡等参数的控制。

（2）主要参数（表4-26）

第 4 章 常规桥梁 BIM 标准构件分类说明

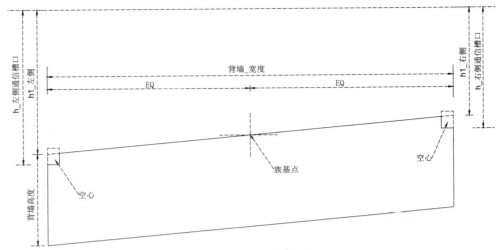

图 4-66 背墙主体参数设置

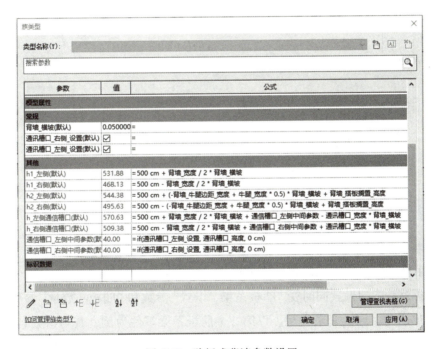

图 4-67 肋板式背墙参数设置

表 4-26 耳墙主要参数表

参数名称	参数类型	分组方式	参数名称	参数类型	分组方式
耳墙_宽度	长度	尺寸标注	耳墙_长度	长度	尺寸标注
耳墙_底部_长度	长度	尺寸标注	耳墙_倒角_宽度	长度	尺寸标注
耳墙_根部_高度	长度	尺寸标注	耳墙_倒角_长度	长度	尺寸标注
耳墙_端部_高度	长度	尺寸标注	耳墙_横坡	数值	常规

（3）制作思路　基于"公制常规模型.rft"族样板，采用融合命令创建耳墙基本实体，然后通过空心剪切获得耳墙模型，如图 4-68 所示。

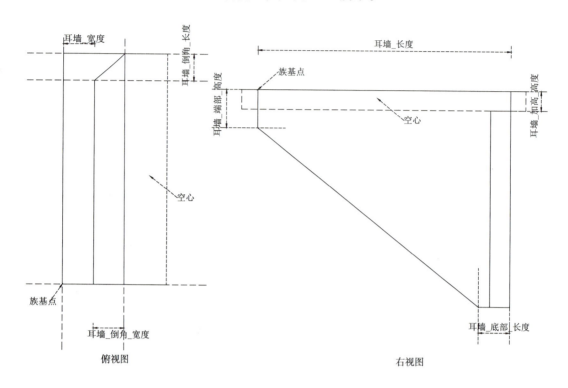

图 4-68　耳墙空心剪切示意图

4.7.2　组件

1. 操作要点

肋板组件和肋板间系梁组件的建模流程参照盖梁垫石组件。

由于肋板系梁的设置同时受"肋板系梁_设置"参数和"肋板_数量"参数的影响，因此通过 if 语句多层嵌套来实现。以第 2 个肋板系梁零件为例，其与参数名为"肋板系梁 2"的"＜族类型…＞"参数通过标签关联，参数公式中的判断语句如下：

if（肋板系梁_设置,if（肋板_数量＞2,肋板系梁,空族），空族）

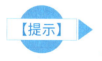【提示】　Revit 参数赋值支持 if 语句多层嵌套及 if 和 and 等语句的嵌套使用。

2. 成果展示

创建的肋板式桥台族模型如图 4-69 所示。

第 4 章 常规桥梁 BIM 标准构件分类说明

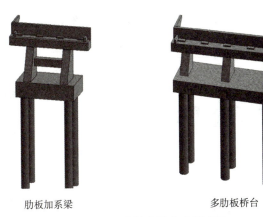

肋板加系梁　　　　　　　多肋板桥台

图 4-69　肋板式桥台建模成果

4.8　桩柱式桥台

根据对四川省内多条高速公路项目设计图的梳理，桩柱式桥台常见形式如图 4-70 所示。结构形式的变化主要为桩基数量和两侧耳墙的有无。

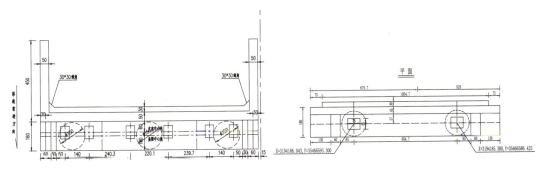

图 4-70　桩柱式桥台常见形式

因此，桩柱式桥台族需要实现以下功能：

1）实现对桩柱式桥台各个参数的控制。

2）实现对左右耳墙有无的控制。

3）实现对桩基个数的控制。

4.8.1　零件

根据各组成部分实现的功能和使用的建模方式不同，将桩柱式桥台划分为以下零件/组件进行分别建模（表 4-27）。

表 4-27 桩柱式桥台零件/组件示意图

零件/组件	示意图	零件/组件	示意图
背墙		耳墙	
台帽		挡块	
垫石组件		群桩基础	

桩柱式桥台的零件均已在以上章节中进行介绍，因此本节不再赘述。

考虑到实际项目中存在桥梁斜交的情况，下面以斜交台帽为例简要介绍斜交构件建模方法。

1. 斜交台帽

（1）主要功能　在实现正交台帽所有功能的基础上，实现构件斜交角度的参数化驱动。

（2）主要参数（表 4-28）

表 4-28 斜交台帽主要参数表

参数名称	参数类型	分组方式	参数名称	参数类型	分组方式
台帽_宽度	长度	尺寸标注	台帽_斜交角度	角度	尺寸标注
台帽_长度	长度	尺寸标注	台帽_高度	长度	尺寸标注
台帽_横坡	数值	常规			

（3）制作思路　与正交台帽的建模思路基本一致，同样基于"公制常规模型.rft"族样板，采用融合命令创建。建模过程的参数设置和各参数之间的几何关系如图 4-71 和图 4-72 所示。

斜交台帽的建模重点是要进行融合的顶部、底部断面各边几何关系的确定，过程中灵活应用三角函数显得尤为重要。

第 4 章 常规桥梁 BIM 标准构件分类说明

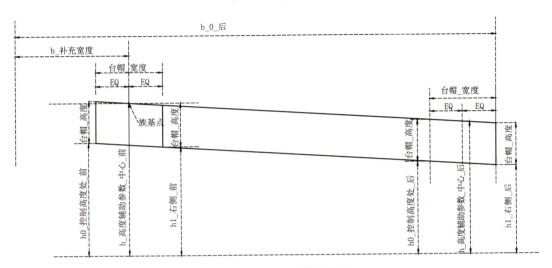

图 4-71 斜交台帽建模参数设置

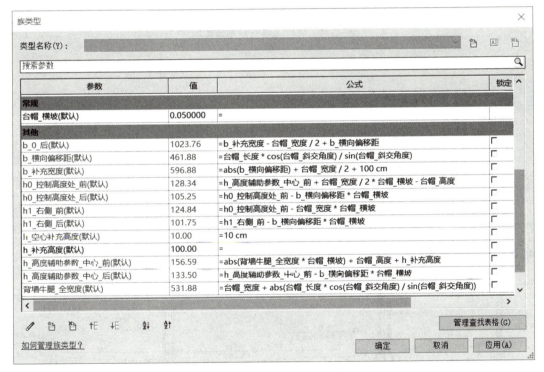

图 4-72 斜交台帽参数几何关系

规避使用 tan 三角函数,以避免"台帽_斜交角度"输入 90°(即转变为正交台帽)时,软件报错。

4.8.2 组件

由于桩柱式桥台与肋板式桥台类似，因此桩柱式桥台在零件组合过程中注意事项与肋板式桥台相同，此处不再进行赘述。只对建模结果进行展示，如图 4-73 所示。

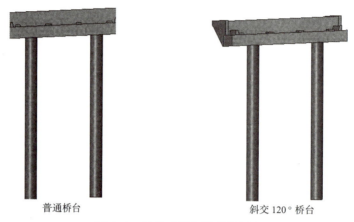

普通桥台　　　　　　　　　　斜交 120°桥台

图 4-73　桩柱式桥台模型主视图

4.9　连续刚构桥上部结构

连续刚构以其跨越能力大、经济实用等结构特点，成为公路建设中最主要的桥型之一。连续刚构桥又称为墩梁固结的连续梁桥，适用于大跨径、高桥墩的情况。通常采用悬臂施工法，简单的施工过程为：首先由墩顶开始向两边采用平衡悬臂施工法逐段施工结构的上部梁体，形成一个 T 字形的双悬臂结构，接着托架施工边跨现浇段，合拢边跨，最后合拢中跨，形成最终体系，如图 4-74 所示。

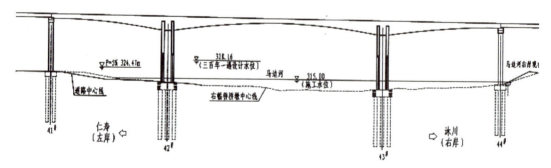

图 4-74　常见的连续刚构桥梁纵断面图

基于连续刚构桥的施工过程，来划分箱梁的节段，墩顶为 0 号节段，如图 4-75 所示。常见的连续刚构桥梁梁段断面图如图 4-76 所示。

第 4 章 常规桥梁 BIM 标准构件分类说明

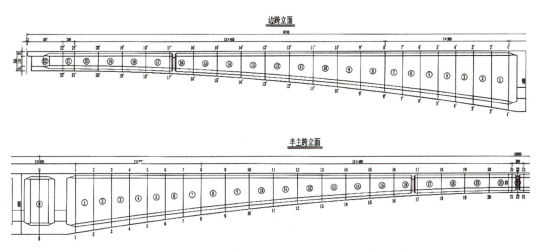

图 4-75 刚构桥上部结构挂篮悬臂浇筑施工梁段划分

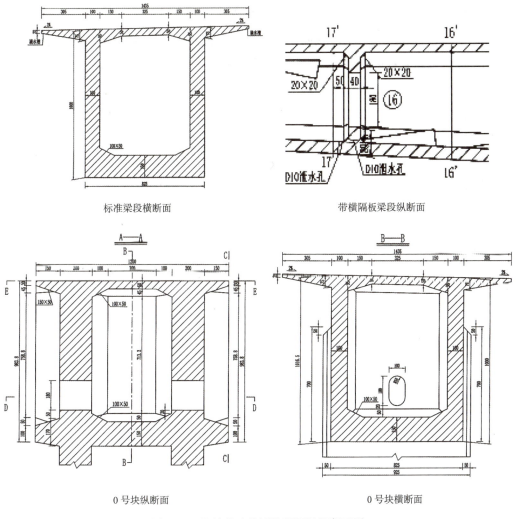

图 4-76 常见的连续刚构桥梁梁段断面图

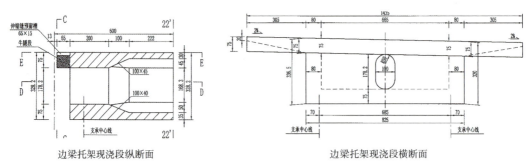

边梁托架现浇段纵断面　　　　　　　　　边梁托架现浇段横断面

图 4-76　常见的连续刚构桥梁段断面图（续）

根据连续刚构常见形式，归纳总结连续刚构上部结构族需要实现以下功能：

1）满足挂篮悬臂浇筑施工的梁段划分。

2）箱梁顶板可设置单向横坡。

3）箱梁从跨中到根部，箱高以抛物线变化。

4）从箱梁根部至跨中梁段腹板厚分段变化。

5）箱梁底板厚从箱梁根部截面渐变至跨中及边跨支点截面，按抛物线变化。

6）可设置箱室横隔板。

主要零件讲解如下：

根据连续刚构桥上部结构组成特点和建模实现的方式不同，划分为以下零件/组件进行分别建模（表4-29）。

表 4-29　连续刚构桥上部结构零件/组件示意图

零件/组件	示意图	零件/组件	示意图
通用梁段		带横隔板通用梁段	
0号块		边跨托架现浇段	

以下分别对通用梁段、带横隔板通用梁段、0号块及边跨托架现浇段进行建模介绍。

1. 通用梁段

（1）主要功能　实现梁段纵坡、横坡的可输入，梁段前后两个断面梁高、腹板宽度和底板高度的分别输入。

（2）主要参数（表4-30）

第 4 章 常规桥梁 BIM 标准构件分类说明

表 4-30 通用梁段主要参数表

参数名称	参数类型	分组方式	参数名称	参数类型	分组方式
梁段_长度	长度	尺寸标注	顶板_高度	长度	尺寸标注
梁段_宽度	长度	尺寸标注	腹板_前侧_宽度	长度	尺寸标注
梁段_前侧_高度	长度	尺寸标注	腹板_后侧_宽度	长度	尺寸标注
梁段_后侧_高度	长度	尺寸标注	底板_前侧_高度	长度	尺寸标注
悬臂_宽度	长度	尺寸标注	底板_后侧_高度	长度	尺寸标注
悬臂_端部_高度	长度	尺寸标注	梁段_横坡	数值	数据
悬臂_根部_高度	长度	尺寸标注	梁段_纵坡	数值	数据

（3）制作思路 选用"公制常规模型.rft"族样板，采用实心融合创建梁段外形，空心融合形成箱室。通过融合时顶部与底部不同参数的设置，实现梁段前后两个断面梁高、腹板宽度和底板高度的分别输入，如图 4-77、图 4-78 所示。

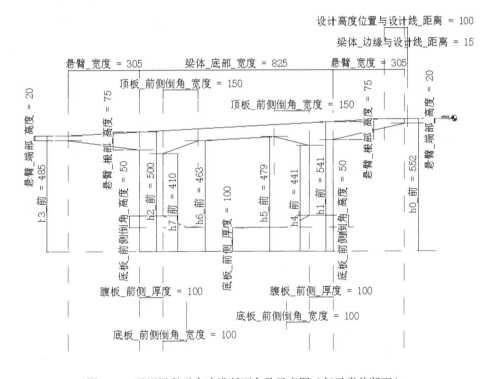

图 4-77 通用梁段融合建模断面参数示意图（仅示意前断面）

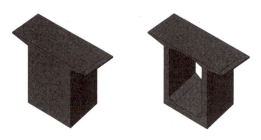

图 4-78 通用梁段建模示意图

2. 带横隔板通用梁段

（1）主要功能　包含通用梁段全部功能；实现对横隔板、人孔的位置及尺寸的控制。

（2）主要参数（表 4-31）

表 4-31　带横隔板通用梁段主要参数表

参数名称	参数类型	分组方式	参数名称	参数类型	分组方式
横隔板_长度	长度	尺寸标注	人孔_高度	长度	尺寸标注
横隔板_倒角_长度	长度	尺寸标注	人孔_宽度	长度	尺寸标注
横隔板_倒角_宽度	长度	尺寸标注	人孔_半径	长度	尺寸标注
横隔板_倒角_高度	长度	尺寸标注	人孔_距顶部_高度	长度	尺寸标注
横隔板_与前端_距离	长度	尺寸标注			

（3）制作思路　选用"公制常规模型.rft"族样板，首先实心融合创建梁段外形族，可以直接利用上一小节"通用梁段"的外形；然后选用"基于面的公制常规模型.rft"族样板，分段创建箱室空心族，分段情况如图 4-79 所示。最后将所有基于面的空心族加载到梁段外形族对应的面上，完成创建。

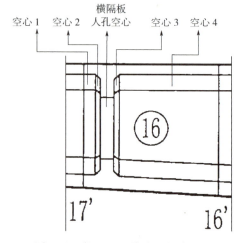

图 4-79　箱室空心族分段创建示意

1）分段融合创建基于面的箱室空心族。打开"基于面的公制常规模型.rft"族样板，在上下两个面上融合，分别绘制顶部与底部轮廓，形成对主体面的空心剪切。通过融合时顶部与底部不同参数的设置，实现空心节段两个断面梁高、顶板高度、腹板宽度和底板高度的分别输入。通过新建族类型，添加空心 1-4 的族类型，如图 4-80 所示。同样的方式，创建基于面的人孔空心族，如图 4-81 所示。

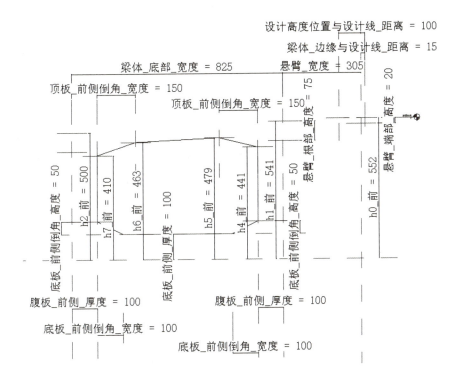

图 4-80 箱室空心 1-4 族类型融合断面示意

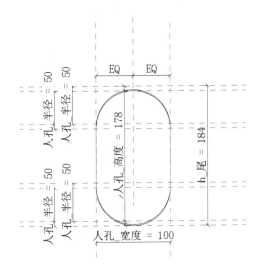

图 4-81 横隔板人孔融合断面示意（考虑纵坡）

2）加载基于面的箱室空心族。基于面的空心族的定位和参数链接是带横隔板通用梁段族创建成功的关键。

首先每个空心族应加载到对应的主体面，然后进行各空心族梁高方向的定位，应考虑到梁高的变化和梁段纵坡的影响，如图 4-82 所示。

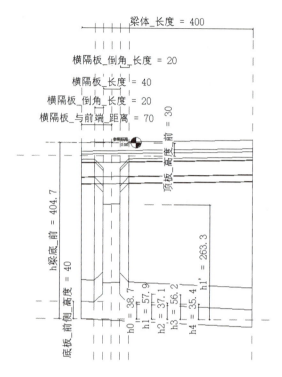

图 4-82 基于面的空心族加载纵向定位示意

参数链接前，在主体族中，首先定义好每个空心族的长度参数；然后每个纵桥向截面变化处的尺寸参数按截面编号（前 - 前、0-0、1-1、2-2、3-3、4-4、后 - 后）定义好，直接链接到对应的空心族即可，如图 4-83 所示。

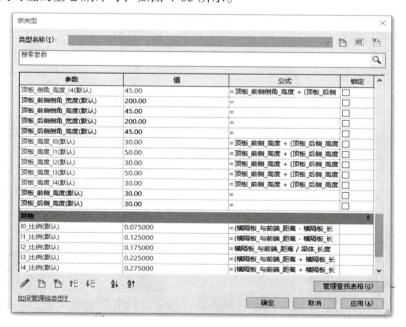

图 4-83 参数链接示意（以顶板高度参数为例）

第4章 常规桥梁 BIM 标准构件分类说明

1)"基于面的公制常规模型.rft"族样板用于创建基于平面的族,这类族加载时必须依附于项目或族的某一工作平面或实体表面,不能独立地放置到绘图区域。
2)在使用"基于面的公制常规模型.rft"族样板创建构件族时,需要注意几何图形与主体图元(面)的位置关系,这将直接反映在其加载到项目或族中时该构件与主体图元(面)的关系。

带横隔板通用梁段建模成果如图 4-84 所示。

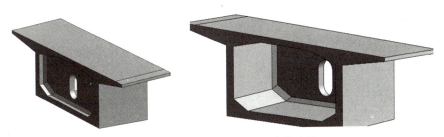

图 4-84 带横隔板通用梁段建模成果

3. 0 号块

(1)主要功能 实现对 0 号块纵坡、横坡的控制;实现对 0 号块长度、高度、变高段长度、横隔板长度、各种倒角等主要几何参数的控制。

(2)主要参数(表 4-32)

表 4-32 0 号块主要参数表

参数名称	参数类型	分组方式	参数名称	参数类型	分组方式
梁段_长度	长度	尺寸标注	底板_端部_高度	长度	尺寸标注
梁段_变高段_长度	长度	尺寸标注	顶板_中部_高度	长度	尺寸标注
梁段_横隔板_长度	长度	尺寸标注	顶板_端部_高度	长度	尺寸标注
梁段_前部_高度	长度	尺寸标注	腹板_中部_宽度	长度	尺寸标注
梁段_后部_高度	长度	尺寸标注	腹板_端部_宽度	长度	尺寸标注
底板_中部_高度	长度	尺寸标注			

(3)制作思路

0 号块的创建思路与"带横隔板通用梁段"零件族类似。

1)融合创建梁段实心外形族。选用"公制常规模型.rft"族样板创建梁段实心外形族。梁段外形族可以直接引用"通用梁段"的梁段外形族。但由于梁高有中间等高段和端部变高段,如图 4-85 所示,需要新建"0 号块等高段""0 号块变高段 1""0

号块变高段 2"三种族类型。

2）分段融合创建基于面的箱室空心族。选用"基于面的公制常规模型.rft"族样板，分段创建箱室空心族。0 号块构造上存在多处倒角，导致截面形状变化较多，对应的需创建的空心族种类也较多，分段情况如图 4-86 所示。

打开"基于面的公制常规模型.rft"族样板，在上下两个面上融合，分别绘制顶部与底部轮廓，形成对主体面的空心剪切，如图 4-87 所示。通过融合时顶部与底部不同参数的设置，实现空心节段两个断面梁高、顶板高度、腹板宽度和底板高度的分别输入。人孔空心族可直接引用"带横隔板通用梁段"的人孔空心族。

3）加载基于面的箱室空心族。将梁端实心外形族的三种类型嵌套，然后将所有基于面的空心族加载到梁段外形族对应的面上，完成创建，如图 4-88 所示。

参数链接前，定义好主体族中每个空心族的长度参数和每个纵桥向截面变化处的尺寸参数，直接链接到对应的空心族即可。

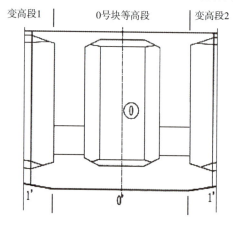

图 4-85　0 号块梁段实心外形族分段创建示意

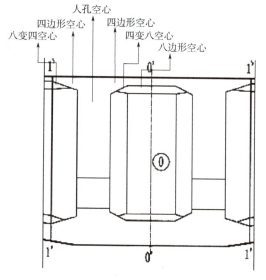

图 4-86　箱室空心族分段创建示意图（仅示意左半边）

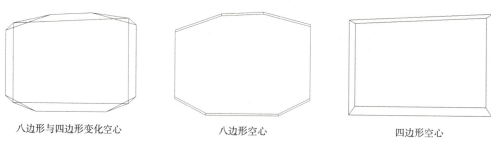

图 4-87　箱室空心族类型融合断面示意图

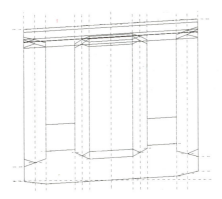

图 4-88 基于面的空心族加载纵向定位示意

 参数链接时,应注意截面变化处的尺寸主要受底板、顶板和腹板倒角的影响。

0 号块建模成果如图 4-89 所示。

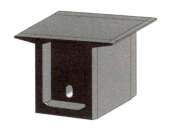 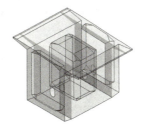

图 4-89 0 号块建模成果

4. 边跨托架现浇段

(1) 主要功能 实现对边跨托架现浇段纵坡、横坡的控制;实现对边跨托架现浇段长度、高度、伸缩缝预留槽长度、翼缘加高段长度、各种倒角等主要几何参数的控制。

(2) 主要参数 (表 4-33)

表 4-33 边跨托架现浇段主要参数表

参数名称	参数类型	分组方式	参数名称	参数类型	分组方式
梁段_长度	长度	尺寸标注	悬臂_端部_高度	长度	尺寸标注
梁段_翼缘加高段_长度	长度	尺寸标注	底板_前侧_高度	长度	尺寸标注
梁段_翼缘变高段_长度	长度	尺寸标注	底板_后侧_高度	长度	尺寸标注
梁段_伸缩缝预留槽_长度	长度	尺寸标注	顶板_前侧_高度	长度	尺寸标注
梁段_端头缝_长度	长度	尺寸标注	顶板_后侧_高度	长度	尺寸标注
梁段_高度	长度	尺寸标注	腹板_前侧_宽度	长度	尺寸标注
悬臂_根部_高度	长度	尺寸标注	腹板_后侧_宽度	长度	尺寸标注

（3）制作思路　边跨托架现浇段创建思路与"带横隔板通用梁段"零件族类似。

1）融合创建梁段实心外形族。选用"公制常规模型.rft"族样板创建梁段实心外形族。梁段外形族可以直接引用"通用梁段"的梁段外形族。但由于翼缘高度有标准段、变高段和加高段，如图4-90所示，需要新建"翼缘高度标准段""翼缘变高段""翼缘加高段"三种族类型。

伸缩缝预留槽段，同样选用"公制常规模型.rft"族样板，采用融合方式创建。

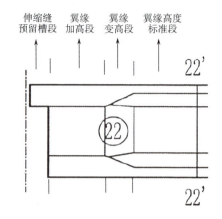

图4-90　边跨托架现浇段实心外形族分段创建示意

2）分段融合创建基于面的箱室空心族。选用"基于面的公制常规模型.rft"族样板，分段创建箱室空心族。分段情况如图4-91所示。

所有空心族可直接引用已创建的"带横隔板通用梁段"空心族。

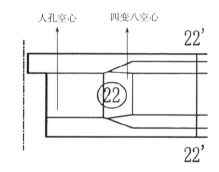

图4-91　边跨托架现浇段箱室空心族分段创建示意图

3）加载基于面的箱室空心族。将梁端实心外形族的三种类型和伸缩缝预留槽段嵌套，然后将所有基于面的空心族加载到梁段外形族对应的面上，完成创建，如图4-92所示。

参数链接前，定义好主体族中每个空心族的长度参数和每个纵桥向截面变化处的尺寸参数，直接链接到对应的空心族即可。

建模成果如图4-93所示。

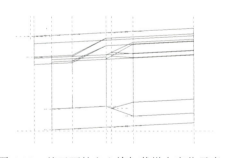

图4-92　基于面的空心族加载纵向定位示意

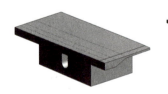
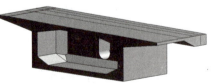
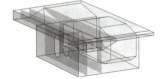

图4-93　边跨托架现浇梁段建模成果

4.10 附属结构

本小节仅对桥梁附属结构中的支座及伸缩缝做简要介绍。

4.10.1 四氟滑板支座

一套四氟滑板橡胶支座包括支座上钢板、不锈钢板、四氟滑板支座、支座下钢板、防尘罩、定位套筒、锚杆、锚固螺栓,如图 4-94 所示。

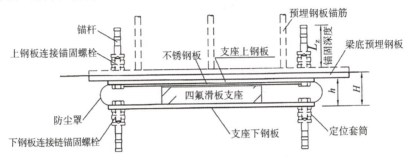

图 4-94 四氟滑板支座(GJZF4)组装立面

(1)主要功能 对应不同的支座规格,实现支座尺寸及对应钢板、锚固螺栓尺寸及间距等参数的控制。

(2)主要参数(表 4-34)

表 4-34 四氟滑板橡胶支座主要参数表

参数名称	参数类型	分组方式	参数名称	参数类型	分组方式
支座组合_高度	长度	尺寸标注	不锈钢板_宽度	长度	尺寸标注
支座_长度	长度	尺寸标注	梁底预埋钢板_长度	长度	尺寸标注
支座_宽度	长度	尺寸标注	梁底预埋钢板_宽度	长度	尺寸标注
支座_高度	长度	尺寸标注	梁底预埋钢板_高度	长度	尺寸标注
上下钢板_长度	长度	尺寸标注	横桥向锚固螺栓_间距	长度	尺寸标注
上下钢板_宽度	长度	尺寸标注	顺桥向锚固螺栓_间距	长度	尺寸标注
不锈钢板_长度	长度	尺寸标注			

(3)建模成果(图 4-95)

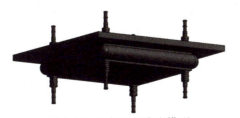

图 4-95 四氟滑板支座模型

4.10.2 异形钢单缝式桥梁伸缩装置

一套异形钢单缝式桥梁伸缩装置包括伸缩装置和预埋筋,如图 4-96 所示。

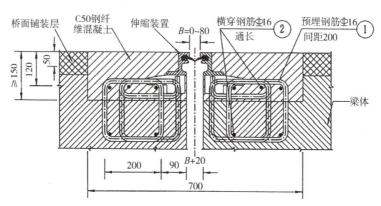

图 4-96 异形钢单缝式桥梁伸缩装置剖面图

(1)主要功能 对应不同的支座规格,实现支座尺寸及对应钢板、锚固螺栓尺寸及间距等参数的控制。

(2)主要参数(表 4-35)

表 4-35 异形钢单缝式桥梁伸缩装置主要参数表

参数名称	参数类型	分组方式	参数名称	参数类型	分组方式
伸缩缝_长度	长度	尺寸标注	横穿钢筋_直径	长度	尺寸标注
伸缩_间距	长度	尺寸标注	横穿钢筋_长度	长度	尺寸标注
预埋钢筋_直径	长度	尺寸标注	不锈钢板_长度	长度	尺寸标注
预埋钢筋_长度	长度	尺寸标注			

(3)建模成果(图 4-97)

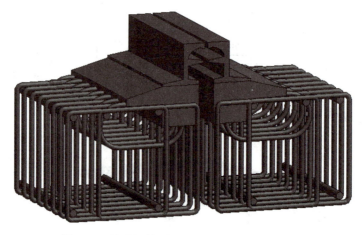

图 4-97 异形钢单缝式 80 型桥梁伸缩装置模型

其余附属结构族库部分成果展示如图 4-98~图 4-101 所示。

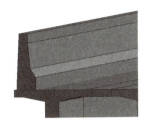

图 4-98 防撞护栏

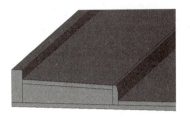

图 4-99 桥面铺装及人行道

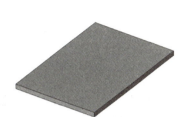

图 4-100 搭板

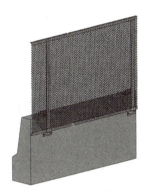

图 4-101 防抛网

第 5 章
参数化桥梁布设

5.1　Dynamo 基础

5.1.1　Dynamo 软件概述

1. 软件介绍

Dynamo 是 Autodesk 公司推出的一款功能强大、操作便捷的可视化编程软件，它通过节点流程的方式实现了编程的可视化，增强了 Revit 模型建立的易操作性。Dynamo 软件可同时在 Revit 项目环境和族环境下使用，通过 Revit"管理"菜单下的可视化编程栏可启动 Dynamo。Dynamo 界面与 Revit 界面是完全分离的，通过运行 Dynamo 内部编制的代码，运行结果可同时反映在 Dynamo 和 Revit 界面中，实现 Dynamo 对 Revit 的同步驱动。 Dynamo 界面反映的是模型的抽象视图，Revit 界面则展示模型的三维视图。

（1）可视化编程简介　可视化编程即可视化程序设计，它以"所见即所得"的编程思想为原则，实现编程工作的可视化，如图 5-1 所示为通过 Dynamo 节点创建圆弧的程序，编程人员可随时查看程序运行结果，实现程序与结果的实时同步，它与以下 Dynamo 编程代码的运行结果是一致的：

```
代码片段 5-1：常规编程代码示意
myPoint = Point.ByCoordinates（0.0,0.0,0.0）;// 创建点
x = 5.6;// 定义点的 X 坐标
y = 11.5;// 定义点的 Y 坐标
attractorPoint = Point.ByCoordinates（x,y,0.0）;// 创建点
dist = myPoint.DistanceTo（attractorPoint）;// 获取两点之间的距离
myCircle = Circle.ByCenterPointRadius（myPoint,dist）;// 通过半径创建圆
```

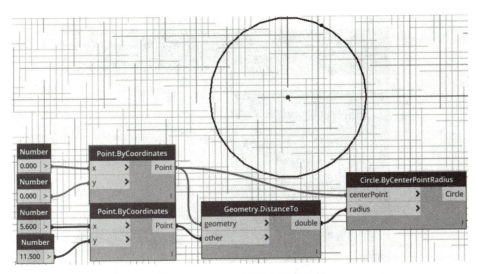

图 5-1　Dynamo 可视化编程示意

（2）Dynamo 用户界面　Dynamo 用户界面（UI）由五大功能区组成：菜单栏、工具栏、节点库、运行按钮及工作空间，工作空间右上角的按钮可以分别切换构建程序窗口（*.dyn）及显示程序运行结果窗口，如图 5-2 所示。

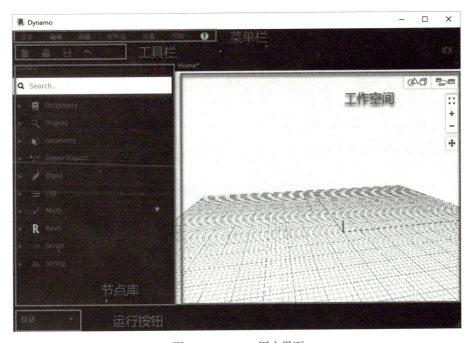

图 5-2　Dynamo 用户界面

（3）Dynamo 可视化编程的基本要素　节点库（Library）：库中包含丰富的节点，并根据其功能的不同进行了分类管理，用户可通过节点名称或用途等信息对节点库进行检索，如图 5-3 所示。

101

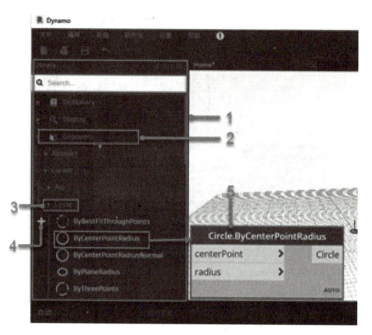

图 5-3　Dynamo 节点库
1—节点库　2—几何图元库　3—库中的圆类别　4—圆类别的子类别　5—节点

　Dynamo 节点库是开源的，除使用软件自带的节点外，可通过官网下载其他用户上传的节点，或自定义节点。

节点（nodes）：通过连接组装不同的功能的节点得到不同的输出结果，从而实现可视化编程，如图 5-4 所示。

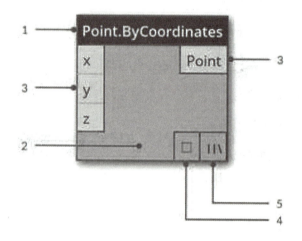

图 5-4　Dynamo 节点示意图
1—节点的名字　2—节点的主体　3—输入/输出端口　4—List 列表数据预览　5—"连缀"的类型

【提示】 List 的连缀分为三种形式，即最短（Shortest）、最长（Longest）和差极（Cross Product），分别对应三种不同的数据组合方式。

接线（Wires）：各个节点需要通过接线来传递数据，是数据流的传递纽带，如图 5-5 所示。

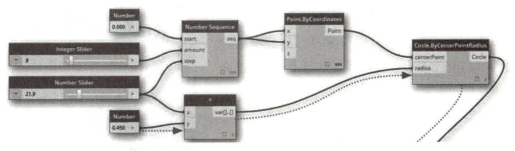

图 5-5　Dynamo 连接线

（4）Dynamo 编程语言　Dynamo 中主要使用 Design Script 和 Python 两种编程语言。

Design Script：Design Script 代码是 Dynamo 特有的语言，它是 Dynamo 图形编程模式的另一种表达，采用 Design Script 节点编写的代码与图形编程具备同等效力。大多数 Dynamo 的图形编程，在运行前都被转换成 Design Script 再运行，可以把 Design Script 看作是 Dynamo 程序的源代码。

Dynamo 中绝大部分自带节点可转化为 Design Script 代码，用户可在每个节点帮助中查看其编写方法，也可通过选中节点，在右键列表中使用"节点至代码"命令直接将节点转换成 Design Script 代码，如图 5-6 所示。

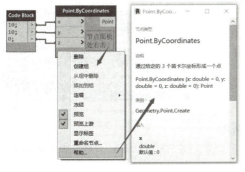

通过节点帮助栏查看 Design Script 代码格式

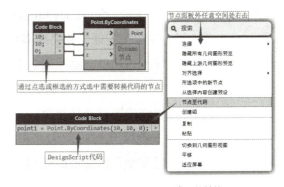

节点至 Design Script 代码的转换

图 5-6　Dynamo 节点与 Design Script 代码的交互

Python：Python 语言是一种面向对象的解释型计算机程序设计语言，函数、模块、数字、字符串都是对象，其表达式写法与C/C++类似，具有简洁性、易读性以及可扩展性，并且完全支持继承、重载、派生、多继承，有益于增强源代码的复用性。Python有许多专用的科学计算扩展库，比如3个十分经典的科学计算扩展库：NumPy、SciPy和matplotlib，为Python提供了快速数组处理、数值运算以及绘图功能；同时通过引用Revit扩展库，部分Design Script代码可直接用于Python Script节点中。Python语言及其众多的扩展库所构成的开发环境十分适合工程技术、科研人员处理实验数据、制作图表，甚至开发科学计算应用程序。Python语言通常用于Python Script节点，如图5-7所示。

2. 建模原理

Dynamo建模方法主要有半Dynamo化和全Dynamo化两种。

（1）半Dynamo化　通过Revit族环境创建项目各部分参数化零件，利用Dynamo导入的基础数据（通过Excel表格输入）创建各个构件定位基点并确定方向，结合输入的构件参数完成零件的组装，实现三维模型的参数化创建。

该方法Dynamo程序开发相对简单，对于规整的三维模型建模效率较高，但难以满足复杂几何模型的创建。

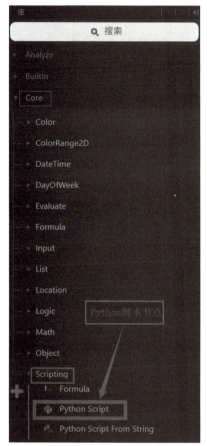

Dynamo节点库中的Python节点

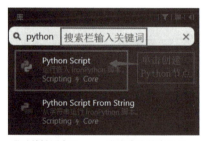

通过关键词在Dynamo节点库中搜索Python节点

图5-7　Dynamo节点库中的Python节点

（2）全Dynamo化　所有几何模型的创建流程全部在Dynamo中完成，可在Dynamo中直接调用RevitAPI创建参数化零件，并完成零件拼装，也可利用Dynamo导入的基础数据（通过Excel表格输入）创建各个构件定位基点并确定方向，然后在各构件基点位置创建项目几何模型。

该方法Dynamo程序开发难度大，但建模的灵活性较好，可满足复杂几何模型的创建。

3. 优势分析

采用Dynamo建模可以实现模型的全参数化创建，参数化建模主要表现在以下几个方面：

（1）生产效率高　以桥梁 BIM 模型创建为例，手工创建 100 座桥梁的 BIM 模型工作量预估为 500 人工日，建模效率低，建模精度无法保证，不具备生产普及可能性，利用 Dynamo 参数化建模程序，仅需 10 天即可完成，生产效率得到大幅提升。

（2）可操作性强　通过对 Dynamo 建模程序进行整理和封装，数据文件可作为唯一的输入端，模型所有的定位坐标及几何模型参数均存储于数据文件中，操作步骤简单易学，对工程技术人员 BIM 专业知识要求低。

（3）模型错误率低　通过程序对模型的每个构件进行系统管理，包括几何模型参数及构件编码管理等，排除了人为因素的影响，只需保证输入端 Excel 表格的数据准确，原则上可以做到 BIM 模型的零错误。

（4）利于 BIM 正向设计应用　所谓正向设计即程序自动提取项目场地环境及项目基本要求等数据，将提取的数据作为输入端由 Dynamo 程序自动生成三维模型及相关信息，项目设计过程中构件形式及尺寸的选择由程序根据相关规范自动选择。传统手工建模方式仅可完成已有二维图纸的三维呈现，难以实现项目的自动化建设和信息化管理，无法实现正向设计。

5.1.2　Dynamo 几种主要类型节点介绍

1. 基于几何图形的节点

点、线、面、体是几何图形的基本参数，点→线→面→体是几何模型的创建根源。Dynamo 界面左侧"Geometry"下拉菜单中提供了多种几何图形的创建节点，包括 Point.ByCoordinates（创建点）、Line.ByStartPointEndPoint（两点创建线）、Arc.ByCenterPointStartPointEndPoint（圆心及两点创建圆弧）、Arc.ByThreePoints（三点创建圆弧）、CoordinateSystem.ByOriginVectors（点及矢量定义坐标系）、Curve.SweepAsSolid（封闭曲线沿路径拉伸成体）、Curve.ExtrudeAsSolid（封闭曲线沿方向和距离拉伸成体）、Solid.Difference（两个实体的布尔差集）、Solid.Union（两个实体的布尔并集）等，通过这些节点，可以创建绝大部分常见的三维形状，如图 5-8 所示。

2. 基于 Revit 对象的节点

Dynamo 节点库 Revit 列表下的 Element 下拉菜单中列出了多种基于 Revit 对象的节点（图 5-9）。Revit 对象包括 Family（族）、Family Type（族类型）、Family Instance（族实例）、Category（类别）、Level（标高）、Curve（曲线）、Material（材料）等。由于涉及 Revit 软件二次深度开发，在 Dynamo 中直接调用 RevitAPI 困难较大，通过基于 Revit 对象的节点，由 Dynamo 驱动部分 Revit 对象，可实现 RevitAPI 的部分常用功能，降低工程技术人员的开发难度。

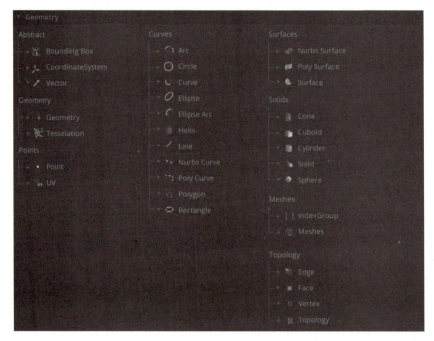

图 5-8 Dynamo 中的几何图元

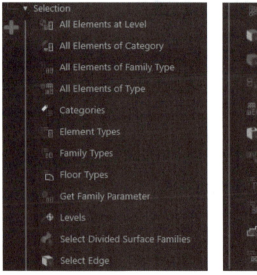
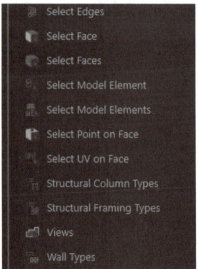

图 5-9 Dynamo 中的 Revit 图元节点

3. Code Block 节点

绝大部分 Dynamo 自带节点都有其对应的 Design Script 代码，图 5-10 分别为用 Code Block 节点和 Dynamo 自带节点创建一个坐标点的两种方法，其所得结果一致。Code Block 节点极大地简化了程序，增强了程序的可读性及可移植性。Design Script 代码只能在 Code Block 节点中编制。

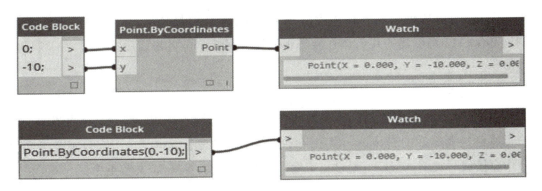

图 5-10　Dynamo 中的 Code Block 使用

4. Python 节点

Dynamo 中提供了一种特殊的节点 Python Script，与 Code Block 节点不同，Python 节点中只能使用 Python 语言，通过 import 命令导入 Revit 相关扩展库，部分 Design Script 代码可直接在 Python 节点中使用。直接调用 RevitAPI，Python 节点可通过代码的方式代替 Revit 项目及族环境中的所有功能，完成 Revit 的二次深度开发。

Python Script 可有多个输入接口，但只有一个输出接口，图 5-11 为 Python 节点内部开发界面。

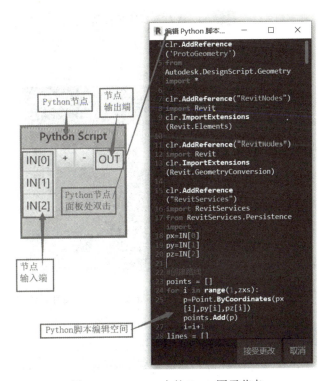

图 5-11　Dynamo 中的 Revit 图元节点

在 Dynamo 中创建的几何体无法直接用于 Revit 项目环境，需利用 Python 节点调用 RevitAPI 将创建的几何体在族编辑环境中封装，再将封装后的族载入到项目环境中。

5. 自定义节点

启动 Dynamo 后，通过初始界面的自定义节点选项进入用户自定义节点界面，用户可将已经调试好的 Dynamo 程序直接复制到自定义节点中，也可在自定义界面节点中直接编写及调试程序，通过指定输入端及输出端，将自定义节点保存为 dyf 格式文件，创建自定义节点。

用户需将自定义节点文件复制到 Dynamo/Revit 下的 definitions 文件夹中，节点即可在 Dynamo 界面左侧的 Revit 下拉菜单中显示，使用方法与其他 Dynamo 自带节点相同，如图 5-12 所示。自定义节点概念极大地增强了 Dynamo 开发成果的移植性和隐秘性，其区块化、流程化的设计理念也使得 Dynamo 的二次开发效率得到提高，降低工程人员的程序开发难度。

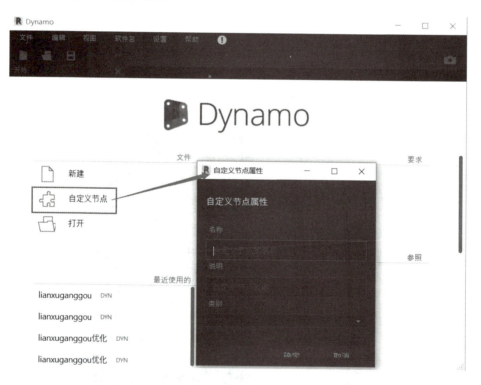

图 5-12 Dynamo 初始界面中的自定义节点及其属性对话框

5.1.3 Dynamo 桥梁主要节点介绍

Dynamo 中提供了大量自带节点，可基本满足简单桥梁的建模需要，通过对大量桥梁模型的建模分析，总结出常用节点见表 5-1。

第 5 章 参数化桥梁布设

表 5-1 桥梁建模常用节点

序号	节点名	节点参数	参数类型	节点使用
1	Data.ImportExcel	file	Var	读取 Excel 表格中的数据
		sheetName	String	
		readAsString	Bool	
		showExcel	Bool	
2	PolyCurve.ByPoints	Point	Point[]	通过连接点生成曲线
		connectLastToFirs	Bool	
3	StructuralFraming.BeamByCurve	curve	Curve	根据曲线创建梁
		level	Level	
		structuralFraming	FamilyType	
4	StructuralFraming.ColumnByCurve	curve	Curve	根据曲线创建柱
		level	Level	
		structuralColumnType	FamilyType	
5	FamilyInstance.ByPoint	familyType	FamilyType	根据坐标点放置族
		Point	Point	
6	Element.SetParameterByName	element	Revit.Element	设置图元参数
		parameterName	String	
		Value	Var	
7	Translate	geometry	Geometry	在给定方向平移几何图形
		direction	Vector	
8	Geometry.Rotate	geometry	Geometry	绕原点和轴将指定对象旋转指定角度
		origin	Point	
		axis	Vector	
		degrees	Double	

1. 数据读取节点

利用 Dynamo 建模过程中存在大量数据的交互，如路线的坐标点数据、桥梁跨径信息、桥梁构件族的各个参数值等，Dynamo 提供通过读取 Excel 表等中数据的解决方案，实现数据的导入。

Dynamo 数据读取节点在节点库的【ImportExport】分项的【Data】子项中，常用数据导入节点为 Data.ImportExcel，通常结合 File Path 和 File.FromPath 两节点使用，返回二维数组，如图 5-13 所示。

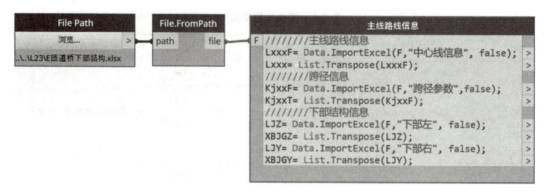

图 5-13 Dynamo 数据导入节点使用方法

2. 路线绘制

桥梁建模需要对构件进行精准定位。根据路线信息在 Revit 里生成曲线，通过曲线计算桥梁构件的定位点，主要通过节点库中的【Geometry】分项中的【Point】子项中的 Point.ByCoordinates（x，y，z）和【Curve】子项中的 PolyCurve.ByPoints 两个节点实现，如图 5-14 所示。

Point.ByCoordinates（x，y，z）用于通过输入 x、y、z 坐标生成点。

PolyCurve.ByPoints 节点用于通过点创建曲线。

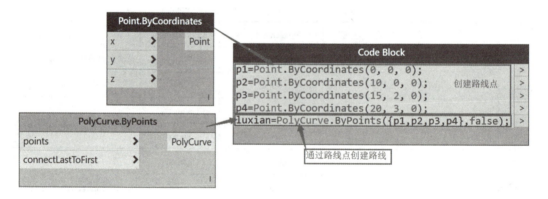

图 5-14 利用 Point.ByCoordinates 和 PolyCurve.ByPoints 两个节点创建路线

3. 梁片创建

Dynamo 提供自带的梁片创建节点 StructuralFraming.BeamByCurve，此节点通过 curve、level、structuralFramingType 三个参数生成梁片，如图 5-15 所示。

curve 为定位梁片的线段，可采用 Line.ByStartPointEndPoint 节点生成，坐标点采用 Point.ByCoordinates 命令生成。

level 为标高，采用 Levels 命令生成。

structuralFramingType 为梁片的 Family Type。

第 5 章　参数化桥梁布设

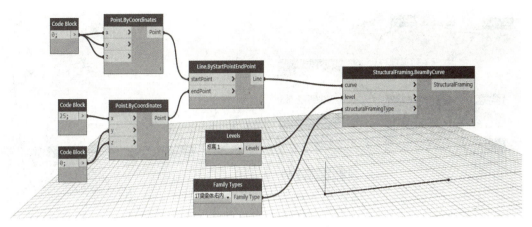

图 5-15　Dynamo 生成梁节点使用

4. 湿接缝创建

湿接缝可通过自带的建梁节点 StructuralFraming.BeamByCurve 生成，仅需将 structuralFramingType 改为湿接缝的 Family Type，如图 5-16 所示。

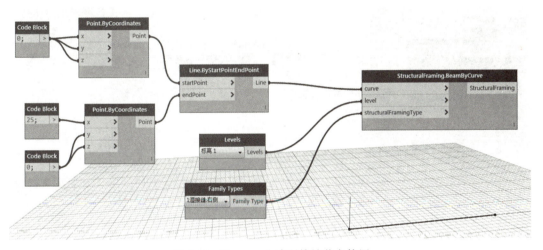

图 5-16　Dynamo 生成湿接缝节点使用

5. 桩柱创建

Dynamo 提供结构柱创建节点"ColumnByCurve"，此节点通过 curve、level、structuralColumnType 三项参数确定唯一墩柱或桩基，如图 5-17 所示。

curve 为定位梁片的线段，可采用 Line.ByStartPointEndPoint 节点生成，坐标点采用 Point.ByCoordinates 命令生成。

level 为标高，采用 Levels 命令生成。

structuralFramingType 为桩柱的 Family Type。

111

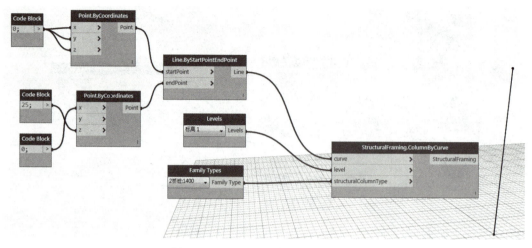

图 5-17 Dynamo 生成桩柱节点使用

对于群桩基础，可以通过复制桩基定位线的方式生成，重复嵌套应用 Geometry.Translate 命令实现桩基定位线的阵列复制，如图 5-18 所示。

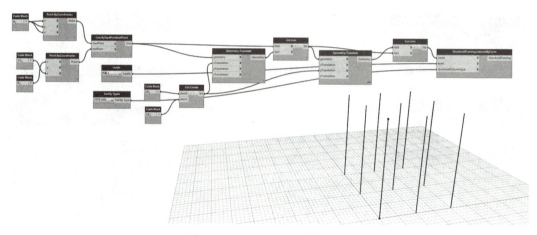

图 5-18 Dynamo 生成群桩基础

6. 桥梁构件布设

在桥梁建模过程中，不仅会遇到系梁、圆墩等以公制结构框架/柱样板创建的族，还会遇到空心薄壁墩、空心方墩、盖梁、桥台等用公制常规样板建立的复杂构件族，此时采用线定位的方式便无法生成相应的族，需要利用 FamilyInstance.ByPoint 节点，此节点仅需一个定位点（坐标点采用 Point.ByCoordinates 命令生成）和一个 Family Type 即可生成模型，如图 5-19 所示。

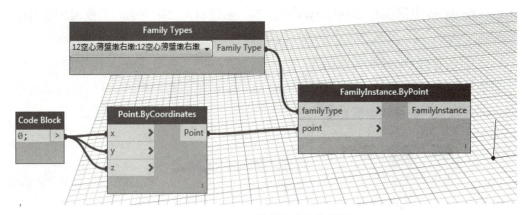

图 5-19　Dynamo 族插入节点的使用

7. 族参数驱动

通过 FamilyInstance.ByPoint 节点创建的族实例，其结构形式、尺寸参数等信息均为默认值，Dynamo 提供参数驱动的功能，可使用 SetParameterByName 节点更改族实例参数值，通过输入创建的族实例及其对应的 parameterName（参数名称）和 value（参数值）实现对族实例参数的赋值，如图 5-20 所示。

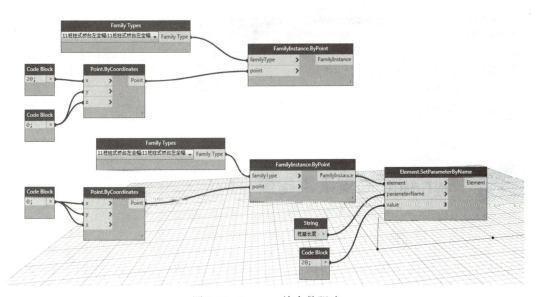

图 5-20　Dynamo 族参数驱动

桥梁构件的参数通过程序进行驱动，减少了模型的手动修改量，不仅提高了设计效率，保证了建模的准确度，而且可以实现参数的批量修改，极大地提高了模型创建效率。

8. 构件旋转

通过 FamilyInstance.ByPoint 节点插入的族实例放置方向均为建族时的默认方向，而实际工程中的常规桥梁构件（如盖梁、桥台等）一般需要与路线方向垂直保持一定角度，Dynamo 中提供的 Geometry.Rotate 节点主要功能就是对插入的族实例进行旋转操作。

该节点通过 Geometry、origin、axis 和 degree 四个参数控制，其中 Geometry 是需要旋转的族实例，origin 是旋转的中心点，axis 为通过旋转中心点的旋转轴向量，degree 为族实例的旋转角度，如图 5-21 所示。

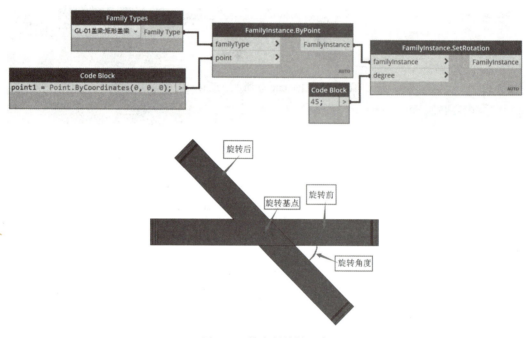

图 5-21　族实例旋转要素

5.2　Dynamo 简支梁桥建模

简支梁桥按构成可分为上部结构、下部结构和附属结构，其中上部结构主要包括梁体和湿接缝，下部结构主要包括盖梁、桩、柱、系梁及桥台，部分结构存在桩基承台。通过 Dynamo 进行简支梁桥 BIM 建模的主要思路为通过 Dynamo 计算每个构件的位置，通过计算的构件位置放置对应的族实例，最后进行参数赋值和编码，具体建模思路如图 5-22 所示。

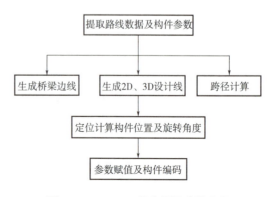

图 5-22　Dynamo 简支梁桥建模流程

第5章 参数化桥梁布设

简支梁桥模型建立过程主要分为三个阶段，即数据处理、构件实例化和赋值编码。考虑到建模程序的可移植性（如上下部结构均需要通过路线进行计算）和功能实现的简易性，将各个功能定义为函数以供调用，建模过程全部在 Python 节点中完成，以下对相关自定义函数进行详细讲解。

为了保证在 Python 节点环境中能实现 Dynamo 节点功能，首先需要在 Python 节点内执行 RevitAPI 相关功能库调用操作，其调用代码如下：

代码片段 5-2：简支梁桥建模 Python 调用 API

```python
import math
import clr

# 导入 RevitAPI 和 RevitAPIUI
clr.AddReference("RevitAPI")
clr.AddReference("RevitAPIUI")
import Autodesk
from Autodesk.Revit.DB import *
from Autodesk.Revit.UI import *
# 导入 dyamo 中的几何图元
clr.AddReference("ProtoGeometry")
from Autodesk.DesignScript.Geometry import *
# 导入 Revit 节点
clr.AddReference("RevitNodes")
from Revit.Elements import *
import Revit
# 导入几何体转换方法（将 dynamo 中输出的几何体转为 Revit 中的几何体）
clr.ImportExtensions(Revit.GeometryConversion)
# 导入元素转换 (Revit 转 dynamo)
clr.ImportExtensions(Revit.Elements)
# 导入文件操作
import System
from System.IO import FileInfo
clr.AddReference("DSOffice")
from DSOffice import Data
```

```
# 导入列表功能节点
clr.AddReference("DSCoreNodes")
import DSCore
from DSCore import *
import sys
xmxx=List.Transpose(Data.ImportExcel(FileInfo(IN[0]),"路线基本信息",False,True));
lujing=xmxx[6][0]
sys.path.append(lujing)
from line import *
# 导入 DocumentManager，使得可以在 Revit 中运行
clr.AddReference("RevitServices")
import RevitServices
from RevitServices.Persistence import DocumentManager
doc = DocumentManager.Instance.CurrentDBDocument
```

5.2.1 桥梁建模数据处理

1. 路线设计线生成函数

桥梁走向是根据路线确定的，通过路线可确定对应桩号桥梁构件位置和旋转角度，是桥梁参数化建模的基础。根据构件定位计算方法，需根据路线坐标同时生成三维路线和其二维投影，主要采用 PolyCurve.ByPoints 节点连接坐标点创建路线。

代码片段 5-3：路线设计线生成函数

```
# 输入：基点（列表浮点），路线坐标（列表坐标）
# 输出：2D（2D，3D）路线（线）

def polyline(jdian,luxian):
    p2ds=[] # 二维点组
    p3ds=[] # 三维点组
    PCounts = len(luxian[0])
    if int(luxian[2][0])==0:
        for i in range(PCounts):
            p2ds.Add(Point.ByCoordinates(luxian[0][i]-jdian[0],luxian[1][i]-jdian[1],0))
        line_2d=PolyCurve.ByPoints(p2ds)
```

```
                return line_2d
        else:
            for i in range(PCounts):
                p2ds.Add(Point.ByCoordinates(luxian[0][i]-jdian[0],luxian[1][i]-jdian[1],0))
                p3ds.Add(Point.ByCoordinates(luxian[0][i]-jdian[0],luxian[1][i]-jdian[1],luxian[2][i]))
            line_2d=PolyCurve.ByPoints(p2ds)
            line_3d=PolyCurve.ByPoints（p3ds）
            return line_2d,line_3d
```

【提示】　　Revit建模范围仅20km，若以原位坐标进行模型建立，则会超出建模范围造成程序报错。需选取桥梁附近点作为桥梁建模基点，其余各点均计算与基点的相对坐标。

2. 跨径信息提取函数

桥梁设计文件一般是以字符串形式给定桥梁跨径信息，如25*4+40*2+25*4，要准确定位每跨桩的位置就需要对跨径信息进行分离和提取。

代码片段5-4：跨径定位

```
# 输入：跨径信息（字符串），梁端起始位置（浮点）
# 输出：每跨的位置（列表浮点），跨数（整数）

def kuadingwei(kuajing,qidian_weizhi):
    kuajing = kuajing.split("+")
    lenth = len(kuajing)
    station = []                                    # 每一跨的起点位置（湿接缝中点）
    station.Add(qidian_weizhi)
    kuashu = 0
    for i in range (0,lenth):
        num = []
        num = kuajing[i].split("*")
        kuashu = kuashu + int(num[0])
```

```
            for j in range (0,int（num[0]）):
                qidian_weizhi += float(num[1])
                station.Add(qidian_weizhi)
    return station,kuashu
```

3. 横坡计算函数

当两跨横坡不同时，两跨之间会出现变坡段，变坡段横坡的变化将影响桥梁边线的高程，因此需要根据两跨之间的横坡计算变坡段区间的逐桩横坡值。

代码片段 5-5：变坡桥沿线横坡计算函数

```
# 输入：横坡桩号（列表整数），坡度值（列表浮点），计算精度（浮点）
# 输出：每个桩号的横坡值（列表浮点）

def Cross_slope_generate(zh,podu,jdu):
    Cross_slope=[]
    firstzh=zh[0]
    zh=map(lambda x:int((x-firstzh)/jdu),zh)
    for i in range(len(zh)-1):
        n=zh[i+1]-zh[i]
        for j in range(n):
            Cross_slope.append(round(podu[i]+(podu[i+1]-podu[i])/n*j,4))
    Cross_slope.append(podu[-1])
    return Cross_slope
```

【提示】

　　lambda 是一个匿名函数，用于简化代码；Revit 节点 Math.Map（rangeMin，rangeMax，inputValue）:double 作用为根据输入范围，将输入值映射到 0 和 1 之间的数字；对应代码行实现功能为遍历数组 zh，执行函数 lambda 对应的表达式

　　int（(x-firstzh)/jdu）并将结果返回给数组 zh。

4. 边线（护栏线）生成函数

连续梁及桥梁护栏的建模需要生成桥梁设计边线，边线的生成方法可以通过设计边线坐标（变宽桥梁）或者设计中线偏移（等宽桥梁）两种方法实现。

代码片段 5-6：边线（护栏线）生成函数——坐标

```
# 输入：基点（列表浮点），2D 路线设计线长度（整数），2D，3D 高程设计线（线），
       边线（列表坐标），桩号（列表整数），横坡（列表浮点），计算精度（浮点型）；
# 输出：2D 边线（线），3D 边线（线）

def poly_bianline_zuobiao(jdian,lxsjx_len,gcsjx_2d,gcsjx_3d,bianxian,zh,podu,jdu):
    bianxian_2d=polyline(jdian,bianxian)                              # 得到 2D 边线
    bianxian_Cross_slope=Cross_slope_shengcheng(zh,podu,jdu)   # 得到边线每个点的横坡
    gcsjx_2d_point=[]
    pcounts=int((lxsjx_len-2)/jdu+1/jdu-1)              # 分成点数 = 路线长度 / 计算精度
    gcsjx_2d_point=[gcsjx_2d.StartPoint]+list(gcsjx_2d.PointsAtEqualChordLength (pcounts))+
    [gcsjx_2d.EndPoint]                         # 按照分成点数生成高程设计线上的点
    gcsjx_2d_parameter=map(lambda x : gcsjx_2d.ParameterAtPoint(x),list(gcsjx_2d_point))
                                                # 在路线上找到这些点
    gcsjx_2d_plane=map(lambda x : gcsjx_2d.PlaneAtParameter(x),gcsjx_2d_parameter)
                                                # 在路线这些点处建立法向平面
    gcsjx_3d_point=map(lambda x : gcsjx_3d.Intersect(x)[0],gcsjx_2d_plane)
                                                # 法向平面与设计线 3D 边线的交点
    gcsjx_3d_point_z=map(lambda x : x.Z,gcsjx_3d_point)      # 得到设计线 3D 的 Z 值
    try:                                                      # 判断边线长度是否合理
        bianxian_2d_point=map(lambda x : bianxian_2d.Intersect(x)[0],gcsjx_2d_plane)
                                                # 得到边线 2D 的交点
    except (IndexError)as Argument:
        return '边线短了，请加长','边线短了，请加长'
    lenth_2d=map(lambda x,y : x.DistanceTo(y),bianxian_2d_point,list(gcsjx_2d_point))
                                                # 计算二维上高程设计线与边线的距离
    bianxian_3d_point_z=map(lambda x,y,z:x+y*z,gcsjx_3d_point_z,lenth_2d,bianxian_Cross_slope)
                             # 在通过这个距离结合三维高程设计线的高度算出二维边线的高度
    bianxian_3d_point=map(lambda x,y :Point.ByCoordinates(x.X,x.Y,y),bianxian_2d_point,
    bianxian_3d_point_z)           # 得到 3D 边线坐标
    bianxian_3d=PolyCurve.ByPoints(bianxian_3d_point)
    return bianxian_2d,bianxian_3d
```

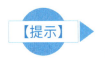

【提示】 代码片段中调用了路线生成函数（polyline）和横坡计算函数（Cross_slope_shengcheng），减少了重复写代码的工作量。

代码片段 5-7：边线（护栏线）生成——偏移

```python
# 输入：2D 设计线长度（整数），2D, 3D 高程设计线（线），边线距离（浮点），桩号（列
#       表整数），横坡（列表浮点），计算精度（浮点）；
# 输出：2D 边线（线），3D 边线（线）

def poly_bianline_juli(lxsjx_len,gcsjx_2d,gcsjx_3d,bianline_ju,zh,podu,jdu):
    gcsjx_2d_point=[]
    vectorz=Vector.ByCoordinates(0,0,1)                    # 建立 z 轴单位向量
    bianxian_Cross_slope=Cross_slope_shengcheng(zh,podu,jdu)  # 得到边线每个点的横坡
    pcounts=int((lxsjx_len-2)/jdu+1/jdu-1)                 # 分成点数 = 路线长度 / 计算精度
    gcsjx_2d_point_1=[gcsjx_2d.StartPoint]+list(gcsjx_2d.PointsAtEqualChordLength(pcounts))
                                                           # 生成 2D 高程设计线上的点（少最后一个）
    gcsjx_2d_point=[gcsjx_2d.StartPoint]+list(gcsjx_2d.PointsAtEqualChordLength
    (pcounts))+[gcsjx_2d.EndPoint]                         # 生成 2D 高程设计线上的点（完整）
    gcsjx_2d_parameter=map(lambda x : gcsjx_2d.ParameterAtPoint(x),list(gcsjx_2d_point))
                                                           # 在 2D 高程设计线上找到这些点所在位置
    gcsjx_2d_parameter_pianyi=map(lambda x :x+0.0005,gcsjx_2d_parameter)
                                                           # 找到延长为 0.005 的位置
    gcsjx_2d_parameter_pianyi.pop()
    gcsjx_2d_plane=map(lambda x : gcsjx_2d.PlaneAtParameter(x),gcsjx_2d_parameter)
                                                           # 在路线这些点处建立法向平面
    gcsjx_3d_point=map(lambda x : gcsjx_3d.Intersect(x)[0],gcsjx_2d_plane)
                                                           # 法向平面与高程设计线 3D 边线的交点
    gcsjx_3d_point_z=map(lambda x : x.Z,gcsjx_3d_point)    # 得到高程设计线 3D 的 Z 值
    gcsjx_2d_point_pianyi=map(lambda x: gcsjx_2d.PointAtParameter(x),gcsjx_2d_parameter_pianyi)
                                                           # 得到参数处的偏移坐标
    xiangliang_jingxiang=map(lambda x,y:Vector.ByCoordinates(x.X-y.X,x.Y-y.Y,x.Z-y.Z),
    gcsjx_2d_point_pianyi,list(gcsjx_2d_point_1))          # 得到坐标差向量
```

```
xiangliang_jingxiang=xiangliang_jingxiang+[Vector.ByCoordinates(gcsjx_2d.PointAt
Parameter(1).X-gcsjx_2d.PointAtParameter(0.999).X,gcsjx_2d.PointAtParameter(1).
Y-gcsjx_2d.PointAtParameter(0.999).Y,gcsjx_2d.PointAtParameter(1).Z-gcsjx_2d.
PointAtParameter(0.999).Z)]                                              #加上最后一个向量
xiangliang_faxiang=map(lambda x:x.Cross(vectorz),xiangliang_jingxiang)
                                              #得到高程设计线上的法向偏移向量
bianxian_2d_point=map(lambda x,y:Point.Translate(x,y,bianline_ju),gcsjx_2d_
point,xiangliang_faxiang)                     #通过偏移向量求得边线 x,y 坐标
bianxian_3d_point_z=map(lambda x,y : x+abs(bianline_ju)*y,gcsjx_3d_point_z,
bianxian_Cross_slope)                         #通过偏移向量求得边线 Z 坐标
bianxian_3d_point=map(lambda x,y :Point.ByCoordinates(x.X,x.Y,y),bianxian_2d_point,
bianxian_3d_point_z)                          #通过偏移向量求得边线 x,y,z 坐标
bianxian_2d=PolyCurve.ByPoints(bianxian_2d_point)
bianxian_3d=PolyCurve.ByPoints(bianxian_3d_point)
return bianxian_2d,bianxian_3d
```

5. 局部坐标系生成

在桥梁建模过程中，要计算出准确的坐标及与路线方向的夹角，以使构件放在正确的位置后旋转到正确的角度。在 Dynamo 中通过建立局部坐标系数组，计算构件所在位置相对路线数据点的位移向量来实现。

代码片段 5-8：局部坐标系生成

```
#输入：路线设计线偏移距（浮点），跨径信息（字符串），梁端起始位置（浮点），
      2D、3D 路线设计线（线），2D 左右边线（线），分缝宽（列表浮点），斜交角
      度（浮点）
#输出：跨数（整数），左右边线的距离（列表浮点），路线设计线到左（右）边线的距
      离（列表浮点），分缝局部坐标系后（列表坐标系），分缝局部坐标系前（列表
      坐标系），跨径点高度值（列表浮点），法线向量（列表向量）

def kuajubuzuobiao(lxsjx_pianyiju,kuajing,qidian_weizhi,pl2d,pl3d,zpl2d,ypl2d,fenfengkuan,xiejiaojiaodu):
    if (lxsjx_pianyiju==None):                                    #判断单双幅
        return None,None,None,None,None,None
    [station,kuashu]=kuadingwei(kuajing,qidian_weizhi)
    Point3DZgroup = []
```

```
Point3Dgroup = []
faxianfangxiang = []
angleyou = []   # 旋转角度
zyjuli = []    # 中线到边线的距离集合
bzjuli = []   # 左右边线的距离
jbzbxh = []   # 后移 0.06/2 的局部坐标系
jbzbxq = []   # 前移 0.06/2 的局部坐标系
vector1=Vector.ZAxis()
vector2=Vector.XAxis()
for k in range(0,kuashu+1):
        s1 = pl2d.PlaneAtSegmentLength(station[k])   # 道路中线切平面 0、25、50...
        s2 = pl2d.PointAtSegmentLength(station[k])   # 道路中线切点 0、25、50...
        s3 = s1.Normal    # 道路中线切平面的法线方向 0、25、50...
        s4 = s3.Cross(vector1)    # 右翼法线方向 0、25、50...
        s5 = s4.AngleAboutAxis(vector2,vector1)
        qiedianshangyi = s2.Translate(0,0,3000)    # 将道路 2 维切点上移 3000m
        qiedianxiayi = s2.Translate(0,0,-3000)    # 将道路 2 维切点下移 3000m
        qiedianlianxian = Line.ByStartPointEndPoint(qiedianshangyi,qiedianxiayi)
            # 将道路上下两切点连线
        Point3D = qiedianlianxian.Intersect(pl3d)   # 三维道路中线跨径点
        Point3DZ = Point3D[0].Z
        Point3DZgroup.Add(Point3DZ)
        Point3Dgroup.Add(Point3D[0])    # 三维道路中线跨径点编组
        faxianfangxiang.Add(s4)    # 右翼法线方向集合
        angleyou.Add(s5)   # 右翼法线方向与 X 轴的转角 0、25、50...
        sjf = pl2d.PointAtSegmentLength(station[k])
        coordinate_0 = pl2d.CoordinateSystemAtSegmentLength(station[k])   # 湿接缝
        的局部坐标系
        coordinate = CoordinateSystem.Rotate(coordinate_0,s2,vector1,xiejiaojiaodu[k])
        s6 = Point.ByCartesianCoordinates(coordinate,50,0,0)   # 二维路中点右移 50m
        t6 = Point.ByCartesianCoordinates(coordinate,-50,0,0)    # 二维路中点左移 50m
        s7 = Line.ByStartPointEndPoint(s6,t6)    # 将道路左移 50m 与右移 50m 点连线
        s8 = s7.Intersect(ypl2d)   # 道路左右 50m 连线与右边线的交点
```

```
            t8 = s7.Intersect(zpl2d)   # 道路左右 50m 连线与左边线的交点
            s9 = Line.ByStartPointEndPoint(s8[0],t8[0])   # 将道路左右边线交点连线
            if (lxsjx_pianyiju<=0):   # 判断单双幅
                    t9 = Line.ByStartPointEndPoint(t8[0],sjf)   # 将道路左边线交点与道
                            路中心线连线
            else:
                    t9 = Line.ByStartPointEndPoint(s8[0],sjf)   # 将道路右边线交点与道
                            路中心线连线
            s10 = s9.Length   # 道路左右边线距离
            t10 = t9.Length   # 道路左（右）边线交点与道路中心线的连线距离
            zyjuli.Add(s10)   # 道路左右边线距离集合
            bzjuli.Add(t10)   # 道路左（右）边线交点与道路中心线的连线距离集合
            coordinate_1 = pl2d.CoordinateSystemAtSegmentLength(station[k]+fenfengkuan[k]/2)
            s_1=pl2d.PointAtSegmentLength(station[k]+fenfengkuan[k]/2)
            coordinate1= CoordinateSystem.Rotate(coordinate_1,s_1,vector1,xiejiaojiaodu[k])
            jbzbxh.Add(coordinate1)   # 后移局部坐标系集合
            coordinate_2 = pl2d.CoordinateSystemAtSegmentLength(station[k]-fenfengkuan[k]/2)
            s_2=pl2d.PointAtSegmentLength(station[k]-fenfengkuan[k]/2)
            coordinate2= CoordinateSystem.Rotate(coordinate_2,s_2,vector1,xiejiaojiaodu[k])
            jbzbxq.Add(coordinate2)   # 前移局部坐标系集合
    return kuashu,zyjuli,bzjuli,jbzbxh,jbzbxq,Point3DZgroup,faxianfangxiang
```

5.2.2 上部结构参数化建模

高速公路简支梁桥上部结构主要有 T 梁、小箱梁和湿接缝，三种构件的生成均可直接调用已建好的族。建模的关键在于准确确定每一片梁空间位置及角度，而湿接缝还需在此基础上确定首尾宽度，上部构件的空间位置和宽度需要根据路线设计线偏移距、跨径、梁悬臂、弓高偏距等参数综合计算确定。

以下是梁创建的代码片段。湿接缝的建立方法基本相同，仅需加入通过几何关系计算出首尾宽度的计算代码。

代码片段 5-9：梁的生成

```
# 输入：路线设计线偏移距（浮点），跨径信息（字符串），梁端起始位置（浮点），
        2D、3D 路线设计线（线），2D 左右边线（线），梁类型（列表字符串），梁片数（列
```

　　　　　表浮点），路面横坡（列表浮点），梁片横坡（列表浮点），分缝宽（列表浮点），
　　　　　首夹角（列表浮点），尾夹角（列表浮点），跨中半宽（列表浮点）
输入：梁端外悬臂（列表浮点），梁中外悬臂（列表浮点），梁端内悬臂（列表浮点），
　　　　梁中内悬臂（列表浮点），设计高程距（列表浮点），中梁宽（列表浮点），边梁
　　　　宽（列表浮点），铺装厚度（列表浮点），弓高偏移（列表浮点），斜交角度（浮点）
输出：梁，湿接缝

```
def liangshengchen(lxsjx_pianyiju,kuajing,qidian_weizhi,pl2d,pl3d,zpl2d,ypl2d,liangleixing,liangpianshu,lumianCross_slope,liangpianCross_slope,fenfengkuan,shoujiajiao,weijiajiao,kuazhongbankuan,liangduanwaixuanbi,liangzhongwaiuanbi,liangduanneixuanbi,liangzhongneixuanbi,sjgcj,zhongliangkuan,bianliangkuan,puzhuanghoudu,gonggao,xiejiaojiaodu):
    if kuashu==None:
        return None,None
    kua_shiti_liang_jihe=[]                                        # 所有跨的梁集合
    level=FilteredElementCollector(doc).OfCategory(BuiltInCategory.OST_Levels).WhereElementIsNotElementType().ToElements()[0]
    level=level.ToDSType(bool)
    sjf_family=FamilyType.ByName(" 湿接缝 ")
    if liangleixing[k]=="X20":
        lnx="20m 小箱梁 "
    elif liangleixing[k]=="X25":
        lnx="25m 小箱梁"
    elif liangleixing[k]=="T25":
        lnx="25mT 梁 "
    elif liangleixing[k]=="T30":
        lnx="30mT 梁 "
    elif liangleixing[k]=="T40":
        lnx=" 40mT 梁"
    liang_family=FamilyType.ByName(lnx)
    if (lxsjx_pianyiju<=0):
            liangpianCross_slope[k]=-liangpianCross_slope[k]
            sjfshp=-sjfshp
            sjfwhp=-sjfwhp
    for j in range(0,int(liangpianshu[k])):                        # 跨的每片梁循环
```

第 5 章 参数化桥梁布设

```python
if (lxsjx_pianyiju<=0):   # 判断这幅与路线设计线的位置关系，确定梁的位置，
                          # 若路线设计线在这幅的中间或者右边则执行第一个判断，否则执行第二个
                          # （左幅：未写入）
    liangdingweidianqian=Point.ByCartesianCoordinates(jbzbxh[k],-bzjuli[k]+
    (gonggao[k]+bianliangkuan[k]-zhongliangkuan[k]/2+(zhongliangkuan[k]+sh
    ijiefengkuanduqian)*j)/math.cos(math.radians(xiejiaojiaodu[k])),0,Point3DZ
    group[k]-puzhuanghoudu[k]-(bzjuli[k]+(-gonggao[k]-sjgcj[k]-bianliangkuan
    [k]+zhongliangkuan[k]/2-(zhongliangkuan[k]+shijiefengkuanduqian)*j)/math.
    cos(math.radians(xiejiaojiaodu[k])))*lumianCross_slope[k])   # 每片梁第一个
                                                                 # 定位点
liangdingweidianhou=Point.ByCartesianCoordinates(jbzbxq[k+1],-bzjuli[k+1]+
(gonggao[k]+bianliangkuan[k]-zhongliangkuan[k]/2+(zhongliangkuan[k]+shijief
engkuanduhou)*j)/math.cos(math.radians(xiejiaojiaodu[k+1])),0,Point3DZgroup
[k+1]-puzhuanghoudu[k]-(bzjuli[k+1]+(-gonggao[k]-sjgcj[k]-bianliangkuan[k]+zho
ngliangkuan[k]/2-(zhongliangkuan[k]+shijiefengkuanduhou)*j)/math.cos(math.radi
ans(xiejiaojiaodu[k+1])))*lumianCross_slope[k+1])    # 每片梁第二个定位点
liang=Line.ByStartPointEndPoint(liangdingweidianqian,liangdingweidianhou)
shiti_liang=StructuralFraming.BeamByCurve(liang,level,liang_family);
                                                                   # 生成实体梁
if j==0:
    shiti_liang = shiti_liang.SetParameterByName(" 梁体 _ 类型判断 ",1);
                                                                   # 添加实例参数
elif j<int(liangpianshu[k])-1:
    shiti_liang = shiti_liang.SetParameterByName(" 梁体 _ 类型判断 ",0);
                                                                   # 添加实例参数
else:
    shiti_liang = shiti_liang.SetParameterByName(" 梁体 _ 类型判断 ",-1);
                                                                   # 添加实例参数
shiti_liang_jihe.Add(shiti_liang)
return kua_shiti_liang_jihe
```

1）代码上述示例中关于 level 的两段代码，其作用为在 Python 语言环境中导入 Revit 标高系统，为后续建模过程提供标高参照。

2）以上实例参数赋值中仅列举了"梁体_类型判断"参数赋值代码，其余参数赋值方法与此一致。

5.2.3 桥墩参数化建模

1. 墩柱创建

墩柱的生成关键在确定墩顶和墩底的坐标，下面以桥墩创建代码片段为例。由于施工模拟和建设管理的要求，需要在系梁处对桥墩进行分段。因此，在桥墩创建过程中需判断是否有墩系梁存在，代码片段展示的是有系梁存在情况，当系梁不存在时则通过墩顶及墩底两坐标点直接连线得到墩柱的定位线。

代码片段 5-10：桥墩生成

```python
# 生成左幅墩
for i in range(index_l+1):
    zuofu_dunxiliang_index=qiaodunxinxi[dunzhuang_index+3][2*i+1]
    if zuofu_dunxiliang_index != None:
        zuofu_dunxiliang_index=int(zuofu_dunxiliang_index)
        [zuofu_dun_zs,zuofu_dun_zx]=[int(qiaodunxinxi[dunzhuang_index][2*i+1]
        [0]),int(qiaodunxinxi[dunzhuang_index][2*i+1][1])]         # 墩初步定位
        [zuofu_dun_ys,zuofu_dun_yx]=[int(qiaodunxinxi[dunzhuang_index][2*i+1]
        [4]),int(qiaodunxinxi[dunzhuang_index][2*i+1][5])]

        zuofu_dun_p_zs=Point.ByCoordinates(zhuanweibiao[index_s+1+2*i][2]-jdian[0],
        zhuanweibiao[index_s+2*i][2]-jdian[1],qiaodunxinxi[zuofu_dun_zs+1][2*i+1])
                                                                    # 墩进一步定位
        zuofu_dun_p_zm=Point.ByCoordinates(zhuanweibiao[index_s+1+2*i][2]-jdian[0],
        zhuanweibiao[index_s+2*i][2]-jdian[1],qiaodunxinxi[zuofu_dunxiliang_index+1][2*i+1])
        zuofu_dun_p_zx=Point.ByCoordinates(zhuanweibiao[index_s+1+2*i][2]-jdian[0],
        zhuanweibiao[index_s+2*i][2]-jdian[1],qiaodunxinxi[zuofu_dun_zx+1][2*i+1])
        zuofu_dun_p_ys=Point.ByCoordinates(zhuanweibiao[index_s+1+2*i][3]-jdian[0],
```

zhuanweibiao[index_s+2*i][3]-jdian[1],qiaodunxinxi[zuofu_dun_ys+1][2*i+1])

zuofu_dun_p_ym=Point.**ByCoordinates**(zhuanweibiao[index_s+1+2*i][3]-jdian[0],

zhuanweibiao[index_s+2*i][3]-jdian[1],qiaodunxinxi[zuofu_dunxiliang_index+1][2*i+1])

zuofu_dun_p_yx=Point.**ByCoordinates**(zhuanweibiao[index_s+1+2*i][3]-jdian[0],

zhuanweibiao[index_s+2*i][3]-jdian[1],qiaodunxinxi[zuofu_dun_yx+1][2*i+1])

zuofu_dun_line_z_1=Line.**ByStartPointEndPoint**(zuofu_dun_p_zm,zuofu_dun_p_zs)
　　　　　　　　　　　　　　　　　　　　　　　　　　　　　　　　#左幅左墩1连线

zuofu_dun_line_z_2=Line.**ByStartPointEndPoint**(zuofu_dun_p_zx,zuofu_dun_p_zm)

zuofu_dun_line_y_1=Line.**ByStartPointEndPoint**(zuofu_dun_p_ym,zuofu_dun_p_ys)

zuofu_dun_line_y_2=Line.**ByStartPointEndPoint**(zuofu_dun_p_yx,zuofu_dun_p_ym)

zuofu_dun_line_z_1_shiti=StructuralFraming.**ColumnByCurve**(zuofu_dun_line_z_1,level,
dz_family)　　　　　　　　　　　　　　　　　　　　　　　　　　　#左幅左墩1实体化

zuofu_dun_line_z_1_shiti=zuofu_dun_line_z_1_shiti.**SetParameterByName**("墩柱_直径",
qiaodunxinxi[dunzhuang_index+1][2*i+1])

zuofu_dun_line_z_1_shiti=zuofu_dun_line_z_1_shiti.**SetParameterByName**("墩柱_横坡",
-qiaodunxinxi[dunzhuang_index-1][2*i+1]/100)

zuofu_xiangliang=Vector.**ByCoordinates**(zhuanweibiao[index_s+1+2*i][3]-zhuanweibiao
[index_s+1+2*i][2],zhuanweibiao[index_s+2*i][3]-zhuanweibiao[index_s+2*i][2],0)

zuofu_zhuangjiao=zuofu_xiangliang.**AngleAboutAxis**(Vector.**XAxis**(),Vector.**ZAxis**())

zuofu_dun_line_z_1_shiti=zuofu_dun_line_z_1_shiti.**SetParameterByName**("墩柱_旋转角度",zuofu_zhuangjiao)

【提示】　　上述代码片段中仅展示了左幅左1段墩(即墩系梁以上的墩节段)从定位、实体化至参数赋值的全过程。桩的建模方法与无墩系梁的方法一致。

2. 系梁创建

桥梁的系梁包括墩系梁和地系梁，两者的建模要点与梁片类似。

首先计算系梁两端的坐标，然后利用 Line.ByStartPointEndPoint 节点创建系梁定位线，最后使用 StructuralFraming.BeamByCurve 节点调用用户自定义系梁族生成系梁族实例。系梁两端的坐标可通过桥墩一般构造图中系梁距桥面的距离计算。

桥梁工程 BIM 技术标准化应用指南

以下代码片段展示左幅墩系梁的建模方法。

代码片段 5-11：系梁生成

```
# 左幅系梁
    zuofu_dunxl_wz=qiaodunxinxi[dunzhuang_index+3][2*i+1]          # 左幅墩系梁定位
    if zuofu_dunxl_wz!=None:
        zuofu_dunxl_wz=int（qiaodunxinxi[dunzhuang_index+3][2*i+1]）
        zuofu_dunxl_z=Point.ByCoordinates（zhuanweibiao[index_s+1+2*i][2]-jdian[0],
        zhuanweibiao[index_s+2*i][2]-jdian[1],qiaodunxinxi[zuofu_dunxl_wz+1][2*i+1]）
        zuofu_dunxl_y=Point.ByCoordinates（zhuanweibiao[index_s+1+2*i][3]-jdian[0],
        zhuanweibiao[index_s+2*i][3]-jdian[1],qiaodunxinxi[zuofu_dunxl_wz+1][2*i+1]）
        zuofu_dunxl=Line.ByStartPointEndPoint（zuofu_dunxl_z,zuofu_dunxl_y）
                                                                    # 左幅墩系梁连线
        zuofu_dunxl_shiti=StructuralFraming.BeamByCurve（zuofu_dunxl,level,dunxl_family）
                                                                    # 左幅墩系梁实例化
        zuofu_dunxl_shiti=zuofu_dunxl_shiti.SetParameterByName（"系梁_深度",qiaodunxinxi
        [dunzhuang_index+4][2*i+1]）
        zuofu_dunxl_shiti=zuofu_dunxl_shiti.SetParameterByName（"系梁_宽度",qiaodunxinxi
        [dunzhuang_index+5][2*i+1]）
```

3. 盖梁创建

桥梁建模中盖梁建模仅需计算族的插入点，利用节点 FamilyInstance.ByPoint 创建盖梁族实例，插入点位置的计算可通过设计路线偏移或对应桩基坐标计算两种方法获得。对桥梁桩基要求坐标精确定位时建议采用第二种方法。插盖梁还需要利用节点 FamilyInstance.SetRotation 将其旋转至正确方向。

代码片段 5-12：盖梁生成

```
# 左幅盖梁
    zuofu_gl_x=(zhuanweibiao[index_s+1+2*i][2]+zhuanweibiao[index_s+1+2*i][3])/2-jdian[0]
    zuofu_gl_y=(zhuanweibiao[index_s+2*i][2]+zhuanweibiao[index_s+2*i][3])/2-jdian[1]
    zuofu_gl_z=(qiaodunxinxi[2][2*i+1]+qiaodunxinxi[3][2*i+1])/2
    zuofu_gl_p=Point.ByCoordinates(zuofu_gl_x,zuofu_gl_y,zuofu_gl_z)      # 左幅盖梁点
    zuofu_gl_shiti = FamilyInstance.ByPoint(jxgl_family,zuofu_gl_p)        # 左幅盖梁实体化
    zuofu_gl_shiti = FamilyInstance.SetRotation(zuofu_gl_shiti,zuofu_zhuangjiao)
```

5.2.4 桥台参数化建模

桥台的创建方式和盖梁类似，利用节点 FamilyInstance.ByPoint 和节点 FamilyInstance.SetRotation 创建桥台族实例并进行旋转。参数赋值时需特别注意，由于桥梁首尾使用的是相同的桥台族，当将两端桥台旋转正确角度后，两端桥台左右刚好相反。

代码片段 5-13：桥台生成

```
#左幅桥台
#左幅起点桥台
    zuofu_qiaotai_s_xiangliang=Vector.ByCoordinates(zhuanweibiao[2][3]-zhuanweibiao[2][2],
zhuanweibiao[1][3]-zhuanweibiao[1][2],0)
    zuofu_qiaotai_s_zhuangjiao=zuofu_qiaotai_s_xiangliang.AngleAboutAxis(Vector.XAxis(),
Vector.ZAxis())                                                        #左幅桥台转角
    zuofu_qiaotai_s_xiangliang_cuizhi=Vector.ZAxis().Cross(zuofu_qiaotai_s_xiangliang)
                                                                #左幅桥台纵向偏移向量
    zuofu_qiaotai_s_x=(zhuanweibiao[2][2]+zhuanweibiao[2][3])/2-jdian[0]
    zuofu_qiaotai_s_y=(zhuanweibiao[1][2]+zhuanweibiao[1][3])/2-jdian[1]
    zuofu_qiaotai_s_z=(qiaotaixinxi[2][1]+qiaotaixinxi[3][1])/2+qiaotaixinxi[qiaotai_shangyi_index][1]
    zuofu_qiaotai_s_xy=Point.ByCoordinates(zuofu_qiaotai_s_x,zuofu_qiaotai_s_y,zuofu_qiaotai_s_z)
    zuofu_qiaotai_s_xy=zuofu_qiaotai_s_xy.Translate(zuofu_qiaotai_s_xiangliang,0.42)
                                                                     #左幅桥台定位
    zuofu_qiaotai_s_p=zuofu_qiaotai_s_xy.Translate(zuofu_qiaotai_s_xiangliang_cuizhi,qiaotaixinxi
[qiaotai_shangyi_index-1][1])
    zuofu_qiaotai_s_shiti = FamilyInstance.ByPoint(qt_family,zuofu_qiaotai_s_p)
                                                                   #左幅前桥台实例化
    zuofu_qiaotai_s_shiti = FamilyInstance.SetRotation(zuofu_qiaotai_s_shiti,zuofu_qiaotai_s_zhuangjiao)
                                                                      #左幅前桥台旋
```

5.3 Dynamo 连续刚构桥建模

连续刚构桥梁可按上部结构、下部结构分别建模，其中下部结构建模方式和简支梁桥一致。上部结构可通过族定位和实体（Object）转族两种方法实现。其中，族定位法和简支桥梁的思路一致，即计算族定位点→在定位点放置族并旋转→对族实例赋值。本节主要介绍上部结构的实体（Object）转族建模法。

5.3.1 连续刚构上部结构特点

连续刚构桥梁常用于大跨、高墩的结构中，同时具有连续梁桥和 T 形刚构桥的特点，桥梁上部可分为主跨和边跨，而主跨和边跨均由现浇预应力混凝土构成，如图 5-23 所示。

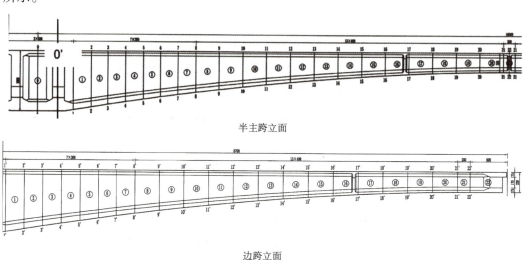

半主跨立面

边跨立面

图 5-23 连续刚构立面图

如图 5-23 所示，主跨最左侧与桥墩相连处的混凝土块为 0 号块，其中部横断面（即断面 0）如图 5-24 所示，横断面内部空心部分为八边形，而断面 0' 的内部空心部分为四边形，断面 0 和断面 0' 之间的空心部分按照一定规律过渡。

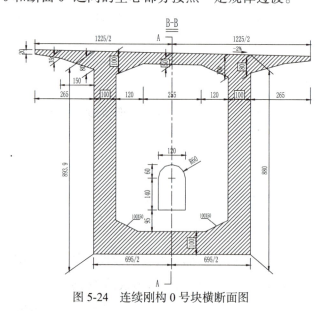

图 5-24 连续刚构 0 号块横断面图

第5章 参数化桥梁布设

边跨最右侧连续刚构起终点及主跨跨中处的混凝土块为现浇块,其内部空心部分主要为八边形,并向主跨跨中逐渐过渡为四边形,跨中为现浇实心块(设有人孔),横断面(即断面 22')如图 5-25 所示。

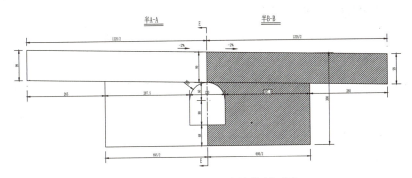

图 5-25 连续刚构现浇块横断面图

其余现浇预应力混凝土块被称为中间块,其内部空心均为八边形,横断面如图 5-26 所示。

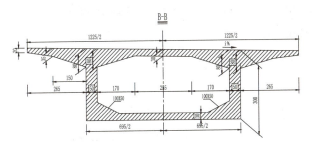

图 5-26 连续刚构中间块横断面图

5.3.2 上部结构体转族建模方法

根据连续刚构的特点,连续刚构箱梁断面变化具有一定规律性,可通过尺寸变化公式自动计算中间段任意位置处的箱梁断面参数。

本书所述体转族的方法创建连续刚构,主要步骤为:

1)通过 Excel 表格录入连续刚构上部结构关键位置处的箱梁断面参数及属性,创建关键位置处箱梁外轮廓及内轮廓,分别利用外轮廓及内轮廓融合得到箱梁外轮廓体及空心体,用 Solid.Difference 节点实现空心体对箱梁外轮廓体的剪切,得到与设计相符的箱梁节段实体。

2)利用 Python 节点调用 RevitAPI,通过新建族文档命令 doc.Application.NewFamilyDocument 创建公制常规模型族,将创建的箱梁节段实体分别导入到族文档中,实现体转族,通过 famdoc.LoadFamily 节点载入族并实例化,代码片段如下:

代码片段 5-14：连续刚构 Python 节点调用 API

```python
import
clrimport System
from System.Collections.Generic import*

from itertools import repeat
pf_path=System.Environment.GetFolderPath(System.Environment.SpecialFolder.ProgramFilesX86)
import sys
sys.path.append('%s\IronPython 2.7\Lib'%pf_path)
import traceback
# 导入 Dynamo 几何图元
clr.AddReference('ProtoGeometry')
from Autodesk.DesignScript.Geometry import*
from Autodesk.DesignScript.Geometry import Point as DynPoint
# 导入 DocumentManager
clr.AddReference('RevitServices')
import RevitServices
from RevitServices.Persistence import DocumentManager
from RevitServices.Transactions import TransactionManager
doc=DocumentManager.Instance.CurrentDBDocument
# 导入 RevitAPI
clr.AddReference('RevitAPI')
from Autodesk.Revit.DB import *
from Autodesk.Revit.DB.Structure import StructuralType
# 导入 Revit 节点
clr.AddReference('RevitNodes')
import Revit
clr.ImportExtensions(Revit.Elements)
clr.ImportExtensions(Revit.GeometryConversion)
```

连续刚构箱梁断面轮廓参数主要包括路线设计线与设计高程间距离（zgk）、内侧翼缘宽度（nyk）、外侧翼缘宽度（yyk）、底板宽度（dbk）、空心判断（kx）、桥面铺装厚度（pzh）、翼缘端部厚度（ydh）及断面类型（dm）等参数，利用自定义的断面轮廓函数得到相应局部坐标系下的箱梁断面轮廓。

1. 断面轮廓函数

利用节点 Point.ByCartesianCoordinates 生成轮廓顶点，利用节点 Line.ByStartPointEndPoint 及节点 Curve.Join 将各顶点依次相连形成断面轮廓。其中，各顶点通过箱梁断面几何关系计算确定，该方法同时适用于断面内外轮廓，以下代码片段用于生成断面外轮廓，内轮廓的创建可参照编写。

代码片段 5-15：断面外轮廓生成函数

```
def creat_section1():# 定义断面外轮廓轮廓函数
    Point1=Point.ByCartesianCoordinates(cs1,-zgk,0,0.0)                                 # 生成轮廓顶点
    Point2=Point.ByCartesianCoordinates(cs1,-dbk-nyk-yyk,-(dbk+nyk+yyk-1)*hpi,0.0)
    Point3=Point.ByCartesianCoordinates(cs1,-dbk-nyk-yyk,-(dbk+nyk+yyk-1)*hpi-pzh-ydh[i],0.0)
    Point4=Point.ByCartesianCoordinates(cs1,-dbk-nyk,-(dbk+nyk-1)*hpi-pzh-ygh[i],0.0)

    Point5=Point.ByCartesianCoordinates(cs1,-dbk-nyk,-(dbk+nyk-1)*hpi-pzh-lg[i],0.0)
    Point6=Point.ByCartesianCoordinates(cs1,-nyk,-(dbk+nyk-1)*hpi-pzh-lg[i],0.0)
    Point7=Point.ByCartesianCoordinates(cs1,-nyk,-(nyk-1)*hpi-pzh-ygh[i],0.0)
    Point8=Point.ByCartesianCoordinates(cs1,-0.15,-pzh-ydh[i],0.0)
    Point9=Point.ByCartesianCoordinates(cs1,-0.15,0,0.0)

    # 轮廓
    line1=Line.ByStartPointEndPoint(Point1,Point2)                                      # 生成轮廓线
    line2=Line.ByStartPointEndPoint(Point2,Point3)
    line3=Line.ByStartPointEndPoint(Point3,Point4)
    line4=Line.ByStartPointEndPoint(Point4,Point5)
    line5=Line.ByStartPointEndPoint(Point5,Point6)
    line6=Line.ByStartPointEndPoint(Point6,Point7)
    line7=Line.ByStartPointEndPoint(Point7,Point8)
    line8=Line.ByStartPointEndPoint(Point8,Point9)
    line9=Line.ByStartPointEndPoint(Point9,Point1)

    curve1=Curve.Join(line1,line2)
    curve2=Curve.Join(line3,line4)
```

```
curve3=Curve.Join(line5,line6)
curve4=Curve.Join(line7,line8)
curve5=Curve.Join(curve1,curve2)
curve6=Curve.Join(curve3,curve4)
curve7=Curve.Join(curve5,curve6)
curve8=Curve.Join(curve7,line9)                              # 生成轮廓
lk.Add(curve8)
```

【提示】 上述代码片段中 cs1 为局部坐标，其原点设置于箱梁节段首尾及断面轮廓突变处，利用节点 CoordinateSystem.ByOriginVectors 生成，详见代码片段 5-15。

2. 创建桥梁轮廓

代码片段 5-16：创建整个桥梁轮廓
```
for i in range(1,len(Kpoints)):
# 创建局部坐标
    Vectorz=Vector.ByCoordinates(Fpoints[i-1].X-Kpoints[i-1].X,Fpoints[i-1].Y-Kpoints[i-1].Y,0)
    Vectory=Vector.ByCoordinates(0,0,1)
    Vectorx=Vectorz.Cross(Vectory)
    cs1=CoordinateSystem.ByOriginVectors(Kpoints[i-1],Vectorx,Vectory,Vectorz)
# 根据断面类型生成相应轮廓
    if dm[i]==1:
        creat_section 1()
        creat_section 2()
    if dm[i]==7:
        creat_section 7()
        creat_section 2()
    elif dm[i]==3:
        creat_section 1()
        creat_section()
    elif dm[i]==4:
        creat_section 1()
```

```
        creat_section 4()
    elif kk[i]==1:
        creat_section 5()                                              # 生成人孔
    else:
        continue
```

【提示】 1）上述代码片段中断面类型（dm）分为四种类型，即 1、4、7、3 号断面，中间段箱梁断面及断面 0 均为内部空心八边形的 1 号断面，断面 0'为内部空心四边形的 4 号断面，3 号断面为 1 号断面与 4 号断面的过渡断面，7 号断面为现浇块端部实心断面。

2）开孔判断（kk）用于人孔的开设。

3. 创建 0 号块

利用节点 Solid.ByLoft 对 0 号块内外轮廓分别融合生成外轮廓体及空心体，利用节点 Difference 对两者进行布尔减运算生成 0 号块。

代码片段 5-17：创建 0 号实心和空心块

```
# 创建 0 号块
# 创建 0 号块实心

for i in range(0,len(Kpoints)):
    if jdlx[i+1]==0:
        zjlk.Add(lk[i])
        j=i
    else:
        continue
zjlk.Add(lk[j+1])
stl=Solid.ByLoft(zjlk)                                                 # 生成实体

# 创建 0 号块空心
for i in range(0,len(Kpoints)-2):
    zjnlk=[]
    zjnlk.Add(nlk[i])
    zjnlk.Add(nlk[i+1])
```

```
    if kx[i+1]==1:
        continue
    else:
        nstl=Solid.ByLoft(zjnlk)           # 当空心判断不为 1 时创建空心并进行布尔剪切
        stl=stl.Difference(nstl)
kkx=Solid.ByLoft(kklk)stl =
stl.Difference(kkx)                        # 实体间布尔运算
zl.Add(stl)
m="LXGG#L#Z1#0"                            # 构件编码
gbh.Add(m)
mat.Add("C55 混凝土 ")
```

【提示】 节段类型（jdlx）通过 Excel 表输入，主要有三种类型 1、2、3，分别代表 0 号块、中间块和现浇块。

4. 创建悬浇节段

连续刚构悬浇节段是三种节段类型中数量最多的，其断面尺寸变化规律性较强，结构较 0 号块简单，与 0 号块的创建方法略有不同，需要分别循环融合相邻两个内外轮廓得到中间块外轮廓体及空心体，通过布尔减运算得到悬浇节段节段实体。

代码片段 5-18：创建中间块

```
# 创建中间块
for i in range(0,len(Kpoints)-2):
    if jdlx[i+1]==1:
        zjlk=[]
        zjnlk=[]
        zjlk.Add(lk[i])
        zjlk.Add(lk[i+1])
        zjnlk.Add(nlk[i])
        zjnlk.Add(nlk[i+1])
        stl=Solid.ByLoft(zjlk)
        nstl=Solid.ByLoft(zjnlk)
```

```
        jdkxl = stl.Difference(nstl)
        zl.Add(jdkxl)
        m="LXGG#L#Z1#"+str(i-10)
        gbh.Add(m)
        mat.Add("C55 混凝土 ")
    else:
        continue
```

5. 创建现浇块

现浇块的创建与 0 号块类似，分别融合现浇块的外轮廓及内轮廓，得到现浇块外轮廓体及空心体，通过布尔减运算得到现浇块实体。

代码片段 5-19：创建现浇块及空心

```
# 创建现浇块
# 创建现浇块实心

for i in range(0,len(Kpoints)-1):
    if jdlx[i+1]==2:
        zjlk.Add(lk[i])
        j=i
    else:
        continue
#zjlk.Add(lk[j+1])
stl=Solid.ByLoft(zjlk)


# 创建现浇块空心
for i in range(0,len(Kpoints)-2):
    zjnlk=[]
    zjnlk.Add(nlk[i])
    zjnlk.Add(nlk[i+1])
    if kx[i+1]==1:
        continue
    else:
        nstl=Solid.ByLoft(zjnlk)
```

```
    stl = stl.Difference(nstl)

kkx=Solid.ByLoft(tkklk)
stl = stl.Difference(kkx)
zl.Add(stl)
m="LXGG#L#Z1#20"
gbh.Add(m)
mat.Add("C55 混凝土 ")
```

6. 实体转族

以上步骤创建的实体无法定义属性，不能在 Revit 项目环境中单独使用，通过体转族建模中所述方法，对节段实体在族文档中进行原位封装，并载入到 Revit 项目环境中，实现箱梁节段实体实例化。

第 6 章 BIM 建模示例

6.1 简支 T 梁桥

6.1.1 简支 T 梁桥的特点

简支 T 梁桥具有结构简单、受力明确、节省材料和跨越能力较大等优点,可采用整体现浇和预制装配两种不同的方式进行施工,目前大多采用预制拼装的施工方法,一般有 25m、30m、40m、50m 四种跨径。

预应力混凝土简支 T 梁上部构造主要由主梁、横隔板及湿接缝等部分组成,主梁是桥梁的主要承重结构,横隔板保证主梁之间相互连成整体,以提高桥梁整体的刚度,如图 6-1 所示。

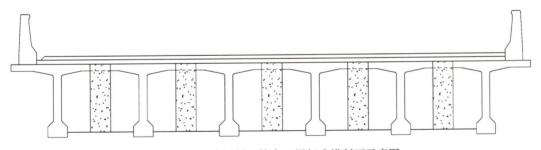

图 6-1 预应力混凝土简支 T 梁标准横断面示意图

6.1.2 简支 T 梁桥 BIM 建模要点

根据 BIM 桥梁建模目的不同,模型可分为:项目展示、软件协同和项目全生命周期管理三个层次,如图 6-2 所示。项目展示层次(如项目方案汇报展示)仅对桥梁走向、跨径和结构形式等做要求,对建模精度要求不高;软件协同层次(如 Revit 与 GIS 系统协同)需在提高建模精度的基础上,通过定制一定的数据规范,实现不同软件建模成果的协同;项目全生命周期管理层次(如建设管理系统)不仅需考虑软件协同和建模精度，还应对桥梁每个构件赋予编码及构件属性，保证每个对象的精确性、可识别性和唯一性。

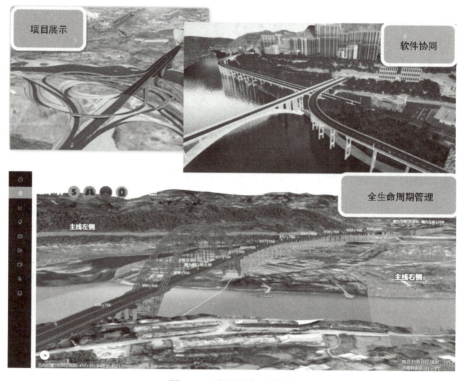

图 6-2 项目层次示意图

根据建模层次及需求的不同，建模方法也有所不同。编者按照项目全生命周期使用要求对简支 T 梁桥建模要点进行分析归纳如下：

1. 桥梁编码

编码是识别桥梁构件身份的重要标识，为了提高模型的适用性、独立性和可扩展性，编码信息不仅要包含构件的固有属性（如桩基的墩台号及行列号等），也应附带构件的特殊属性（如桩基的设计编号），以满足施工管理等要求。构件固有属性可通过程序自动赋值，特殊属性由于需全完反应设计意图，只能通过 Excel 表格人为根据设计图录入。

2. 桥梁分幅

简支梁桥存在双幅桥和单幅桥两种情况，如果采用设计线偏移定位方法建模，单幅桥及双幅桥建模录入的部分参数（如桩基偏移设计线的距离等）有所不同，需根据实际情况计算提取。

3. 曲线梁桥参数计算

为保证曲线梁桥部分建模的精准，在模型程序编写过程中，上部结构（T 梁和小箱梁）参数的计算需综合考虑 T 梁首尾夹角、预制横坡、外边梁悬臂尺寸的变化等影响。

第6章 BIM建模示例

6.1.3 案例项目简介及建模步骤

1. 项目简介

李家湾大桥（图6-3）位于资阳市乐至县龙溪乡境内，桥长129.06m，左、右幅均为变宽桥，桥梁上部结构采用3×40m预应力混凝土简支T梁；下部结构采用钢筋混凝土双柱式圆墩、钻孔桩基础；桥台采用桩柱式桥台。桥型布置图如图6-4所示。

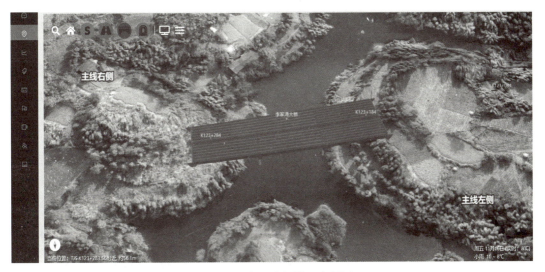

图6-3 李家湾大桥模型实景图

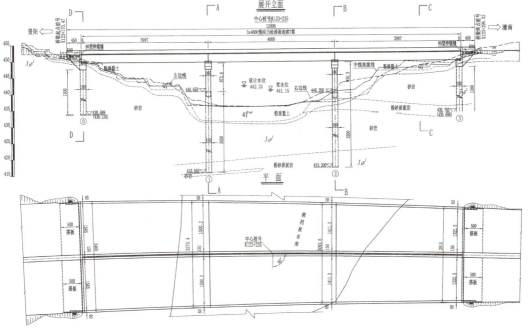

图6-4 李家湾大桥桥型布置图

2. 建模步骤

（1）桥梁建模数据提取 Dynamo参数化建模支持多种数据格式的导入（如csv、sat和Excel），考虑到Excel在数据处理上的操作便捷和应用广泛，编者推荐使用Excel方式。在建模前，需要先从Civil 3D或者纬地路线设计文件提取路线数据，然后根据桥梁设计图提取桥梁设计数据。

需提取的数据包括路线设计线数据、左右边线数据、桥梁中心桩号、桥梁跨径参数、桥梁上下部结构形式及各构件设计参数等。其中，路线设计线及左右边线信息需根据路线数据提取，跨径信息可在桥型布置图上直接获得。

桥梁上部结构需提取梁片类型、梁片数、梁片横坡、首尾夹角及悬臂长度等参数，这些参数数据主要位于设计文件中的桥型布置图及主梁参数平面布置图（图6-5）。

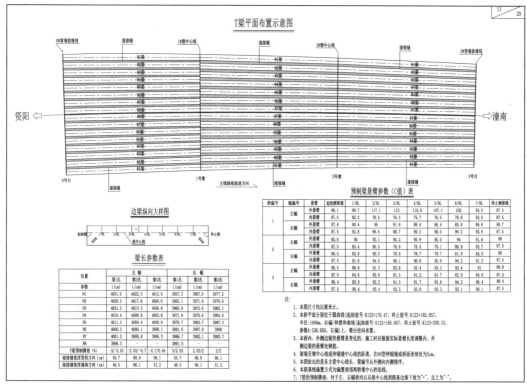

图6-5 李家湾大桥主梁平面布置图

根据图6-5信息，提取的李家湾大桥上部结构参数见表6-1。

表6-1 李家湾大桥上部结构参数

	右幅				左幅			
墩台号	0	1	2	3	0	1	2	3
梁类型		T40	T40	T40		T40	T40	T40
梁片数		8	7	7		8	7	7

（续）

	右幅				左幅			
路面横坡	0.03	0.0203	0.02	0.02	−0.03	−0.0203	−0.007	0.0064
梁片横坡		0.02	0.02	0.02		−0.02	−0.02	−0.02
分缝宽	0.06	0.06	0.06	0.06	0.06	0.06	0.06	0.06
首夹角		90.261	90.769	90.934		88.365	88.154	88.301
尾夹角		88.391	88.190	88.343		90.288	90.805	90.976
湿接缝厚度		0.18	0.18	0.18		0.18	0.18	0.18
中梁宽		1.6	1.6	1.6		1.6	1.6	1.6
边梁宽		1.675	1.675	1.675		1.675	1.675	1.675
铺装厚度		0.2	0.2	0.2		0.2	0.2	0.2

由于预制边梁的悬臂宽度参数过多，本书不逐一列举。

桥梁下部结构需提取墩径、桩径、系梁尺寸和盖梁尺寸等参数，这些参数数据主要位于设计文件中的桥墩一般构造图（图6-6）。

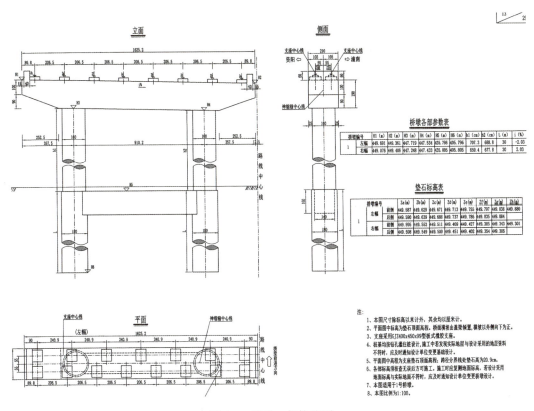

图6-6 桥墩一般构造图

根据图6-6信息，提取的李家湾大桥下部结构参数见表6-2。

表 6-2 李家湾大桥下部结构参数

墩台号	右幅				左幅			
	0	1	2	3	0	1	2	3
横坡	0.03	0.0203	0.02	0.02	−0.03	−0.0203	−0.007	0.006
墩数		2	2			2	2	
墩径		1.6	1.6			1.6	1.6	
桩径		1.8	1.8			1.8	1.8	
1墩长		6.778	7.35			6.888	7.422	
2墩长		6.594	7.185			7.073	7.499	
1桩长		30	25			30	25	
2桩长		30	25			30	25	
地系梁		有	有			有	有	
墩系梁		0	0			0	0	
顶系梁		无	无			无	无	
1墩偏移距		3.7	3.7			3.7	3.7	
2墩偏移距		12.802	11.916			12.802	11.916	
系梁高		无	无			无	无	
系梁宽		无	无			无	无	
地系梁高		1.6	1.6			1.6	1.6	
地系梁宽		1.4	1.4			1.4	1.4	
盖梁下移		3.023	3.023			3.023	3.023	
墩下移		4.923	4.923			4.923	4.923	
桥台偏移距	8.5			7.283	8.5			7.283
桥台下移	0.2			0.2	0.2			0.2

【提示】 为了能满足绝大部分桥梁建模需求，程序中默认的墩和桩均有5根，本例中设计为双柱圆墩，因此其余三根墩、桩的参数设为0，此处未予显示。

盖梁需提取宽度、长度、端部及中部高度等参数，数据提取同样通过桥墩一般构造图获得。根据图6-6信息，提取的李家湾大桥盖梁参数见表6-3。

第 6 章　BIM 建模示例

表 6-3　李家湾大桥盖梁参数

墩台号	右幅		左幅	
	1	2	1	2
盖梁形状	矩形	矩形	矩形	矩形
横坡	0.0203	0.02	-0.0203	-0.007
盖梁_宽度	16.252	15.366	16.252	15.366
盖梁_长度	2.1	2.1	2.1	2.1
盖梁_中部高度	1.9	1.9	1.9	1.9
盖梁_端部高度	1.0	1.0	1.0	1.0
盖梁_变高段宽度	2.525	2.525	2.525	2.525
垫石_前排_个数	8	7	7	7
垫石_后排_个数	7	7	8	7
垫石_前排_中心距	2.065	2.261	2.409	2.261
垫石_后排_中心距	2.409	2.261	2.065	2.261

桥台参数本小节不逐一列举。

（2）运行程序　建模程序按上部结构和下部结构分别编写，除文件读入节点外，其余均采用 Python 节点编辑。

首先单击文件读入节点的浏览按钮，依次选择路线数据、上部结构数据和下部结构数据的参数文件导入，然后单击 Dynamo 或 Python 节点左下角的运行按钮，桥梁 BIM 模型即一键创建成功，如图 6-7 所示。

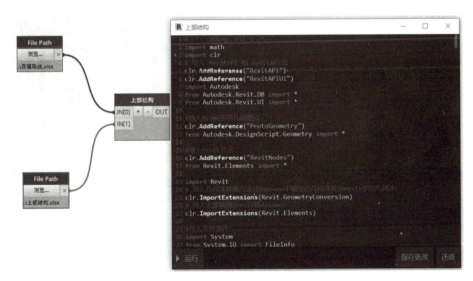

上部程序

图 6-7　简支梁建模程序示意图

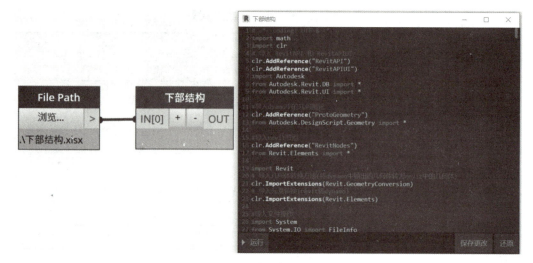

下部程序

图6-7 简支梁建模程序示意图（续）

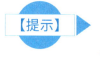　　程序运行前，Revit项目中应加载程序需调用的所有族，否则程序会报错。Revit支持项目加载族后保存为样板文件。

（3）运行结果　如图6-8所示。

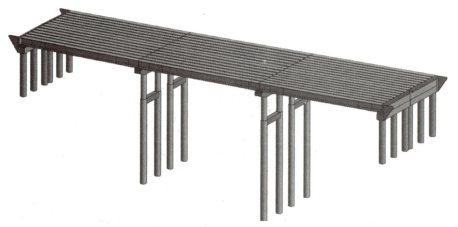

图6-8 李家湾大桥建模成果展示

6.1.4　简支T梁桥模型成果展示

程序不仅适用常规双幅桥梁建模，同样适用于单幅桥、错幅桥、斜交桥等情况，部分建模成果如图6-9、图6-10所示。

第 6 章　BIM 建模示例

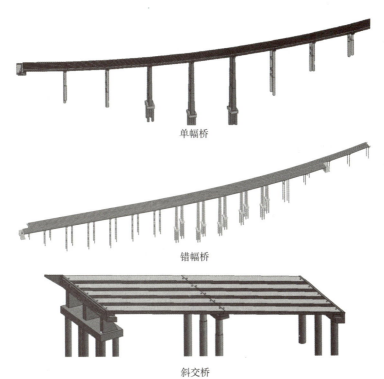

单幅桥

错幅桥

斜交桥

图 6-9　简支 T 梁桥建模成果展示

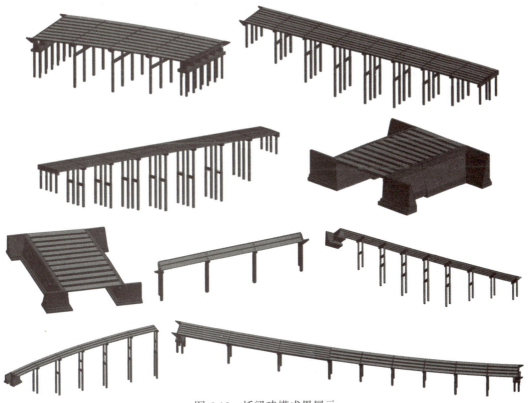

图 6-10　桥梁建模成果展示

【提示】 由于 T 梁桥和小箱梁桥均为简支结构，构造原理相同，因此上述程序也可用于小箱梁桥建模。

6.2 连续刚构桥

6.2.1 连续刚构桥的特点

预应力混凝土连续刚构桥是连续梁桥与 T 形刚构桥的组合体系，也称墩梁固结的连续梁桥，如图 6-11 所示。连续刚构桥常用于大跨、高墩的结构中，桥墩纵向刚度较小，在竖向荷载作用下，基本上属于一种无推力的结构，而上部结构具有连续梁的一般特点，具有较好的技术经济性。

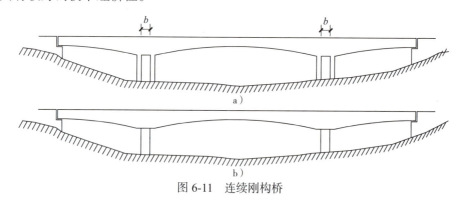

图 6-11 连续刚构桥

6.2.2 连续刚构桥建模要点

连续刚构桥建模思路较为简单，借助简单节点结合循环语句便可实现。

基于连续刚构桥梁结构本身的复杂性，参数提取时，须注意对应程序确认每个参数代表的意义，以免造成参数提取错误。

采用概念体量方法建模时，在模型创建完成后需要将概念体量转换为公制常规模型族实例。

6.2.3 案例项目简介及建模步骤

1. 项目简介

犍为岷江特大桥跨马边河大桥（图 6-12）采用（87m+160m+87m）连续刚构方案，该桥主桥为三向预应力混凝土结构，主梁为单幅式单箱单室截面。单幅箱梁顶板宽 14.35m，底板宽 8.25m，两翼板悬臂长 3.05m，箱梁顶板设置成 2% 单向横坡。箱梁跨中及边跨现浇梁高 3.2m，桥墩与箱梁相接的根部断面及墩顶 0 号梁段高 10m。箱梁从跨中至根部，箱高以 1.8 次抛物线变化。箱梁腹板在墩顶范围内厚 80cm。从箱梁根部至跨中梁段腹板厚由 70cm、60cm、50cm 组成。箱梁 0 号梁端长 12m（包括桥墩两侧各外伸 1.5m），每个"T"纵桥向划分为 20 个梁段，梁段长度从根部至端部分别为 7×3m、13×4m，累计悬臂总长 73m，如图 6-13 所示。

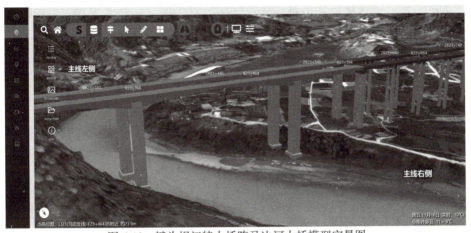

图 6-12 犍为岷江特大桥跨马边河大桥模型实景图

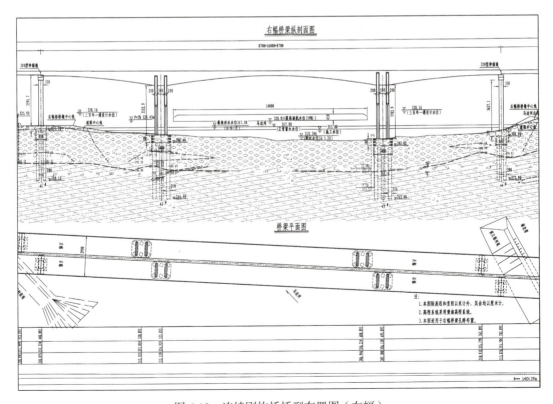

图 6-13 连续刚构桥桥型布置图（右幅）

2. 建模步骤

编者针对连续刚构桥梁上部结构建模提供了两种建模方法，一是通过点线面生成实体，并采用体转族的方式将其实例化；二是通过程序调用既有族并定位到准确位置。本小节重点讲解第一种方法。连续刚构桥梁下部结构建模同简支梁桥，此处不再赘述。

（1）桥梁建模数据提取　建模前需要提取路线设计数据和上部结构设计数据。路线设计数据需根据路线设计文件提取，其他信息需通过桥型布置图、箱梁数据表、箱梁一般构造图等提取。下面以左线主跨数据提取为例，介绍数据提取过程。

1) 0号块数据提取。参见图6-14、图6-15。

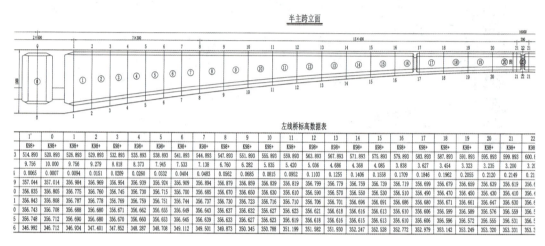

图6-14　箱梁标高数据表

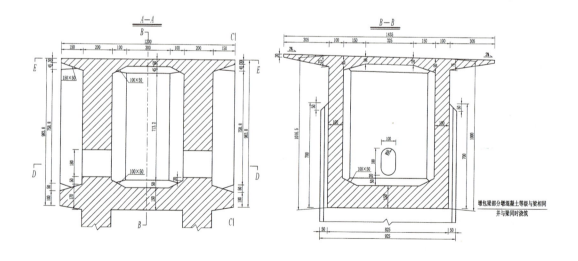

图6-15　0号块箱梁一般构造图

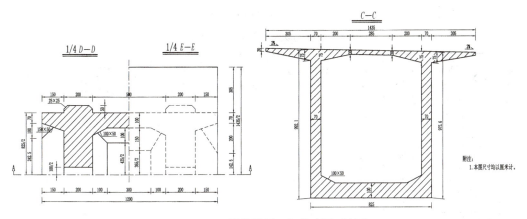

图 6-15　0 号块箱梁一般构造图（续）

提取的 0 号块建模数据见表 6-4。

表 6-4　0 号块建模数据提取结果

断面类型	梁高	腹板厚	底板厚	顶板厚	上倒角宽	上倒角高	下倒角宽	下倒角高	节段类型	空心判断	开孔判断	翼缘端部厚度	翼缘根部厚度	关键点距离
1	9.756	0.7	1	0.3	2	0.45	1	0.5	0			0.2	0.75	−12
3	9.918	1.03	1.466	0.633	2	0.45	1	0.5	0		1	0.2	0.75	−11
4	10	1.2	1.7	0.8	1.5	0.45	1	0.5	0	1		0.2	0.75	−10.5
4	10	1.5	2	1	1.5	0.45	1	0.5	0		1	0.2	0.75	−8.5
3	10	1.25	1.75	0.75	1.5	0.45	1	0.5	0			0.2	0.75	−8
1	10	1	1.5	0.5	1.5	0.45	1	0.5	0			0.2	0.75	−7.5
1	10	1	1.5	0.5	1.5	0.45	1	0.5	0			0.2	0.75	−4.5

2）中间块数据提取。中间块数据提取可结合图 6-13 和中间块箱梁一般构造图（图 6-16）。

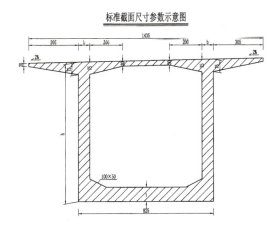

箱梁标准截面尺寸表

截面号	截面高 h	底板厚 t	腹板厚 b
1(1')	975.6	100.0	70
2(2')	927.9	95.3	70
3(3')	881.8	90.7	70
4(4')	837.3	86.3	70
5(5')	794.5	82.0	70
6(6')	753.3	78.0	70
7(7')	713.8	74.0	70
8(8')	676.0	70.3	60
9(9')	628.2	65.6	60
10(10')	583.5	61.1	60
11(11')	542.0	57.0	60
12(12')	503.6	53.2	60
13(13')	468.6	49.7	60
14(14')	436.6	46.6	60
15(15')	408.5	43.8	60
16(16')	383.8	41.3	50
17(17')	362.7	39.2	50
18(18')	345.4	37.5	50
19(19')	332.3	36.2	50
20(20')	323.5	35.3	50
21(21')	320.0	35.0	50
22(22')	320.0	35.0	50

图 6-16　中间块箱梁一般构造图

根据以上图 6-13、图 6-16 提取的中间块建模数据见表 6-5。

表 6-5 中间块建模数据提取结果

断面类型	梁高	腹板厚	底板厚	顶板厚	上倒角宽	上倒角高	下倒角宽	下倒角高	节段类型	翼缘端部厚度	翼缘根部厚度	关键点距离	对应断面
1	9.756	0.7	1	0.3	2	0.45	1	0.5	1	0.2	0.75	0	1
1	9.279	0.7	0.953	0.3	2	0.45	1	0.5	1	0.2	0.75	3	2
1	8.818	0.7	0.907	0.3	2	0.45	1	0.5	1	0.2	0.75	6	3
1	8.373	0.7	0.863	0.3	2	0.45	1	0.5	1	0.2	0.75	9	4
1	7.945	0.7	0.82	0.3	2	0.45	1	0.5	1	0.2	0.75	12	5
1	7.533	0.7	0.78	0.3	2	0.45	1	0.5	1	0.2	0.75	15	6
1	7.138	0.7	0.74	0.3	2	0.45	1	0.5	1	0.2	0.75	18	7
1	6.76	0.7	0.703	0.3	2	0.45	1	0.5	1	0.2	0.75	21	8
1	6.282	0.6	0.656	0.3	2	0.45	1	0.5	1	0.2	0.75	25	9
1	5.835	0.6	0.611	0.3	2	0.45	1	0.5	1	0.2	0.75	29	10
1	5.42	0.6	0.57	0.3	2	0.45	1	0.5	1	0.2	0.75	33	11
1	5.036	0.6	0.532	0.3	2	0.45	1	0.5	1	0.2	0.75	37	12
1	4.686	0.6	0.497	0.3	2	0.45	1	0.5	1	0.2	0.75	41	13
1	4.358	0.6	0.456	0.3	2	0.45	1	0.5	1	0.2	0.75	45	14
1	4.085	0.6	0.438	0.3	2	0.45	1	0.5	1	0.2	0.75	49	15
1	3.838	0.5	0.413	0.3	2	0.45	1	0.5	1	0.2	0.75	53	16
1	3.627	0.5	0.392	0.3	2	0.45	1	0.5	1	0.2	0.75	57	17
1	3.454	0.5	0.375	0.3	2	0.45	1	0.5	1	0.2	0.75	61	18
1	3.323	0.5	0.362	0.3	2	0.45	1	0.5	1	0.2	0.75	65	19
1	3.235	0.5	0.353	0.3	2	0.45	1	0.5	1	0.2	0.75	69	20
1	3.2	0.5	0.35	0.3	2	0.45	1	0.5	2	0.2	0.75	73	21

3）现浇块数据提取。现浇块数据提取可结合图 6-13 和现浇块箱梁一般构造图（图 6-17）。

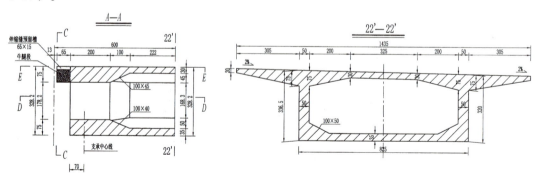

图 6-17 现浇块箱梁一般构造图

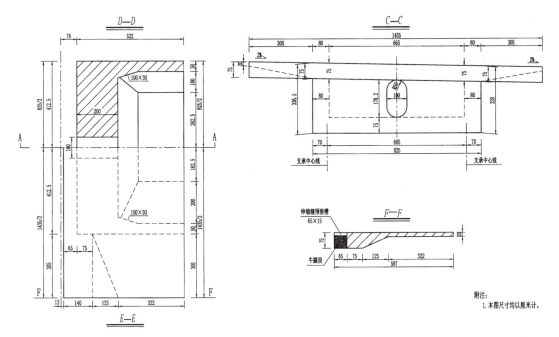

图 6-17 现浇块箱梁一般构造图（续）

根据图 6-13、图 6-17 提取的现浇块建模数据见表 6-6。

表 6-6 现浇块建模数据提取结果

断面类型	梁高	腹板厚	底板厚	顶板厚	上倒角宽	上倒角高	下倒角宽	下倒角高	节段类型	空心判断	开孔判断	翼缘端部厚度	翼缘根部厚度	关键点距离
1	3.2	0.5	0.35	0.3	2	0.45	1	0.5	2			0.2	0.75	73.22
3	3.2	0.74	0.67	0.66	2	0.45	1	0.5	2		2	0.2	0.75	73.58
4	3.2	0.8	0.75	0.75	2	0.45	1	0.5	2	1		0.2	0.75	73.8
1	3.2	0.8	0.75	0.75	2	0.45	1	0.5	2	1		0.2	0.75	74
7	3.2	0.8	0.75	0.75	2	0.45	1	0.5	2	1		0.2	0.75	77.22
7	3.2	0.8	0.75	0.75	2	0.45	1	0.5	2	1		0.2	0.75	77.97
1	3.2	0.5	0.35	0.3	2	0.45	1	0.5	2			0.2	0.75	73.22

（2）运行程序　程序将连续刚构建模划为左右线前半主跨、左右线后半主跨、左右线前边跨、左右线后边跨等八个部分。单击文件读入节点的浏览按钮，导入路线数据文件和结构设计数据文件，然后单击运行按钮，犍为岷江特大桥连续刚构桥梁上部结构 BIM 模型即在 Revit 环境中一键创建成功，如图 6-18、图 6-19 所示。

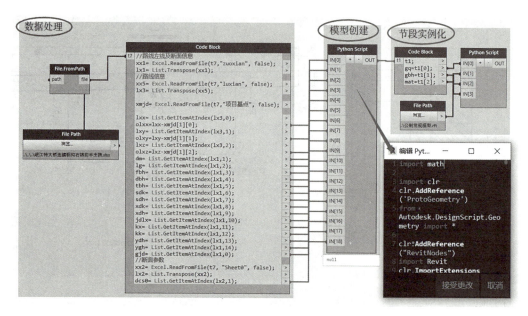

图 6-18 连续刚构桥梁建模程序（左幅前半主跨部分）

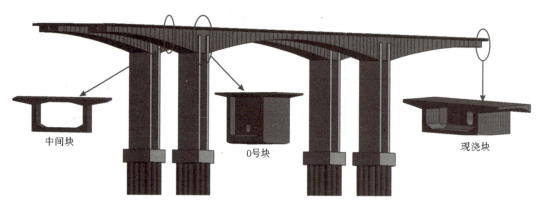

图 6-19 犍为岷江特大桥跨马边河大桥模型成果

第7章
思考与展望

自2002年Autodesk公司提出BIM技术以来,工程信息化的概念逐渐得到业界的普遍认可,经过10多年的发展,BIM在美国、英国、日本等发达国家已经成为工程领域主要技术并大范围推广。

BIM作为贯穿全生命周期的信息技术,是所有信息活动的载体和平台,但在其应用于桥梁工程领域的发展过程中,仍然受到诸多限制,如存在标准不统一、构件复杂、建模工作重复劳动多、模型体量大等问题,因此桥梁工业化与标准化是当今桥梁发展的方向,本书旨在建立一个外部平台环境标准和内部信息属性标准,实现桥梁BIM构件的标准化;同时可以通过Dynamo调用标准化的BIM构件快速建模,提升建模速度,减少手动工作量,降低重复建模的出错概率;桥梁BIM构件的标准化还能为之后的项目全生命期控制奠定良好基础。

本书主要介绍小跨径混凝土装配式桥梁构件的标准化,是因为对于大跨度复杂桥梁而言,其构件库更庞大、通用性和复用性也不及常规桥梁。但随着BIM技术在桥梁行业的深入以及工程师们对提升设计质量、提高设计效率的追求,桥梁工程全生命期BIM构件的标准化必然会成为日后的发展方向。可以预见,未来基于云服务的协同工作平台将成为桥梁设计师们的沟通纽带,为设计师共同解决复杂结构、高精度模型及模型向后端传导的标准化问题奠定基石。

其次,桥梁构件标准化涉及几何尺寸、命名规则、构件类型及一些特定属性的标准统一,只有不同专业统一不同阶段下项目的参数及编码规则,才能保证系统之间数据及信息的传输与共享的有效性。

同时,目前使用Dynamo调用Revit族库创建桥梁模型的方式还存在输入数据繁杂、模型修改联动性弱、构件与构件间相关关系不足等问题,需要进一步深入研究,优化建模思路,将建模方式从流程化转向逻辑化。希望能在今后引入接触和重力的概念,让构件不仅能放置到合适的位置,还能让构件与构件间、构件与地形间发生关联,让桥梁标准模型不再是空中楼阁,而是真正接地气。

最后，BIM 技术的发展需要广大从业者共同深入研究，希望本书所述桥梁构件标准化及其应用和实践方法能够为 BIM 技术应用于桥梁设计全过程的普及和推广提供有益的参考和借鉴，从而共同提高桥梁行业的 BIM 技术水平，为交通行业全生命周期的信息资源传递和共享提供有效保证。